Integrales Gestalten mit Tonerde

Integrales Gestalten mit Tonerde
Ursula Straub

Ursula Straub

Integrales Gestalten mit Tonerde

Grundlagen und Wirkung Integraler Kunsttherapie

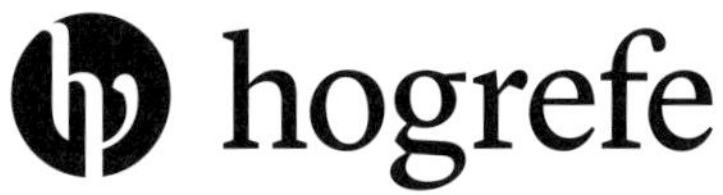

Ursula Straub
Institut für Integrale Pädagogik und Persönlichkeitsentwicklung
Freiburgstraße 384
3018 Bern
Schweiz
integralepaedagogik@bluewin.ch

Bibliografische Information der Deutschen Nationalbibliothek
Die Deutsche Nationalbibliothek verzeichnet diese Publikation in der Deutschen Nationalbibliografie; detaillierte bibliografische Daten sind im Internet über http://www.dnb.de abrufbar.

Anregungen und Zuschriften bitte an:
Hogrefe AG
Lektorat Psychologie
Länggass-Strasse 76
3012 Bern
Schweiz
Tel: +41 31 300 45 00
E-Mail: verlag@hogrefe.ch
Internet: http://www.hogrefe.ch

Lektorat: Dr. Susanne Lauri
Bearbeitung: Edeltraud Schönfeldt, Berlin
Herstellung: René Tschirren
Umschlagabbildung: Ursula Straub, Bern
Umschlag: Claude Borer, Riehen
Satz: Claudia Wild, Konstanz
Druck und buchbinderische Verarbeitung: Finidr s.r.o., Český Těšín
Printed in Czech Republic

1. Auflage 2018

(E-Book-ISBN_PDF 978-3-456-95864-4)
ISBN 978-3-456-85864-7
http://doi.org/10.1024/85864-000

Inhalt

Geleitwort

Kreativität ist dem Menschen eingeboren. Um sich entwickeln zu können, braucht sie einen geeigneten Nährboden. Gesunde Kinder sprudeln vor kreativer Fantasie förmlich über und erwerben im Spiel wertvolle Fähigkeiten, die einen hilfreichen Umgang mit den Widrigkeiten des Lebens erlauben. Dieser Prozess setzt sich auch beim Erwachsenen ein Leben lang fort. So häufen sich die Hinweise, dass schöpferische Fähigkeiten des Menschen nicht bloßes Nebenprodukt einer Evolution, sondern höchst nützliche Anpassungsleistungen an das (Über-)Leben in einer komplexen Umwelt sind. Kreativität und schöpferische Fähigkeiten stärken das Wohlbefinden und den sozialen Zusammenhalt, sie helfen dabei, unser Dasein symbolisch zu transzendieren und ihm Sinn zu verleihen. Jedem Menschen wohnt der Drang inne, sich, seinem Erleben und seiner Welt auf vielfältige Weise Ausdruck zu verleihen und sich in diesem Tun neu zu begegnen.

Kunsttherapie, wie Ursula Straub sie lebt und lehrt, hat mit Kunst weniger zu tun als mit der Entdeckung oder Wiederentdeckung dieser Fähigkeiten. Die Integrale Gestaltungsarbeit mit Tonerde hilft, den vielfältigen Facetten der menschlichen Existenz gestaltend auf die Spur zu kommen. So wird sie im ganz wörtlichen Sinn zur Selbsterfahrung. Gerade im Umgang mit schweren Krisen oder Krankheit sind kreative Fähigkeiten oft lebenswichtige Ressourcen. Im Selbstausdruck kann der Kranke[1] wieder Zugang zur eigenen Lebendigkeit finden. Psychosomatische Leiden fixieren Menschen sehr häufig auf ihre Symptome, die zum Mittelpunkt des gesamten Lebens werden und den Betroffenen dadurch von seiner Lebendigkeit abschneiden können. Die kreative Ader wird verschüttet, der Zugriff auf die eigenen Ressourcen versperrt. Weil befriedigende Erklärungen und Krankheitskonzepte häufig fehlen, treiben die Symptome als Krankheit ohne Namen ihr Unwesen.

1 Hinweis zur Verwendung der männlichen und weiblichen Form im gesamten Text: Wo aus Gründen der Übersichtlichkeit die weibliche Form verwendet wird, ist die männliche selbstverständlich mit einbezogen und gemeint.

Ich hatte das Privileg, die Arbeit von Ursula Straub in meiner eigenen Ausbildung zur integralen Kunsttherapeutin kennenzulernen und sie im klinischen Alltag anzuwenden. Eingebettet in einen therapeutischen Rahmen konnte das Gestalten mit Tonerde als heilsames Gegenüber sprechen, indem es Ausdruck für Leiden fand, dem oftmals eine Sprache jenseits der Symptome fehlte. Manchmal erfuhr der Betroffene auf erschütternde Weise das erste Mal wieder Kontakt mit sich selbst. In dem sicher umgrenzten Spielraum entstanden Geschichten, die dabei halfen, an Erinnerungen anzuknüpfen und diese mit den anderen Gruppenmitgliedern zu teilen. Manche Gestaltungen entwickelten sich zu wichtigen Symbolen oder Lebensbegleitern, manchmal genügte auch die glatte, geschmeidige Oberfläche der Tonerde, die, zu einer Kugel geformt in Händen gehalten, eine sinnlich beglückende Achtsamkeitserfahrung wurde. Begrenzt von quälenden Symptomen war die Integrale Gestaltungsarbeit manchmal auch eine Zumutung und erforderte neue, kreative Wege, das Material innerhalb der eigenen körperlichen Grenzen zu bearbeiten. Überall entstanden so Wege im Umgang mit Schmerzen und Leid, nicht mehr mit dem Ziel, dieses auszumerzen, sondern es mehr und mehr zu verwandeln.

Mit ihrem Buch bereitet Ursula Straub auch mir den fruchtbaren Boden, in den ich in meiner täglichen Arbeit das Samenkorn der Kreativität legen und auf dem ich sie immer neu entfalten kann. Ein wahrer Schatz reicher Erfahrung breitet sich vor den interessierten Lesern und Leserinnen aus, der nicht nur im klinisch-therapeutischen Setting „Entwicklungshilfe" bietet.

In diesem Sinne möchte ich mich bei Ursula Straub für ihre wertvolle Arbeit ganz herzlich bedanken: Möge diese, so wie unsere Zusammenarbeit, immer weiter wachsen und gedeihen.

Bern, im Dezember 2017

Dr. med. *Barbara Riedl*, FMH Innere Medizin, Psychosomatik SAPPM
Oberärztin Psychosomatik Inselspital Bern

1 Zu diesem Buch

Tonerde als elementarer Werk- und Wirkstoff, dessen Nutzungsgeschichte weit in die Vorzeit zurück führt, verbindet uns heute mit den oft verschütteten Quellen eines elementaren Materials, das sich zum gestalterischen Ausgleich körperlich-psychischen Ungleichgewichtes wiederentdecken lässt. Wenn wir uns die ersten Gestaltungen des kleinen Kindes mit Stift, Farbe oder Tonerde vergegenwärtigen und die spontan daraus wachsenden Formen betrachten, haben wir die Urformen des bildnerischen Ausdrucks, die Grundlagen der späteren Figuration, vor uns. Greifen Erwachsene in kunsttherapeutischen Prozessen zurück auf dieses natürliche, selbstverständliche Entstehenlassen, öffnen sich ihnen unerschöpfliche Möglichkeiten, wie sie ihr Leben gestaltend in die Hand nehmen können.

In diesem Buch möchte ich aufzeigen, dass fehlende, verletzte oder verschüttete gestalterische Grundlagen, und damit gestalterisches Potenzial, auch später im Erwachsenenalter wieder ent-deckt und ent-wickelt werden können. Eindrucksvoll lässt sich beobachten, wie Erwachsene diese Urformen in und mit der Tonerde tastend wiederentdecken. Dieser Prozess ist wie ein Ausgraben und In-der-Tiefe-Schürfen. Was zutage gefördert wird, hat nichts mit dem herkömmlichen Verständnis von „Können“ zu tun. Viel eher als das Suchen einer äußerlich erkünstelten Form ist dieser ursprüngliche Vorgang ein Zulassen und Finden, ein Anknüpfen am universellen Formenschatz, der uns als Menschen aller Kulturen verbindet. Hier geht es nicht um das Erzielen eines guten Resultates, sondern um den Weg des Formens an der werdenden Gestaltung und damit um ein Formen an sich selbst. Dieses Wirken an der eigenen Wirklichkeit hat die Kraft, Lebensprozesse anzurühren, nachwirken zu lassen, anzunehmen, zu wandeln und zu integrieren. Die daraus gewonnene Essenz nehmen wir mit in den Alltag.

Gestaltungsprozesse sind Wandlungsprozesse. Das begleitete Wirken an sich selbst ist ein Weg, der Schritt für Schritt gegangen sein will. Er führt über Höhen und durch Tiefen, durch Licht und Schatten.

> *Gestaltungen [...] sind hilfreiche Wegweiser, Stationen des Innehaltens. Therapeutisches Ziel? – Der Weg, die Bewegungen des Unterwegsseins sind Ausgangspunkt und Ziel zugleich. Sie sind Herausforderung, Aufbruch und Ankommen – Momente der Selbstwerdung. (Straub, 2010, S. 99)*

Gehen und Wandeln haben in ihrer vielschichtigen Wortbedeutung miteinander zu tun: Gehend können wir uns fortbewegen, einen Ort verlassen und uns irgendwo hinbegeben. Wenn wir zeigen oder sagen, wie es uns geht, drücken wir unsere Befindlichkeit aus. Wir können einen Hinweis geben, worum es geht, worum es sich handelt. Wandelnd können wir bedächtig und langsam umhergehen. Wir können etwas wandeln, das heißt umformen und verändern. Uns wandeln heißt uns verändern.

Gehen und Wandeln bedeuten Bewegung. Formende Bewegung kann sich erstarrten oder festgefahrenen Lebens annehmen. Dies gilt es im zur Verfügung stehenden Gestaltungsraum, im Spielraum, zu üben: zu erleben, zu erfahren und damit die Teilhabe am eigenen Leben und an der Mitwelt zu wagen. Als Metaphern deuten die Wörter „gehen" und „wandeln" auf die Vielschichtigkeit des gestaltenden Geschehens hin.

Gehen und Bewegen sind in meiner kunsttherapeutischen Arbeit etwas Wesentliches. Nicht mein Standpunkt zählt, auch nicht unbedingt meine Positionierung, sondern meine Beweglichkeit, an der und mit der ich täglich arbeite: manchmal weite Wege begleite, Grenzen erfahren lasse, Umwege schätzen lerne, Schwellen und Übergänge beachte, vertrauend präsent bin, wenn Höhen und Tiefen ausgelotet werden. Und das bedeutet: dem Leben Spielraum geben, wenn es eng wird, und warten können, bis die Hände innere Impulse von Bewegung und Aufbruch aufnehmen, um in der Berührung eigene Wege zu finden und gestalterisch zu gehen.

Durch die aus den Händen hervorgehende Gestaltung spricht Leben zu ihren Schöpferinnen und Schöpfern. Im „Bewohnen" einer Gestaltung, in der Verbindung mit dem Geschaffenen sowie im Betrachten aus Distanz kann Leben zu sich selber zurückfinden. Gestaltendes Wirken an sich selbst lässt die eigene Wirklichkeit wesentlich und wesensnah als bewegliche Substanz – der Tonerde verwandt – formen und transformieren.

In diesem Buch werden beispielhaft für Lebensthemen und -situationen Wandlungsprozesse gezeigt. Es beleuchtet die im Hintergrund wirkende Methode des Integralen Gestaltens mit Tonerde. Vor allem möchte ich damit kunsttherapeutisches Werkzeug anbieten, mit dem sich Menschen begleiten und dazu anregen lassen, gestaltend an sich selbst zu wirken.

Es ist mir wichtig, in meinen Texten Raum zu öffnen für Zitate von Autorinnen und Autoren, deren Gedanken und Aussagen mich in meinem Denken anregen, hinterfragen oder bestätigen. „Citar es citarse – Zitieren heisst sich begegnen.", sagt Julio Cortázar (in Knott 2017, S. 91). In diesem Sinne finde ich besonders im Werk des Kulturphilosophen, Bewusstseinsforschers und Dichters Jean Gebser seit vielen Jahren einen Raum der Begegnung. Meine Antwort auf diese Begegnungen mit meinem geschätzten geistigen Lehrer ist die Anwendung seines Gedankengutes in meiner Lebens- und Arbeitsgestaltung.

Mit der Etablierung der Kunsttherapie als anerkanntem Beruf in der Schweiz schließt sich für mich eine lange Pionierphase, als deren Ergebnis nun dieses Buch vorliegt. Möge es wirken.

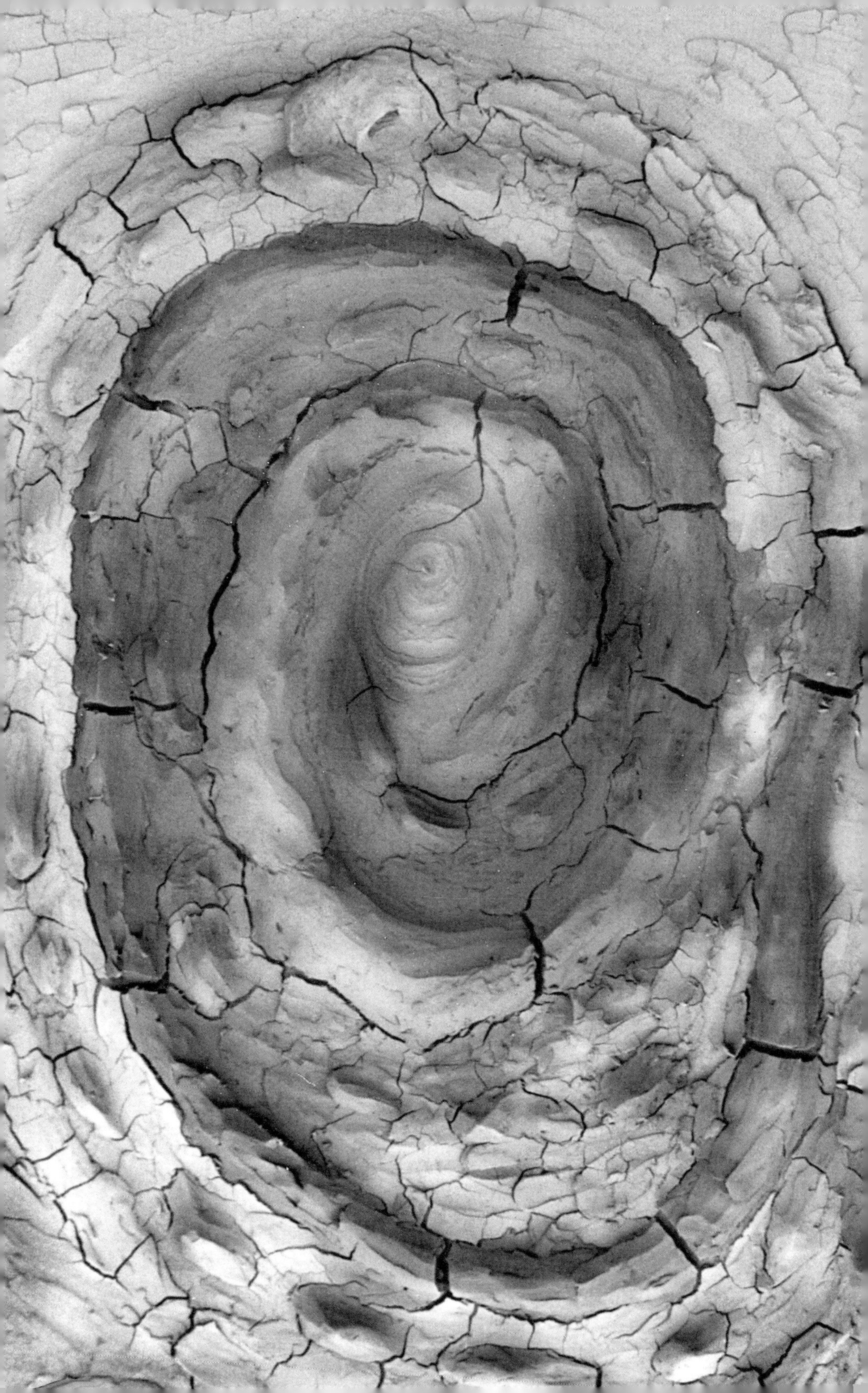

2
Tonerde als Werk- und Wirkstoff

Mit ihrer flexiblen Konsistenz regt Tonerde heute wie vor Tausenden von Jahren Formgebung und damit Lebensausdruck an. In einem Vortrag über den elementaren Charakter der Integralen Gestaltungsarbeit mit Tonerde projizierte ich ein Bild des Bisonpaares aus der Höhle Tuc D'Audoubert an die Wand des Seminarraumes (s. Abb. 2-1). Die vor circa 15000 Jahren geschaffene Skulptur aus Tonerde beeindruckt in ihrer Lebendigkeit. Immer noch sind die Fingerspuren der Gestaltenden sichtbar, der Ton um die Bisons herum ist feucht geblieben. In den noch erhaltenen Zeugnissen der Vorzeit wird ursprüngliches Gestalten gegenwärtig. Was immer die Motivation war, die zu dieser Gestaltung führte – wir kennen sie nicht und können sie nur erahnen –, sie strahlt eine ganz besondere Kraft aus.

Eine ähnliche Kraft wird manchmal spürbar, wenn sich heutige, moderne Menschen im geschützten, nach außen abgegrenzten Gestaltungsraum in Prozesse der Formgebung vertiefen. Es ist, als würden sie hinabsteigen in einen ursprungsnahen Bereich ihrer selbst und dort, meistens ganz unerwartet, etwas finden, das wir vielleicht „Lebensimpuls" oder „schöpferische Quelle" nennen können. „Über die Berührung mit dem ursprünglichen Material werde ich hineingeführt in die Tiefe meiner eigenen Innenräume, hinein in mich selbst", sagte eine Studierende der Integralen Kunsttherapie in einer Selbsterfahrungssequenz. So teilen wir, mit Tonerde gestaltend, tief in uns angelegte ursprüngliche Gestaltungskraft mit unseren Vorfahren der Vorzeit über das Berühren und Formen der Erde, die uns trägt (s. Abb. 2-2).

Die langjährige Erfahrung zeigt, dass dieser tragende Aspekt in der kunsttherapeutischen Arbeit mit Tonerde eine wichtige Grundlage für ein vertrauensvolles Sicheinlassen auf Gestaltungsprozesse bildet.

Tonerde entspricht in ihrer Beschaffenheit und ihrer Formbarkeit, die Wandlung ermöglicht, in einem besonderen Maß dem menschlichen Körper. Gestaltende berichten immer wieder, dass sie sich im Gestaltungsprozess der Schöpfung nah oder sich selbst als Schöpferin oder Schöpfer fühlen. Ton ist Erde, aus der

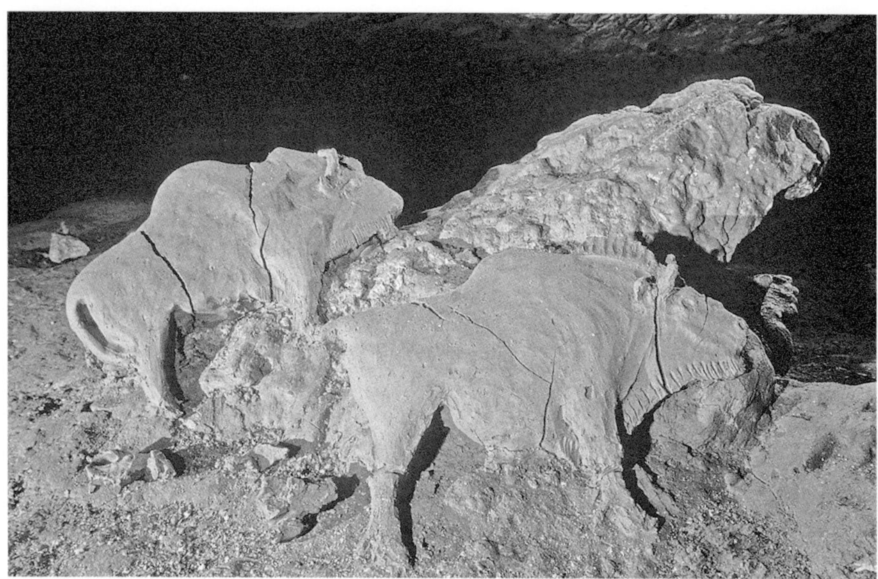

Abbildung 2-1: Lehmskulptur eines Bisonpaares, Höhle Tuc D'Audoubert, Frankreich.

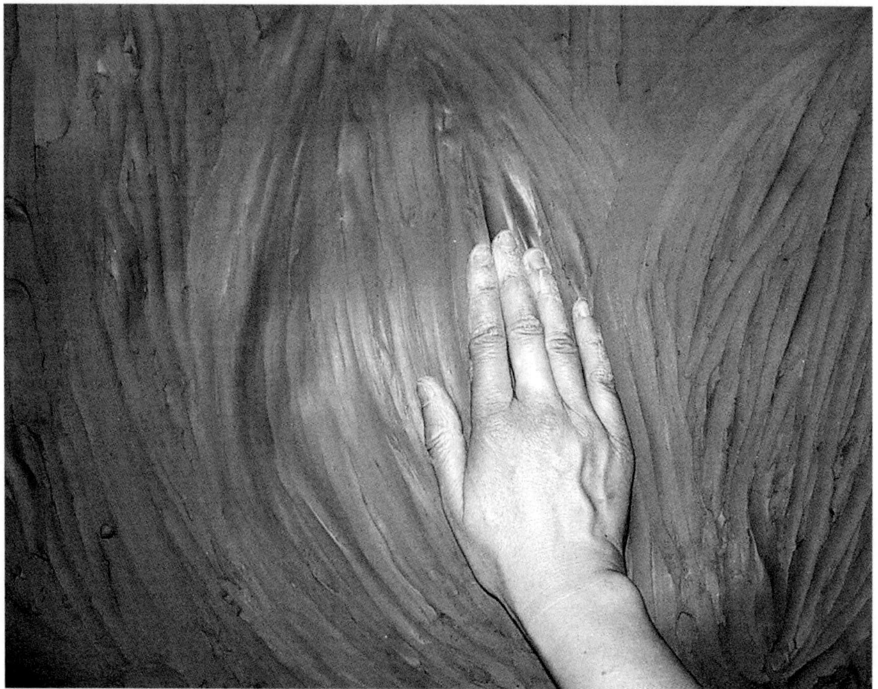

Abbildung 2-2: Tonerde verbindet heutige Gestaltende mit dem Ursprung menschlichen gestalterischen Ausdrucks.

heraus Wachstum geschieht, ist der Ort unserer Verkörperung. Es erstaunt deshalb nicht, dass der Mensch in verschiedenen Schöpfungsmythen aus Erde oder aus Ton geschaffen wird. Die in sich schon plastische Masse fördert und unterstützt Gestaltwerdung und Figuration. „Ich hätte nie gedacht, dass ich einen Menschen gestalten kann, ohne dass ich dies vorher gelernt habe! Die Tonerde lässt sich beleben!“, sagt eine Gestalterin beim Betrachten der ersten selbst geschaffenen Menschendarstellung.

Das begleitete Schaffen mit dem Urmaterial menschlichen Gestaltens im geschützten zur Verfügung stehenden Spielraum ermöglicht ein Annähern an frühe Erinnerungen.

Tonerde als ein Gegenstand der Geologie verweist uns wiederum auf Aspekte von Wandlung und Umwandlung. Wie Angelika Hofmann (1982, S. 23f.) aufzeigt, ist Ton verwittertes Gestein, das durch Wasser, Hitze und Kälte, durch Druck und Bewegung in immer kleinere Teilchen zerlegt wird. Tonteilchen sind fein wie Staub. Diese Tonpartikel werden vom Wasser aufgenommen, weggeschwemmt und an anderer Stelle wieder abgelagert. Die Tonteilchen vermischen sich auf ihrer Reise mit dem Wasser mit anderen Stoffen wie Eisenoxiden, Kalk oder organischen Zerfallsprodukten. Je nachdem, mit welchen Stoffen sich Ton mischt, verändert sich seine Farbe in Gelb, Rot, Braun, Grün oder Grau. Unvermischter Ton ist weiß. Mit Sand vermischten Ton nennt man Lehm. Lehmboden enthält einen hohen Anteil an organischen Stoffen und wird dadurch fruchtbar. So enthält das Erdreich neben Humus, Kalk und Sand vor allem Ton. Ton ist auf der ganzen Erdoberfläche verbreitet. Damit wir ihn als Werkstoff verwenden können, müssen wir eine Stelle finden, an der er in hoher Konzentration vorkommt. Ton finden wir am leichtesten dort, wo die Erdoberfläche aufgebrochen und nicht überwachsen ist: in Schluchten, an Steilhängen, in Gruben und auch auf Baustellen.

Tonerde besteht also aus Sediment, aus Schichten. Diese Ablagerungen sind erdgeschichtliche Erinnerung und in diesem Sinne eine stimmige Metapher für die Schichten und „Ge-Schichten“, die unser Leben ausmachen, und für deren Ausdruck in Gestaltungsprozessen. Die Entstehung von Tonerde und die prozesshafte Entstehung einer Gestaltung aus Tonerde bergen etwas Verwandtes: Beide Vorgänge haben mit Energie, mit Umwandlung zu tun. Elementare Kräfte, Druck und Bewegung zerkleinern, was einmal feste Materie war, so wie innere Bewegung, Spannung und Druck einen Gestaltungsprozess in Gang bringen können. Festgewordenes wird aufgelöst, kommt ins Fließen, mischt sich unterwegs mit anderen Stoffen, setzt sich neu zusammen und wird an einen neuen Ort getragen. Ein Gestaltungsprozess kann zur Reise werden, die Gestaltende mit allem, was sie konstituiert, einen Weg der Wandlung gehen lässt.

Wenn wir Tonerde berühren, berühren wir ein Material, das eine Reise der Umwandlung und in diesem Sinne Umwandlungsenergie in sich trägt. Dies macht Tonerde zum idealen Werk- und Wirkstoff für die kunsttherapeutische Arbeit.

Tonerde wird als formbare plastische Masse erlebt, die man gestaltend drücken, zerkleinern, weiten, verstreichen, durchbohren, verbinden und zu Formen greifen kann. Ihre feuchte, körperhafte Masse passt sich feinen oder kräftigen Berührungen an und bewegt sich mit ihnen. Im ersten Kontakt eher kühl, nimmt Tonerde die Wärme der Hände in sich auf. Wird sie bewegt und geknetet, löst sie bald Projektionen aus. So wird sie zur Informationsträgerin, die in sich aufgenommene, gespeicherte Bildinhalte, Energie und Kraft verstärkt an uns zurückgibt. Tonerde ist ein Ausdrucksmittel, das dem in uns wirksamen Gestaltungswillen gehorcht, uns jedoch gleichzeitig als Erdenkraft ihren Widerstand entgegensetzt und uns ihren Halt, ihr Gewicht spüren lässt. Eindruck und Ausdruck sind polare Schrittmacher eines Gestaltungsprozesses.

Da Tonerde messbar Energie aufnimmt und speichert, verwenden wir sie immer in frischem, noch ungebrauchtem Zustand. Es kommt vor, dass Tonerde einer zusammengekneteten Gestaltung oder eines Teiles davon noch einmal verwendet wird, um aus derselben Grundmasse heraus Wandlung und Veränderung zu erfahren. Dann wird sie verpackt, mit dem Namen der Gestaltenden versehen und für die nächste Gestaltungsstunde aufgehoben. Oft packen die Gestaltenden ihre halbfertigen Schöpfungen selbst ein; das gehört als wichtiges Moment und Metapher für Verpuppung zum Verlauf des Gestaltungsprozesses.

Gerade die unmittelbare Plastizität der Tonerde ermöglicht und begünstigt einen spontanen, prozessorientierten Umgang bei der Formgebung. Inhalte, die sich nur für kurze Momente zeigen mögen, lassen sich sofort wieder in einen amorphen Zustand zurücktransformieren. Dies ermöglicht ein schrittweises Annähern an Themen, die stark betreffen und berühren. Mit Tonerde gestaltend werden Grenzen beweglich.

Das Gestalten mit Tonerde ist in Schulen, in der Ausdrucksarbeit oder im privaten Bereich weniger bekannt als das Malen oder Zeichnen. Interessierte am Integralen Gestalten mit Tonerde bringen daher weniger oder kaum Erfahrungen mit. Sie können sich freier von bestimmten Vorstellungen, Ängsten oder Leistungsdruck einlassen. Studierenden der Integralen Kunsttherapie an unserem Institut, die in ihrer Selbsterfahrung nicht nur mit Tonerde gestalten, sondern auch malen, fällt der Einstieg ins Modellieren meistens leichter als das Malen.

Tonerde ist ein wunderbares Ausdrucksmittel, das verschiedene gestalterische Möglichkeiten beinhaltet. Qualitäten – wie Aufdecken, Entdecken, Enthüllen, Herausschälen, Abtragen, Ablösen, Auflösen und Ausgrenzen einerseits und andererseits Verhüllen, Bergen, Schützen, Festigen, Stabilisieren, Strukturieren, Eingrenzen, Abgrenzen, Erhalten und Aufbauen – ermöglichen den Gestaltenden der Vielfalt ihres Erlebens und damit ihrer Befindlichkeit Ausdruck zu geben. So lassen sich all diese technischen Möglichkeiten als Metaphern für den Umgang mit Lebensthemen, für innerpsychische Prozesse einsetzen. Über die vorerst spontane Anwendung einer bestimmten Gestaltungstechnik können während des Gestaltungsprozesses überraschend Qualitäten innerer Prozesse aufscheinen. Tonerde, mit etwas Wasser vermischt, ermöglicht fließende Bewegungen und damit die Annäherung an das noch Unbekannte, Werdende, ohne vorher Thema und Form festzulegen.

> *Pascual Leone vergleicht das Gehirn mit einer Knetmasse, mit der wir in unserem Leben fortwährend spielen. Je nachdem, welchen Input wir geben, verändert sich die Masse, nimmt immer wieder neue Formen an. Die Substanz bleibt zwar gleich, aber die Form verändert sich. Neuroplastizität nennt die Wissenschaft heute diese bis vor kurzer Zeit noch unbekannte Fähigkeit des Gehirns.* (Faulstich, 2010, S. 83)

Was bewirken wohl die Impulse, die unser Gehirn erhält, wenn sie über das Berühren und Formen von Tonerde ausgelöst werden? Dass dieses Berühren und Formen wirkt, zeigen zum Beispiel Gestaltungsprozesse von Menschen mit Demenz, in denen über die Gestaltung unerwartet Situationen und damit verbundene Gefühle lebendig werden. Emotionales Erleben ist immer auch körperlich verankert. Gefühle können vielfältige körperliche Reaktionen auslösen.

Hinweise für die Praxis

- Für unsere Gestaltungsarbeit verwenden wir weichen, geschmeidigen Ton, der nicht zu schnell reißt und sich gut bewegen lässt. An einer Gestaltung sollte sich möglichst lange arbeiten, verändern und weiterentwickeln lassen. Geeignet ist gewöhnlicher Töpferton ohne Zusatz von Schamotte.
- Der Ton wird in Scheiben geschnitten und, mit einem feuchten Tuch zugedeckt, an den Arbeitsplätzen bereitgelegt.
- Es ist wichtig, dass die Gestaltenden immer frischen, noch ungebrauchten Ton erhalten. Tonerde nimmt messbar Energie auf, wie Versuche von Reinhard Winkler mit einem Bovis Biometer gezeigt haben. Die Energieausstrahlung der Tonerde wurde im unbearbeiteten Zustand und nach dem Gestalten gemessen.
- Im Fall, dass eine Gestaltung mit schwierigem oder unbefriedigendem Inhalt zusammengeknetet wird, kann die zurückbleibende Tonerde für Wandlung und Veränderung des gestalteten Themas gut in Plastik verpackt und, mit dem Namen der Gestalterin versehen, für die nächste Gestaltungssequenz aufgehoben werden. Dies ermöglicht erfahrungsgemäß nicht nur eine Veränderung der Form und des Themas, sondern auch die Umwandlung der Energie.
- Die abgeschlossenen Gestaltungen werden in einem Regal, mit einem Vorhang geschützt, dem Trocknungsprozess übergeben. Die Veränderungen, die das Schwinden der trocknenden Tonerde mit sich bringt, können die Gestaltenden, wenn gewünscht, beobachten und in den Gestaltungsprozess einbeziehen.
- Die Gestaltungen werden nicht gebrannt, sondern fotografiert und nach Absprache mit den Gestaltenden der Erde zurückgegeben. (Weiteres dazu im vierten Kapitel „Die Methode des Integralen Gestaltens mit Tonerde“.)

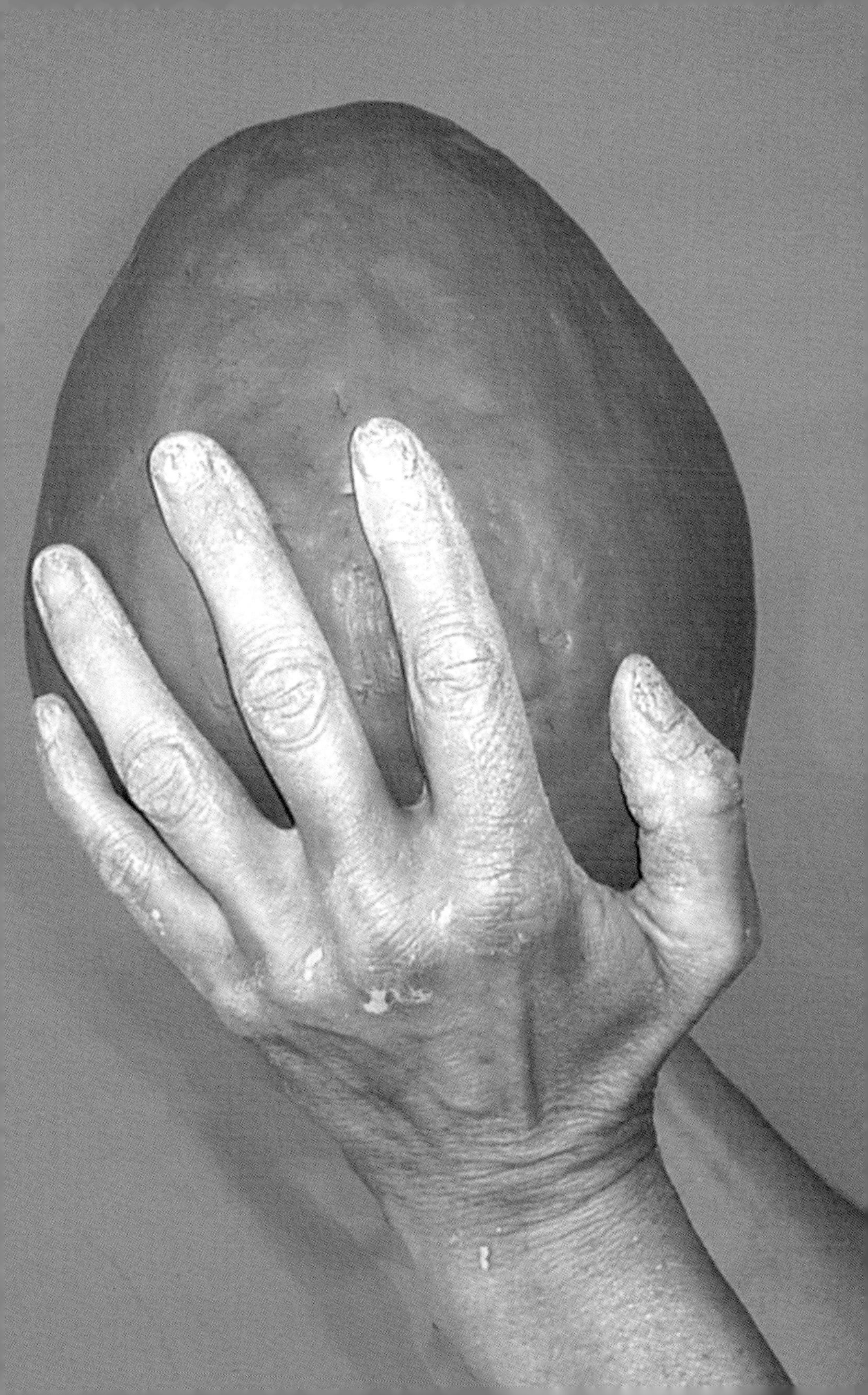

3
Die Hände als Werkzeug

Im Gestaltungsprozess bilden die Hände eine Brücke zwischen dem Inneren der Gestaltenden und der Außenwelt. Die Hände tragen innere Bilder nach außen. Im Wechselspiel der Begegnung von Innen und Außen, im Austausch von Körper, Seele und Geist mit der Tonerde, wird der ganze Mensch ergriffen und berührt. In diesem Vorgang übernehmen die Hände eine vermittelnde Funktion: Es kommt zu einer aus sich selbst schöpfenden Handlung.

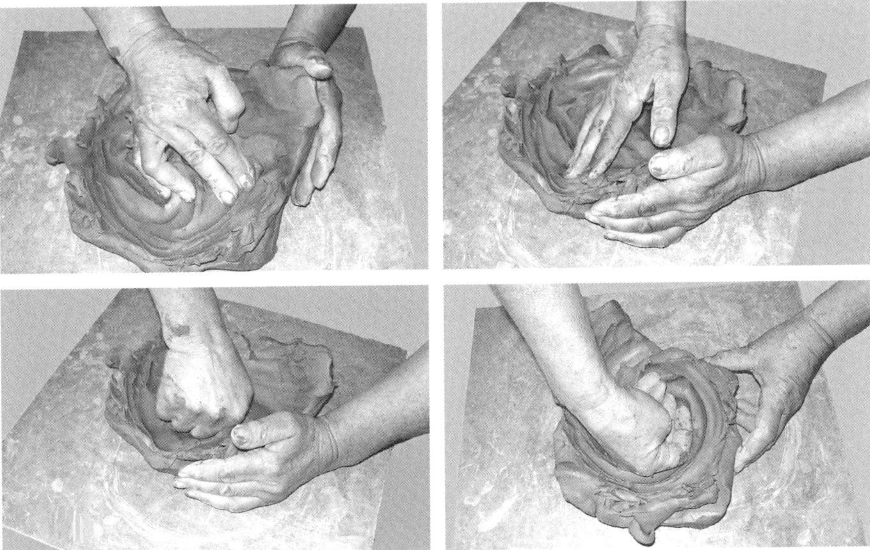

Abbildungen 3-1: Spiralige Handbewegungen während eines Gestaltungsprozesses. Beim plastischen Gestalten werden beide Hände eingesetzt und bewegt, was sich ausgleichend auf den Körper auswirken kann. Entsprechend der Befindlichkeit variieren die Bewegungen von der zarten Berührung bis zum kräftigen Drücken.

Was Gestaltende berühren, berührt wiederum sie in ihrem Inneren – es wird zur fassbaren Erfahrung. Mit der Sensibilität und Feinfühligkeit unserer Hände können wir Kräfte und Energien aufnehmen und auch weitergeben. Es ist eindrucksvoll mitzuerleben, wie sich die Hände im zur Verfügung stehenden Spielraum vortasten, wie sie „ent-decken", was mit Worten oft noch gar nicht ausgedrückt werden könnte. Innerer Bewegung geben sie Form und „er-fassen" aus der Tiefe schöpfend Vorgänge und Situationen, die sich dadurch als sichtbare Gestalt im Spielraum „be-greifen" lassen. Unbewusst wirkende Kräfte werden oft erst bewusst, wenn sie Form annehmen und damit den Sinnen zugänglich gemacht werden. So wandeln die Hände schöpferische Impulse in berührbare, sichtbare Gestalt um.

Das rhythmische Kneten und Streichen der Tonerde massiert die Reflexzonen der Hände. Der ganze Körper wird dadurch aktiviert, Gefühle und Emotionen können ins Fließen kommen, ein Energie-Ausgleich findet statt. Wichtig sind auch die Geräusche, die mit den Bewegungen einhergehen, ebenso der erdige Geruch des Materials. Diese elementaren Stimulierungen der Sinne können eine Veränderung der Wahrnehmung induzieren. Sie ermöglichen den Gestaltenden, schon bald nach Beginn der Gestaltungsstunde in Bereiche intensivierten Erlebens einzutauchen.

„Für mich war es eindrücklich, den Ton in meinen Händen zu spüren, ihn zu streichen und zu kneten. Es kam mir vor, als mache ich mein Inneres dadurch weicher und bewegter. Auf einmal ging es nicht mehr darum, im Voraus zu wissen, was ich modellieren soll – meine Hände wussten es." So beschreibt eine Gruppenteilnehmerin ihr Erleben nach einer Gestaltungssequenz.

Hände werden häufig bewusst in Gestaltungen einbezogen. Wichtige, oft zentrale Stellen werden mit einem Handabdruck betont, oder die Hand erscheint als Negativ, indem ihre Umrisse gestaltet werden. Dies erinnert in besonderer Weise an uns noch erhaltene Felsbilder aus der Prähistorie, die verschiedentlich Handabdrücke oder Handnegative aufweisen. Hand-Gestaltungen können einen intensiven rituellen und bekräftigenden Charakter annehmen.

Wie wichtig die Hände im Gestaltungsprozess sind, zeigen unzählige Gestaltungen, in denen in verschiedenen Zusammenhängen Hände geformt werden: Hände, die einerseits berühren, halten oder loslassen, geben und nehmen, Hände, die sich andererseits auch abgrenzen, die schützen, abwehren oder kämpfen können (Abb. 3-2).

Im nächsten Gestaltungsprozess „behandelt" die Gestalterin ihre müden Hände, die viel gearbeitet haben. Die eigenen Hände mit Tonerde einzustreichen oder zu umgeben und einzupacken, schafft Momente des Innehaltens und der Ruhe. Es entsteht ein Handschuh, in dem die Hand verweilen kann, bis sie bereit ist, weiterzugestalten. Aus den nun ausgeruhten Händen entsteht eine Frau, die, über einen Bogen gelegt, selbst zum Bogen wird (Abb. 3-3).

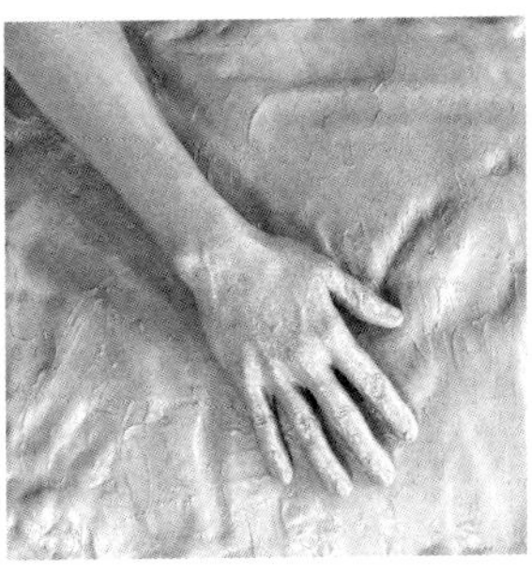
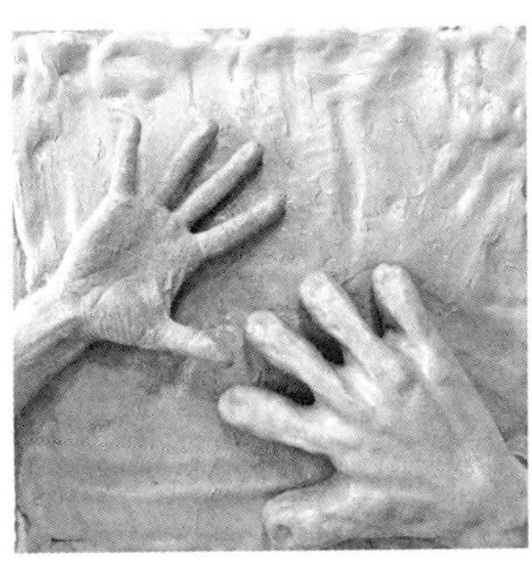
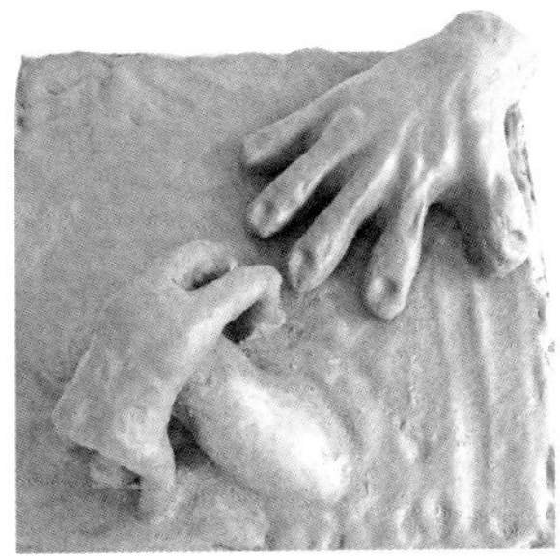

Abbildungen 3-2: Die Gestalterin ummantelt die eigene müde Hand mit Tonerde.

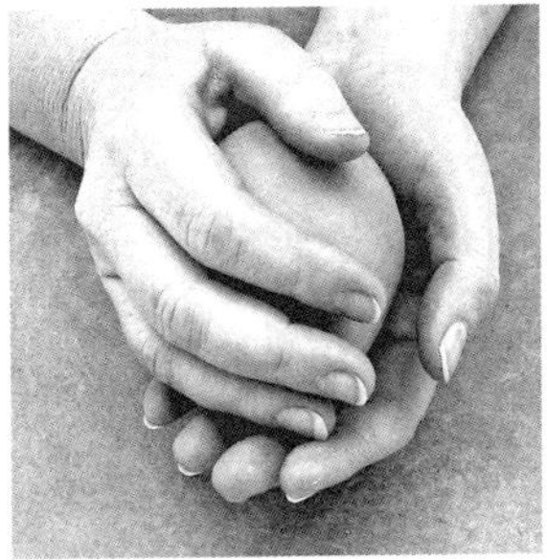
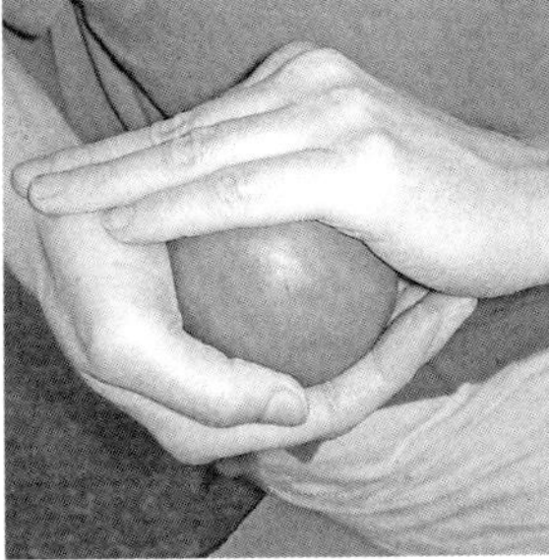
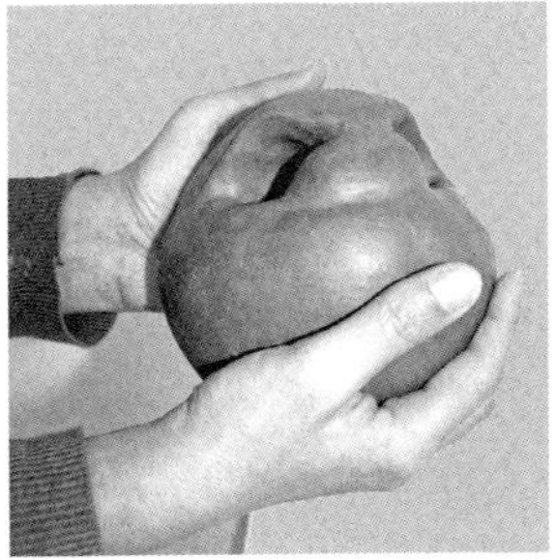

Abbildungen 3-3: Gestaltende Hände halten, bergen, schützen. So kann sich das Gefühl von Halt und Schutz auf die Gestaltenden selbst übertragen, besonders dann, wenn sie sich allein oder verlassen fühlen.

Das Gefühl des Haltens oder Gehaltenseins kann sich noch verstärken, wenn die realen Hände die gestalteten Hände aus Ton halten und diese wiederum in sich etwas bergen. Von außen wirken die Hände aus Ton meistens sehr lebendig und beweglich. Manchmal sieht es aus, als hätten die Gestaltenden mehrere Hände zur Verfügung.

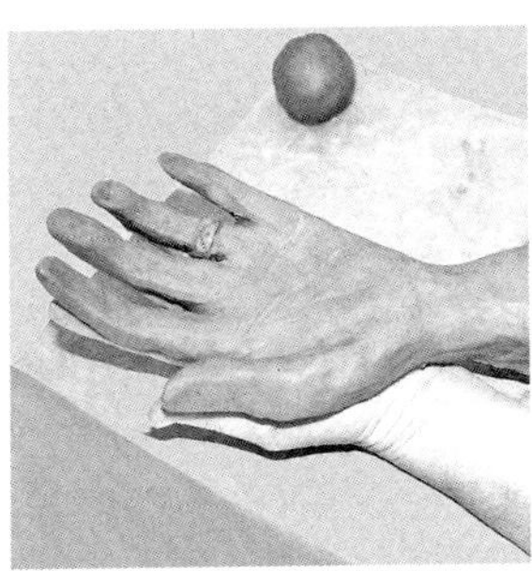
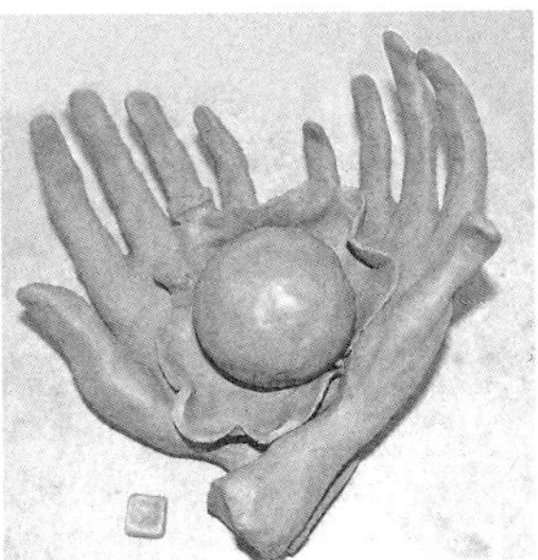
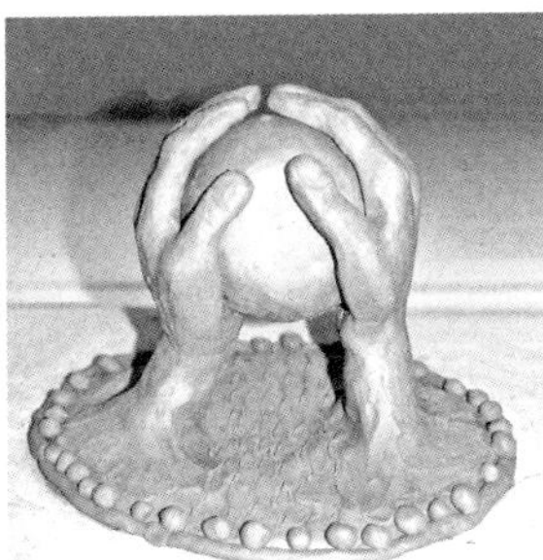

Abbildungen 3-4: Die Hände aus Tonerde lösen sich aus der Verbindung mit den gestaltenden Händen. Nun wird ihnen die Aufgabe des Haltens übergeben.

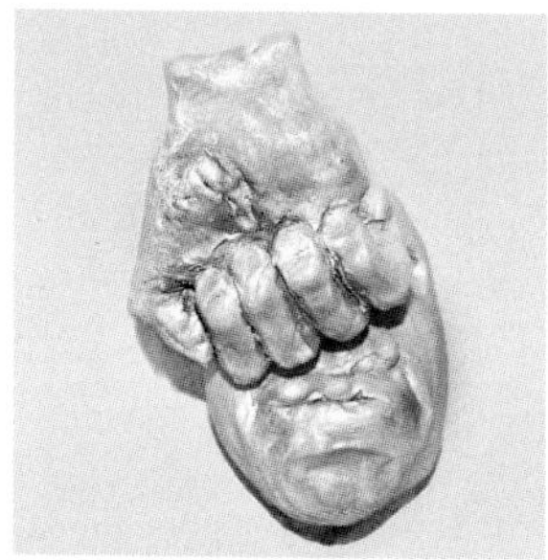
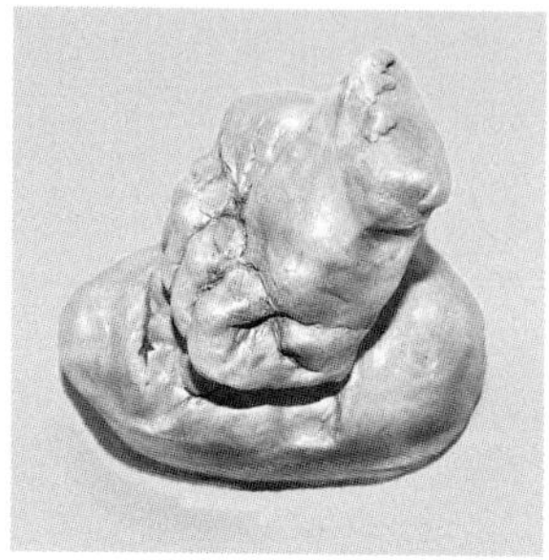
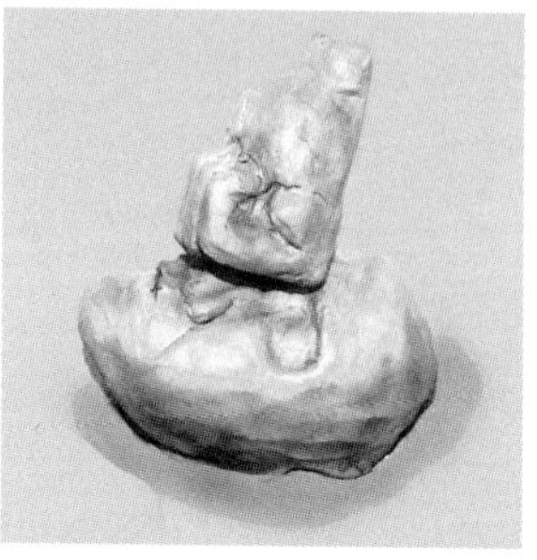

Abbildungen 3-5: Die Gestalterin übergibt der gestalteten Hand, zur Faust geballt, eine aggressive Handlung. Die aggressive Kraft wird im Gestaltungsprozess kanalisiert. Sie findet in der Gestaltung einen Ort, an dem sie zum Ausdruck und schließlich zur Ruhe kommen kann.

Die gestalteten Hände können eine stellvertretende Funktion übernehmen. Aggressive Gefühle lassen sich kanalisieren, gestaltend ausdrücken und betrachten. Innerer Druck wird abgebaut und konstruktiv eingesetzt. In der Rückwirkung nach dem Gestalten ist es möglich, noch einmal berührend zu „er-fassen“ und zu „be-greifen“, zu integrieren, was Gestalt angenommen hat. Dabei ist es wichtig, die Empfindung von Halten und Gehaltensein bewusst nachzuerleben. Die Erfahrung und die dadurch erlangte Gewissheit, sich selber halten zu können, kann hinausführen aus der Enge des Mangels (Abb. 3-5).

Unsere Extremitäten sind Sinnesorgane, die der Erkundung unserer Umwelt und Mitwelt dienen. Die Hand als Werkzeug ist Teil unseres Tastsinnes. Sie kann unter anderem greifen, streicheln, schlagen, stoßen, ziehen, formen, bauen, geben und nehmen. Die Möglichkeiten des „Handhabens“ zeigen uns einen deutlichen Zusammenhang von Tast- und Bewegungssinn. Die unmittelbare Kombination von Erkunden und Verändern ist durch andere Sinnessysteme wie Sehen und Hören nicht möglich. Über aktives Berühren mit der Absicht des Erkundens erhalten wir zum einen Informationen über die Beschaffenheit eines Gegenstandes oder eines bestimmten Materials, zum anderen können wir damit etwas tun.

In der kunsttherapeutischen Arbeit können wir die Hände als Werkzeug nutzen.

Einstimmung auf den Gestaltungsprozess

Weil die Integrale Gestaltungsarbeit den Körper mit in den Arbeitsprozess einbezieht, bildet die Einstimmung den Anfang des Gestaltungsprozesses. Entspannung fördert die Intensität des Erlebens. Die inneren Bilder werden von den Gestaltenden in einem gelösten, entspannten Zustand lebendiger, tiefer und authentischer erlebt und empfunden. Umgekehrt vertieft sich im Erleben und Gestalten der inneren Bilder sowie in ihrer Rückwirkung die Entspannung.

Die Einstimmung findet im Gestaltungsraum im Sitzen statt. Es geht darum, erst einmal im Raum, in der Gruppe und bei sich selbst anzukommen. Die Einstimmung soll das Körperempfinden wecken und den Übergang vom Alltag zu Ruhe und Konzentration erleichtern. Wichtig ist, dass das Gestalten durch die Einstimmung thematisch nicht beeinflusst wird. Wir arbeiten deshalb nicht mit Bildern, die ein Thema vorgeben, sondern ganz deutlich mit dem Körper. Die Einstimmung wird der Gruppe oder der Einzelperson angepasst und bleibt dann in ihrer Grundstruktur gleich. Sie gehört zum festen Rahmen der Gestaltungszeit. So können die Gestaltenden in die Übungen hineinwachsen und ihre Körperwahrnehmung dabei mit der Zeit vertiefen.

Einen großen Teil der Einstimmung nimmt die Handmassage ein, mit der die Hände auf ihre wichtige Funktion, das Berühren, Ertasten und Formfinden, vorbereitet werden. Weiter werden Kopf, Nacken, Körper, Arme und Hände bewegt und entspannt. Zum rieselnden Ton eines Regenstabes wird gut durchgeatmet. Der Ausatem fließt durch Körper, Arme, Hände und Finger. Zum Schluss werden die Finger ausgestrichen, die Handinnenflächen aneinander gerieben und gewärmt. Die warm gewordenen Hände werden vor die Augen gehalten, „damit sie auch nach innen schauen können“, dann an die Ohren, „damit sie auch nach innen hören können“.

Einstiegshilfe

Vor einem leeren Spielraum zu sitzen, ist gerade am Anfang der kunsttherapeutischen Arbeit trotz der Informationen im Vorgespräch eine Herausforderung. Alles ist noch neu und unbekannt. Gefühle von Angst und Unsicherheit sind mögliche Reaktionen auf die neue Situation. Der altbekannte Leistungsdruck tut das Seine dazu: „Ich muss etwas Schönes machen, ich will gut sein.“ Es beginnt ein krampfhaftes Suchen nach Form und Inhalt, oft auch ein Zurückgreifen auf und Festhalten an Bekanntem, bereits Bewährtem. Die Augen übernehmen die Führung.

Die Einladung, Tonerde zu berühren, einfach die Hände darauf ruhen zu lassen und dabei die Augen zu schließen, bis die „wissenden“ Hände innere Impulse von Bewegung aufnehmen, baut Leistungsdruck ab. Es entstehen erste Spuren, die Anmutungserlebnisse hervorrufen können. Ein erster Schritt vom Suchen zum Finden ist getan. So regen wir dazu an, das Finden von Form und Thema vorerst den Händen zu überlassen. Dabei wird der korrigierende, abmessende oder analysierende Blick ausgeschaltet. Die Gestaltenden vertrauen mit der Zeit und zunehmender Erfahrung ihren Händen und werden offen für das, was sich aus ihnen heraus auszudrücken beginnt.

Rudolf zur Lippe erwähnt das Formen von Ton als Möglichkeit, die Aufmerksamkeit von unserem konventionellen Sehen weg und stärker auf das Fühlen der Hände zu richten. Die folgenden Ausführungen von zur Lippe können wir aus langjähriger Erfahrung bestätigen.

Vom Fühlen der Hände sich ins Formen durch die Hände leiten zu lassen, gelingt eher, als die Instanz des bewussten, vorgebenden Sehens zu überspielen. Das Gefühl ist weniger als das Gesicht mit dem kognitiven Bewusstsein verstrickt und hat mehr geheime Kräfte der führenden Verführung behalten. Das bedeutet, dass im Gefühl wie im Gleichgewicht oder im Geruch die Erlebnisse weniger auf bekannte äußere Formen gebracht werden; vielmehr folgen wir ihren Eindrücken auf den noch lange nicht erfahrenen Pfaden unserer inneren Erfahrungen. Das sind Rhythmen, den Tiefendimensionen entstammend und verwandt. […] Wenn wir uns in diesem Erfahren stark gemacht haben gegen die Konditionierung durch allzu bekannte Formen des konventionellen Sehens […], dann können wir die Augen auch wieder öffnen beim Formen oder Zeichnen oder Malen." (zur Lippe, 2000, Bd. II, S. 450)

Eindruck – Ausdruck

Oft werden Gestaltende von Situationen berührt, ergriffen, erschüttert, umgetrieben. Gefühle zwischen den Polen Angst und Liebe bewegen sie. Um vom passiven Vorgang, der Rezeption, zu einer aktiven Handlung oder Haltung zu finden, können die Hände im Gestaltungsprozess zum Ausdruck bringen und auf diese Weise berühren, was war oder gerade ist.

Hier begegnen wir dem polaren Thema Eindruck – Ausdruck. Viele Eindrücke prägen unser Leben von Anfang an. Sie hinterlassen Spuren, die unser Sein fördern, unterstützen, anregen, und wir tragen Narben, die auf Verletzungen hinweisen und uns in unserer Lebendigkeit behindern, unterbrechen und stören. Am Anfang unseres Lebens sind wir in besonderem Ausmaß den unzähligen Eindrücken ausgesetzt, mit denen unser Umfeld formend auf uns wirkt. Überwiegen in uns positive Eindrücke, können wir vertrauensvoll unseren Weg gehen. Geprägt von verletzenden Eindrücken, bleibt eine Urangst als störende Prägung zurück. Derart betroffene Menschen sind oft an die einschneidenden Erlebnisse ihrer Kindheit fixiert. Sie wurden in ihrer Entwicklung in einem zu großen Ausmaß irritiert, verängstigt und in ihrem Urvertrauen verletzt. In Verletzungen und Narben liegt immer in irgendeiner Weise ein Potenzial gebunden, das es zu befreien gilt.

Kontinuierliche Gestaltungsarbeit kann Ausgleich schaffen zwischen prägenden Eindrücken und befreiendem Ausdruck, eine Balance zwischen (Auf-)Nehmen und (Ab-)Geben. „Mit Tonerde gestaltend beginne ich die tiefen verletzenden Eindrücke auszubeulen, die in mir störende Narben hinterlassen haben – ich drücke sie aus mir heraus", sagt eine frühverletzte Frau nach ihren ersten Gestaltungserfahrungen.

Zeugen und Gebären, Empfangen und Geben als elementare Vorgänge unseres Lebens bilden die Grundlage unseres Daseins und unseres Werdeganges. Sie sind Eindruck und Ausdruck und in diesem Sinne auch Grundlage eines Gestaltungsprozesses.

Gestaltende bewegen sich hin und her zwischen Eindruck und Ausdruck. Gestaltungsarbeit ermöglicht, zwischen beiden Polen immer wieder einen Kräfte-Ausgleich zu finden. Menschen, die zu vielen und zu starken Eindrücken ausgesetzt sind, stehen oft unter großem Druck, ihr inneres Gefäß wird überfüllt. Wenn sich die überschüssige Energie staut, droht sie zu explodieren. Wenn der Druck von außen übermäßig stark wird und sich nicht genug Gegendruck dagegensetzen lässt, besteht die Gefahr einer Implosion. Gestaltend lässt sich für diese gestauten Kräfte ein Ventil schaffen, durch das der Überdruck abgebaut und Entlastung möglich wird. Explosion oder Implosion sind vermeidbar. Der klare, konzentrierende und kanalisierende Rahmen der Integralen Gestaltungsarbeit ermöglicht es, einen Druckausgleich zu schaffen, in dem gestaute Energien langsam wieder zu fließen beginnen, ohne die Gestaltenden mit ihren innerpsychischen Inhalten zu überschwemmen.

Tonerde als Ausdrucksmittel nimmt Druck auf und kann geprägt werden. Zu Beginn des Gestaltens wird der Ton oft eine Zeitlang gedrückt und geknetet, was wohltuend und beruhigend wirken kann, wenn viel innerer Druck da ist, und ebenso auch anregend, wenn der Spannungstonus zu tief ist. Bei aggressiven Stimmungen kann der Gestaltungsprozess zum Kräftemessen werden. Die Tonerde gibt den Händen der Gestaltenden in diesem Fall den nötigen Widerstand und Gegendruck. Aggressionen hinterlassen oft tiefe Eindrücke und Prägungen im Ton, die dann, wenn der Druck etwas nachlässt, in ein aufbauendes Wachsenlassen führen können. Wir beobachten, dass Gestaltende über die Hände den Druck geben, der ihrer Befindlichkeit entspricht.

Im folgenden Gestaltungsprozess können wir nachvollziehen, wie die Gestalterin über ein Anmutungserlebnis beim Betrachten des in den Händen bewegten und gedrückten Stücks Tonerde zu einem tiefen persönlichen Thema findet: In einem Stück Tonerde entstehen Eindrücke. Sie hat das Werkstück aus den Händen entlassen und es in den leeren Spielraum gelegt und betrachtet nun die Spuren, die sie in der Tonkugel hinterlassen hat. Die Gestalterin entdeckt darin ein Gesicht: „Es schreit.“ Berührt vom zufälligen Erscheinen des „hilflosen Wesens“, beginnt die Gestalterin das Gesicht mit Tonerde zu umgeben, es einzubetten.

Mit der Zuwendung beginnt sich das schreiende Gesicht zu verändern. Neben den gegebenen Eindrücken erhebt sich die Nase. Die leeren Augenhöhlen werden ausgefüllt, auch der Schrei verändert sich, die Lippen werden angetönt. Mit einer Schale wird das Gesicht zugedeckt. Der entstandene Hügel erhält die Form eines Gesichts.

Die Gestalterin verdeutlicht die Gesichtszüge. Immer noch schreit das Wesen. Nun beginnt es die Gestalterin anzuschauen, der Mund verändert sich, und das Wesen beginnt zur Gestalterin zu sprechen. Sie hört ihm zu, hört und sieht seinen Schmerz, die Trauer, die sie als ihre eigene erkennt. Es lösen sich Tränen, die der Erde, die nun das Gesicht umgibt, übergeben werden. Das Wesen entspannt sich, schließt Mund und Augen. Berührt von der Erdenhand schläft es ein. Es hat seine Aufgabe erfüllt – die Gestalterin hat seine Botschaft gehört. In dieser Gestaltung werden Eindruck und Ausdruck balanciert.

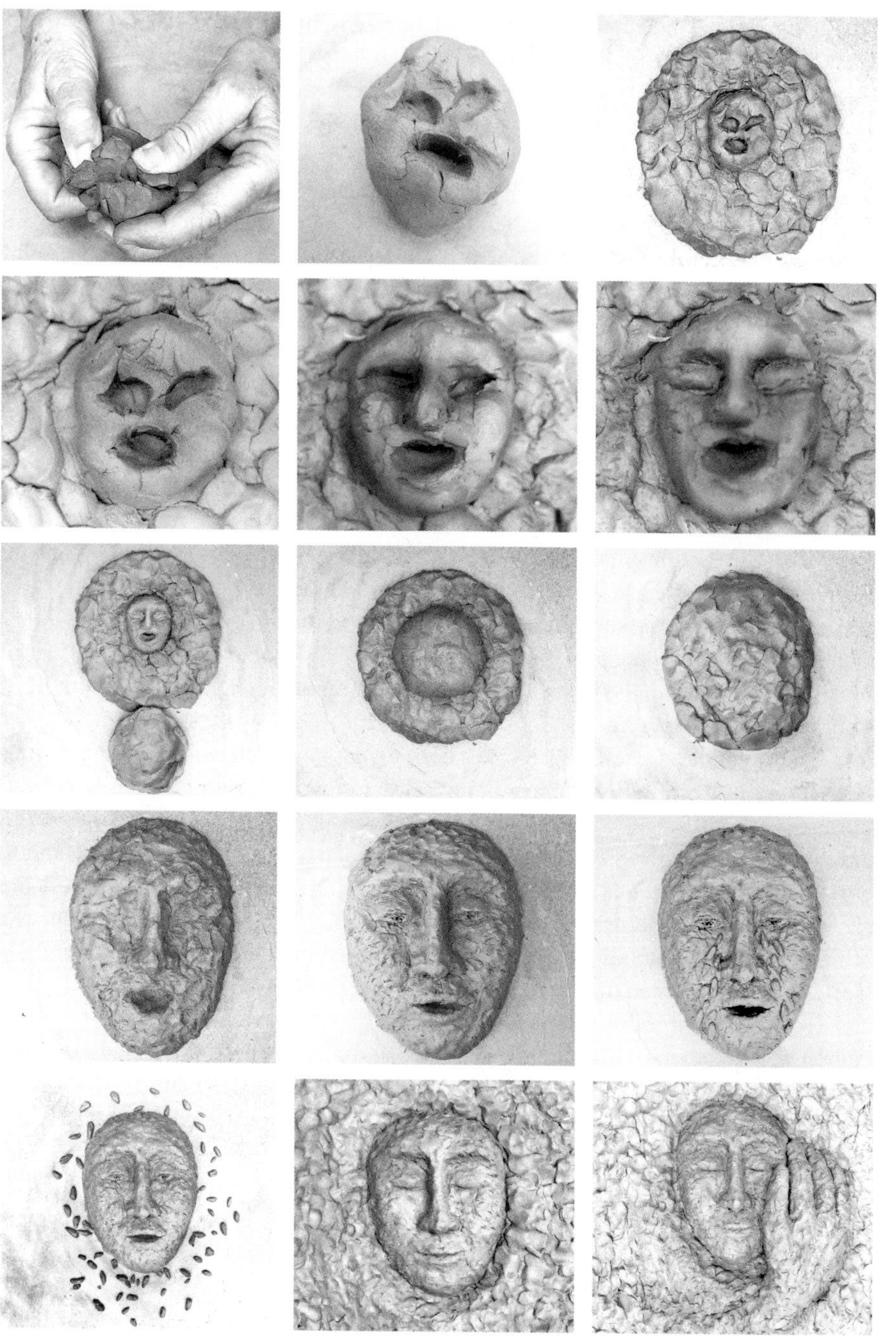

Abbildungen 3-6: Dieser Gestaltungsprozess nimmt mit einem Stück Tonerde seinen Anfang, das die Gestalterin in den Händen bewegt.

Greifen und Begreifen

„Die Hand ist der sichtbare Teil des Gehirns." Dieser Satz wird Immanuel Kant zugeschrieben. Die Tätigkeit unserer Hände hängt direkt mit unseren Hirnregionen zusammen. In der deutschen Sprache weisen zum Beispiel die Verben „begreifen" und „erfassen" darauf hin. Was wir als Tätigkeit des Gehirns betrachten, umschreiben sie als Tätigkeit der Hand. Auch viele wissenschaftliche Darstellungen erläutern, wie eng Gehirn und Hand entwicklungsgeschichtlich aufeinander bezogen sind. Renate Zimmer zeigt auf, dass sich der Tastsinn vor allen anderen Sinnessystemen entwickelt. In der achten Lebenswoche, in der der Embryo weder Augen noch Ohren hat, ist die Hand bereits hochentwickelt. Die taktile Kommunikation ist unsere erste Sprache, auf der unsere spätere verbalisierte Sprache aufbaut. „Der Tastsinn wird daher ‚die Mutter der Sinne' genannt. Taktile Berührung ist eine Grundlage der sozialen Existenz." (Zimmer, 1995, S. 110.)

Das direkte Berühren der Tonerde mit den Händen ermöglicht den Gestaltenden, entstehende Form und Inhalt greifend zu „be-greifen". Was sich oft noch im Bereich des Nonverbalen auszudrücken beginnt, lässt sich über die Berührung der Hände „er-fassen". „Nun habe ich es in der Hand" ist eine Aussage und Metapher, die auf eine äußere und zugleich innere Tätigkeit hinweist. Diese Tätigkeit ermöglicht es den Gestaltenden, eine zum Ausdruck gekommene Situation zu handhaben, mit ihr umzugehen, sie „im Griff" zu haben.

Üben

Was über die Hände gelernt werden kann, bedarf der Übung. Üben braucht Zeit, Geduld und eine gewährende Sicht auf das formende Tun der Hände. Eine solche Sicht lässt sich im wiederholten handwerklichen Tun erreichen, wenn die Hände mit der Zeit den korrigierenden kritischen Blick zu führen beginnen und das Vertrauen in das Entstehende wächst.

Hinweise für die Praxis

- Handbewegungen und die Weisen, wie Tonerde berührt und in die Hand genommen wird, sind sehr verschieden. Oft braucht es etwas Zeit, bis die Hände so richtig zugreifen und anfassen mögen.
- Wichtig im Umgang mit den hölzernen Modellierwerkzeugen ist, dass man sie nur einsetzt, wenn man mit den Händen nicht differenziert genug arbeiten kann.
- Als Einstiegshilfe oder bei Blockaden während des Gestaltungsprozesses können folgende Anregungen hilfreich sein, um ein krampfhaftes Suchen zu entspannen oder zu vermeiden: „Überlass/übergib es deinen Händen", „Lass die

Hände spüren", „Vertrau deinen Händen", „Lass die Hände einen Moment auf der Gestaltung ruhen und spüre nach".

- Über die Entspannung der Hände kann sich auch innere Anspannung lösen.
- Zum Thema Loslassen:
  Oft will etwas über den Kopf losgelassen werden: „Ich muss es loslassen!" Dann wird das Loslassen erzwungen und abstrakt abgehandelt, ohne dass man spürt, was es bedeutet oder auslöst. Aufkommende Gefühle werden überspielt. Die Anregung, zuerst in die Hände zu nehmen, zu berühren und zu halten, was losgelassen werden soll, erlaubt den Gestaltenden, innezuhalten. Das Berühren und Halten lässt den Gefühlen Zeit, sich zu zeigen.
  Wenn Halt gebraucht wird, kann man diesen über die sich am Ton festhaltenden Hände finden und spüren.
- Über die Hände geben sich die Gestaltenden selbst Zuwendung, die sie von außen oft erfolglos erwarten.

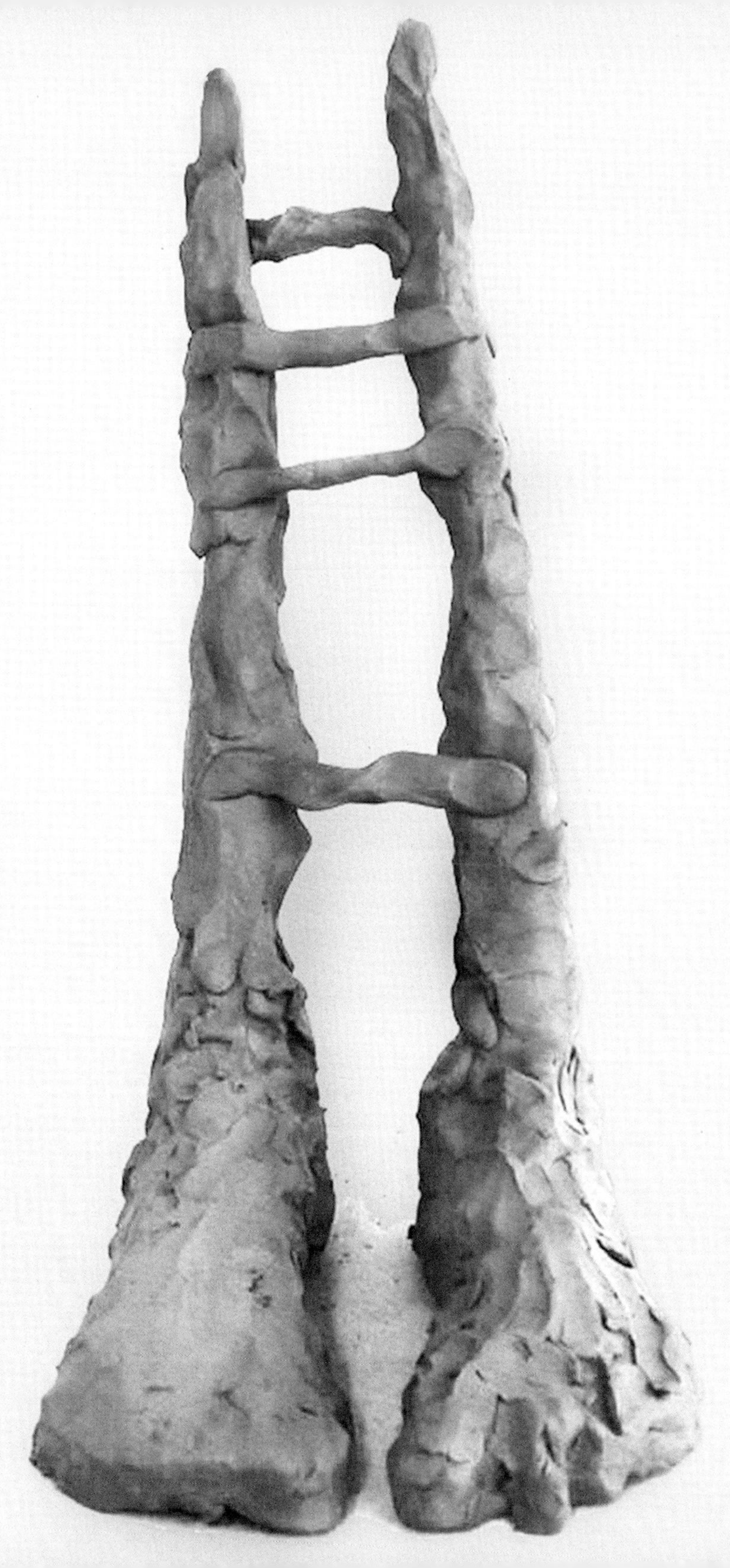

4
Die Methode des Integralen Gestaltens mit Tonerde

4.1
Grundlegende Gedanken zur Methodik

> *Eine Methode kann weder lehrplanmäßig vorgeschrieben noch in Mode sein. Wie methodisch zu arbeiten ist, ergibt sich nur aus einer umfassenden und fundierten Anthropologie. Die methodische Verbindlichkeit ist im Menschen selbst eingeschrieben, aus der Kenntnis und Erkenntnis seines Wesens ergibt sich, wie und in welchem Schrittmaß er auf dem Weg zu seiner Verwirklichung begleitet und unterstützt werden kann.* (Marti, 1998, S. 30)

Der Begriff „Methode“ stammt vom griechischen *méthodos* und bedeutet ‚Weg‘, ‚Weg zu etwas hin‘. Thomas Marti zeigt auf, dass die Qualität methodischen Vorgehens nicht am messbaren Erfolg beurteilt werden kann, sondern am Gelingen der zu vollziehenden Wandlung. Angestrebt wird nicht das Erreichen gesteckter Ziele, sondern das Gehen selbst.

Nur dieses Gehen bewirkt im Gehenden eine Wandlung. Kunsttherapie ist in diesem Sinne als Wegbegleitung zu verstehen. Thomas Marti zeigt auf, dass ein Kriterium für die Qualität einer Methode das „Unterstützen von Entwicklung“ sein kann. Eine Methode, die sich auf „Techniken“ beschränkt, bleibt lebensfremd. So soll jede Methode zum Werkzeug einer breit angelegten Lebensgestaltung werden.

Entwicklung ist ihrer Natur nach Gestaltung in der Zeit. Alles hat seine Zeit, und was wir als lebendig empfinden, ist immer in der Zeit. Eine lebendige Methode nimmt Rücksicht auf das Wesen der Zeit und stellt sich so in den Dienst der Unterstützung und Förderung seelischer Entwicklungsprozesse. „Jede Entwicklung hat ihre Zeit. ‚Abkürzungen‘ respektive Beschleunigungen sind nur um den Preis einer Entseelung möglich. Das Üben in der ‚Kunst der Langsamkeit‘ gehört deshalb zu den Prioritäten in der Ausbildung methodischer Fähigkeiten.“ (Marti, 1998, S. 30.) Nach

Jean Gebser sind Seele und Zeit in ihrer Prozessqualität wesensgleich. Heute wird die Zeit zur messbaren, linearen Uhrzeit degradiert und damit ihres zyklischen Pulsierens beraubt. Als Subjekt wird die Seele der Objektwelt unterworfen, was Beziehungslosigkeit zur Folge hat. Methode, wie sie Thomas Marti versteht, hat keine äußeren „Horizontmarken" als Ziel, sondern ein inneres Motiv. Damit ist sie gegenwärtig und zukunftsoffen. Im hier verstandenen Sinne ist Methode nicht effiziente Strategie, sondern „künstlerische, entwickelnde Gestaltung". (Marti, 1998, S. 31.)

Diese Ausführungen von Thomas Marti sind mir zu einer wichtigen Anregung geworden, die Entwicklung unserer Gestaltungsmethode unter diesen Gesichtspunkten zu betrachten. Für den langen und intensiven Werdegang mit seinen vielen wichtigen Umwegen finde ich in den Worten „künstlerische, entwickelnde Gestaltung" eine stimmige Überschrift. Lange Jahre der Praxis und der Forschung gehen dieser Veröffentlichung voraus. Das Ergebnis dieses Entwicklungsprozesses, der meine ganze kunsttherapeutische Arbeit und Lehrtätigkeit umfasst, war zu Beginn noch nicht absehbar. Unzählige Gestaltungsprozesse wollten dokumentiert, in ihrer Wirkung betrachtet und in einen thematischen Zusammenhang gebracht werden.

> *Forschungsverläufe von Forschungsprojekten sind zwar planbar, aber nicht absehbar. Jeder Forschungsvorgang steht somit am Horizont seiner eigenen unabsehbaren Praxis. Genau das macht auch einen Forschungsprozess aus, dass noch nicht erkannt wird, wohin es den Forscher trägt.* (Girg, 2007, S. 45 f.)

Ich beziehe mich in der Formulierung von methodischen Gesichtspunkten auf Forschungsgrundlagen aus der eigenen Praxis, zum einen aus dem Material zur Entwicklung des bildnerischen und gestalterischen Ausdrucks, zum anderen auf Dokumentationen von Langzeit-Gestaltungsprozessen und deren Wirkung auf die Gestaltenden. Diese eigenen Grundlagen stelle ich in Zusammenhang mit der umfassenden Forschung von Jean Gebser zur Entwicklung, Manifestation und gleichzeitigen, gleichwertigen Wirksamkeit der Bewusstseinsstrukturen (der archaischen, magischen, mythischen, mentalen, integralen; siehe Kapitel 4.4.2), die uns heutige Menschen konstituieren, und der Art, wie wir durch sie uns und die Welt wahrnehmen.

Was sich nach den vielen Jahren deutlich als Qualität zeigt, lässt sich mit zwei vielschichtigen Begriffen markieren: „Zeit" und „Vertrauen".

Zeit

Die Integration der einzelnen gestalteten, durchlebten und erfahrenen Situationen zu einem zusammenhängenden und als Ganzes wahrgenommenen Weg mit seinen Höhen und Tiefen und in seiner Komplexität braucht Zeit. Dabei betrachte ich Zeit nicht einseitig unter ihrem rationalen, messbaren Aspekt, sondern in ihrem individuellen Erlebnischarakter. Im kanalisierenden Rahmen unserer Arbeit, der sich weitet, wenn sich Energie und schöpferische Impulse im Gestaltungsprozess zu bündeln beginnen, befreit sich Zeit aus rationaler Enge in ihre integrale Qualität und Intensität.

Wir positionieren die Methode des Integralen Gestaltens mit Tonerde unter den Langzeittherapien. Gestaltungsprozessen im privaten Atelier kann man alle Zeit geben, die es für eine positive Entwicklung braucht.

Was bedeutet dies nun für die klinische Kunsttherapie, in der die Zeit je nach Dauer des Klinikaufenthaltes oft beschränkt ist auf ein paar Gestaltungssequenzen? Hier achten wir darauf, mit einem möglichst klaren Rahmen ohne Ablenkung, auf den später noch ausführlich eingegangen wird, einen deutlich definierten Zeitraum zu schaffen: Die Einstimmung, dem Problem angemessene Einstiegshilfen, das Gestalten mit der Tonerde und ein klarer Abschluss tragen dazu bei, dass sich Erleben und Erfahren bereits in einer Sequenz abrunden und positiv auswirken können. Nach einem Klinikaufenthalt können Teilnehmende die kunsttherapeutische Gestaltungsarbeit in einem Atelier wieder aufnehmen, können die Gestaltungsarbeit mit dem Alltag verbinden und lernen, dass sie dem wieder aufgenommenen Alltag nicht ausgeliefert sind, sondern ihn aktiv zu gestalten vermögen. Hier kommt die Langzeittherapie zum Tragen.

Das Gefühl, Zeit zu haben, ist für das Entstehenlassen einer Gestaltung wichtig. Tonerde, wie bereits in ihren Eigenschaften beschrieben, zieht hastige, überbordende Bewegungen auf sich und gleicht sie aus. Die aufnehmenden Eigenschaften von Material, Rahmen und Begleitung ermöglichen den Gestaltenden, mit ihren inneren und äußeren Bewegungen anzukommen. Die Erfahrung zeigt, dass Emotionen in der Tonerde Halt und Boden finden, auf dem sie sich äußern können. Hier beginnt Zeit in ihrer Qualität zu wirken: Sie umfasst das ganze Spektrum zwischen gefühlter Enge und Weite, Ruhe und Bewegung. „Tonerde ist Zeit – zu gestaltende Zeit“, sagt eine Gestaltende, die beruflich immer wieder unter Zeitdruck steht.

Ein weiterer Aspekt von Zeit verbindet sich mit dem Vertrauen: Alles, was zum Ausdruck kommen mag, hat seine Zeit. „Alles hat seine Zeit und jegliches Vornehmen unter dem Himmel seine Stunde.“ Die Bibelworte können wir auf einen Gestaltungsprozess übertragen: Wenn die Zeit reif ist, dass etwas Gestalt annimmt und sichtbar wird, lässt es sich finden und selbstverständlicher ausdrücken als etwas Gesuchtes oder Erzwungenes. Dazu gehört das Wartenkönnen, die Geduld.

Vertrauen

Wesentlich und unterstützend für einen Gestaltungsprozess ist das Vertrauen. Zum Vertrauen gehören eine vertraute, vertrauensvolle Atmosphäre und eine vertrauensvolle Wegbegleiterin. Menschen, denen wir Vertrauen schenken, können sich angstfreier einlassen und ausdrücken. Stellvertretend für Gestaltende zu vertrauen, wo das Vertrauen gerade fehlt, kann unterstützend wirken. Dies bestätigen die Worte einer Gestaltenden: „Ich spüre deine Kraft und dein Vertrauen, das mir sagt, du schaffst es.“ So kann Vertrauen zum Zutrauen werden: „Ich traue dir zu, dass du es schaffst.“ Gestaltende lernen über ihre Gestaltungen, neues Vertrauen in sich und das Leben zu setzen. Sie beginnen sich mehr zuzutrauen, wagen Neues, noch Unbekanntes entstehen zu lassen. Viel mehr als das Suchen entwickelt sich mit der Zeit eine Haltung des Findens. Das Finden will gelernt und geübt werden, ebenso das Vertrauen. Oft führt der Weg über das Bekannte, das Gewesene, das erinnert, angenommen werden möchte, bevor Wandlung geschehen und Neues entdeckt werden kann. So vertraue ich als Begleiterin mit meiner uneingeschränkten Präsenz auf den Prozess, den ich begleite.

Hinweise für die Praxis

- Eine Methode sollte nicht stur übernommen und angewendet werden, sondern offen bleiben für Veränderung und Entwicklung.
- Wichtig ist die eigene, reflektierte Erfahrung der Kunsttherapeutin in der Methode des Integralen Gestaltens mit Tonerde als Basis ihrer eigenen Praxis.
- Supervision, kollegialer Austausch und forschende Zusammenarbeit ermöglichen eine lebendige, praxis- und prozessorientierte Anwendung.
- Zu beachten ist neben der Methodik, dem Fachwissen und der kunsttherapeutischen Erfahrung auch die Intuition: Im Sinne Jean Gebsers ist die voll entfaltete Intuition aperspektivisch. Sie ermöglicht uns, in der kunsttherapeutischen Arbeit verschiedene Positionen einzunehmen und darin die komplexen Informationen auf uns wirken zu lassen. Wesentlich für eine ausgereifte Intuition ist der Eindruck von Stimmigkeit und Angemessenheit.

4.2 Dem Leben Spielraum geben – der Gestaltungsraum

> *Raum ist das Umgreifende, in dem alles seinen Platz, seinen Ort und seine Stelle hat. Raum ist der Spielraum, den der Mensch braucht, um sich frei zu bewegen. […] Raum wird also zum Entfaltungsraum menschlichen Lebens, der nach den subjektiv-relativen Bestimmungen der Enge und Weite gemessen wird.* (Bollnow, 1997, S. 37)

Wie die langjährige Erfahrung zeigt, ist der äußere Rahmen maßgebend für das innere Erleben und dessen freien Ausdruck. Eine klar definierte Ausgangssituation ermöglicht den Gestaltenden, sich vor Ablenkung und Störung geschützt auf den Gestaltungsprozess einzulassen. Damit die Gestaltungszeit zum Raum der Begegnung der Gestaltenden mit sich selbst werden kann, ist es wichtig, dass wir Verpflichtungen und Leistungsdruck des Alltags ausgrenzen. Im klar strukturierten Zeit- und Gestaltungsraum kann sich die Zeitwahrnehmung ausgehend von der rationalen messbaren Zeit-Quantität zu erlebter und erfahrener Zeit-Intensität und -Qualität verändern.

In der Integralen Gestaltungsarbeit geht es um bewusste äußere Einschränkung, durch die eine Intensivierung und Vertiefung des Erlebens induziert wird. So öffnen sich die den Gestaltenden vorerst eng erscheinenden kanalisierenden Grenzen als „Platzhalter" für Werdendes im vertieften Gestaltungsprozess zu individuellen Erlebens- und Erfahrungsräumen. Das Sichtbarwerden von Inhalten, die stark betreffen und berühren, kann Widerstände und Ängste auslösen, die durch die Halt gebende Wirkung des Raumes abgeschwächt oder sogar überwunden werden können. Die Gestaltenden bleiben in Kontakt und Berührung mit der werdenden Gestaltung und dadurch auch mit sich selbst. Sie können wahrnehmen, was gerade ist, und den damit verbundenen Gefühlen Beachtung schenken.

Das Konzept der Grenze enthält in verschiedenen älteren kulturellen Zusammenhängen die Vorstellung von zwei Welten: der „Alltagswelt" und der „Anderswelt". Die Grenze ist beweglich und durchlässig, der Mensch kann sich zwischen der realen Welt und dem Bereich nicht alltäglicher Wirklichkeit hin und her bewegen. Über die Schwelle des Gestaltungsraumes, ausgehend von ihrem gewohnten Alltagsbewusstsein, betreten die Gestaltenden den Raum ihres bildhaften, imaginären Bewusstseins. Berührung und Kontakt mit der Tonerde ermöglichen ihnen, einen Übergang von ihrer momentanen Befindlichkeit, vom inneren Bild, zur sichtbar und fassbar werdenden Gestaltung zu finden.

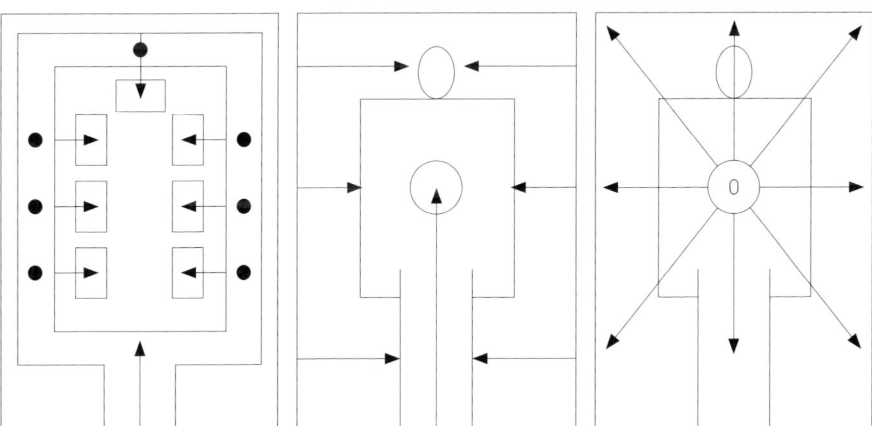

Abbildung 4-1: Links: Kanalisierende Wirkung des Gestaltungsraumes: Raum, Gruppe, Tisch, Spielraum bilden ineinandergefügte Rahmen.
Mitte: Kanalisierende Wirkung auf die Gestaltenden: Zentrierung der Energie, Übergang zu Ruhe und Konzentration.
Rechts: Innere Räume öffnen sich. Widerstände und Beschränkungen können überwunden, innere Weite und Bewegung erlebt werden.

Raum, Gruppe, Tisch und Spielraum (rechteckige oder quadratische Arbeitsplatten) bilden einen klaren Rahmen, der aufnimmt und birgt, was Gestalt anzunehmen beginnt. Energie wird zentriert und kanalisiert, der Übergang zu Ruhe und Konzentration unterstützt. Innere Räume öffnen sich. Der mobile quadratische oder rechteckige Tisch, zusammengesetzt aus einzelnen quadratischen Tischen (80 × 80 bis 100 × 100 cm), kann der Gruppengröße angepasst werden. Den Gestaltenden steht je ein kleiner Tisch zur Verfügung. Um eine entspannte Arbeitshaltung im Sitzen zu ermöglichen, sind die Tische etwas niedriger als die genormte Tischhöhe. Wir sitzen auf höhenverstellbaren Hockern mit Therapiekissen. Dadurch bewegen sich die Hände nicht isoliert, sondern der ganze Körper schwingt beim Gestalten mit. Wenn nötig, kann für Momente auch stehend gearbeitet werden. Die Fenster sind mit naturweißen leichten Vorhängen abgedeckt, Hängelampen verbreiten über der Arbeitsfläche ein warmes Licht. Der übrige Raum ist nicht ausgeleuchtet, was seine bergende Wirkung verstärkt. Das Licht fällt von oben ein und bewirkt ein natürliches Erleben von Licht und Schatten, von Hell und Dunkel. Dabei lernen die Hände ertasten und erspüren, was die Augen nicht mehr so gut sehen können. Es geht dabei auch um eine andere, weichere und nicht kontrollierende Sichtweise.

Als Spielraum stehen quadratische oder rechteckige Arbeitsplatten aus Hart-Pavatex in den Größen 30 × 30, 30 × 40, 40 × 40 und 40 × 50 cm zur Verfügung. Dieser Spielraum lässt sich während des Gestaltungsprozesses, wenn nötig, durch Ansetzen weiterer Platten vergrößern. Einfache Modellierhölzchen, ein kleines Wassergefäß und feuchte Schwämmchen liegen auf dem Tisch bereit. An jedem Platz steht ein Glas mit Trinkwasser. Die in jedem Fall noch ungebrauchte, frische Tonerde wird vor Beginn der Gestaltungsstunde in Scheiben geschnitten und zugedeckt an jeden Arbeitsplatz gelegt.

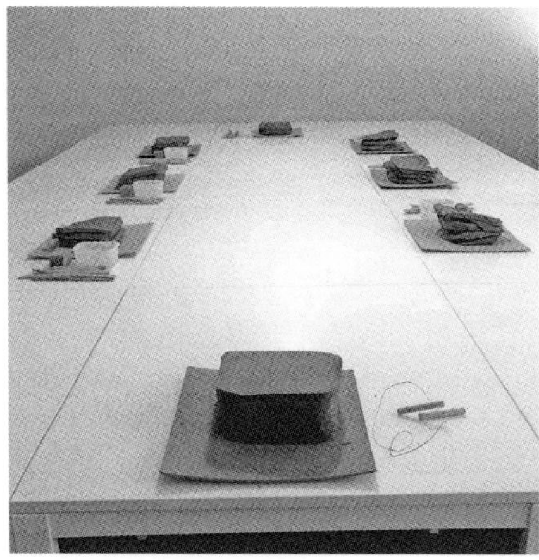

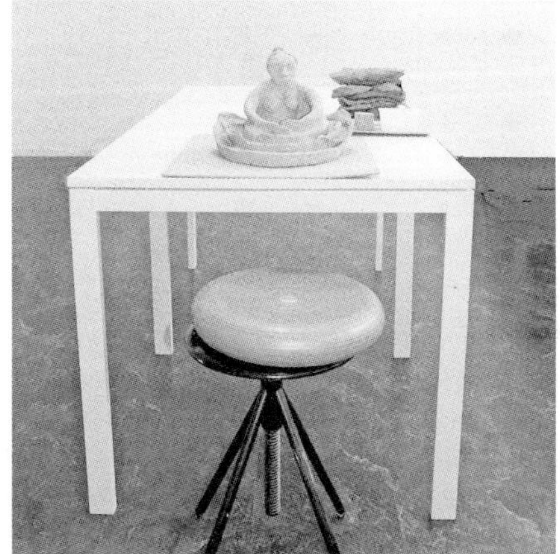

Abbildungen 4-2: Der Arbeitstisch, vorbereitet für eine Gruppe oder für die Einzelarbeit. Wichtig ist, dass die Gestaltenden ihre Arbeitsplätze zu Beginn der Stunde vorbereitet vorfinden.

Mit Vorbedacht bezeichnen wir die Arbeitsplatten in der Integralen Gestaltungsarbeit nicht als Unterlage. Auf einer Unterlage wird in der Regel etwas hergestellt, weiter hat sie keine Bedeutung. Im Spielraum geht es um mehr: Die Wortkombination „Spiel" und „Raum" deutet darauf hin, dass hier etwas erlebt, etwas gespielt werden kann. Es geht um Zusammenhänge. Selbst wenn im Spielraum nur eine Figur steht, erhält der leere Raum um die Figur herum eine Bedeutung als Leere.

Zum Thema Raum sei hier die besondere Bedeutung des Tisches hervorgehoben, der in unserer Arbeit zum Sinn- und Bedeutungsträger wird. Auf dem Tisch finden Lebensthemen Ausdruck und Resonanz. Der individuelle Prozess hat seinen eigenen Platz und ist gleichzeitig aufgehoben im großen Tischraum der Gruppe. Der Tisch ist ein Ort der Begegnung, des Zusammenseins mit anderen. In unserer Arbeit wird er zum Ort der Begegnung mit sich selbst. Er ist Raum im Raum, als Zentrum des kleinen Gestaltungsraumes wird er herausgehoben und betont. Dasselbe können wir vom individuellen Spielraum sagen. Das Sichniederlassen am Tisch wird zum Innehalten, wir setzen uns zu Tisch. Der Tisch wird für die Gestaltenden zum momentanen Ort ihrer Wirklichkeit, ihrer „Ver-Wirklichung". In unserer Arbeit ist er ein symbolischer Raum von Verkörperung, von Da-Sein. Er trägt die werdende Gestaltung und hebt sie aus dem Alltäglichen heraus oder hervor. Auf dem Tisch geschieht Einrichtung und Ausrichtung. Die Gestaltenden finden ihre ganz eigenen Zusammenhänge der oft zerstreuten Bestandteile ihrer Welt und ihrer Wirklichkeit. Diese lassen sich in Beziehung setzen und ordnend zu einem Ganzen zusammenfügen. Eine ganz eigene Ordnung der Dinge gestalten kann ein „In-der-Ordnung-sein" bedeuten.

In der Integralen Gestaltungsarbeit verlagert sich körperlich-seelische Energie in den Raum, den der Tisch bietet, in den individuellen Spielraum, um sich dort zu bündeln, Form und Gestalt anzunehmen, zu wandeln, sich anzureichern, um verstärkt und ausgleichend auf die Gestaltenden zurückzuwirken.

Die konzentrierende, kanalisierende Wirkung des Raumes wird verstärkt durch die verschiedenen Abgrenzungen: Den äußersten, größten Rahmen formt der Gestaltungsraum; die weiteren Begrenzungen bilden die um den Tisch sitzende Gruppe, der Tisch und zuletzt als innerster und kleinster Raum die Arbeitsplatten als individuelle Spielräume. Überdies können je nach Bedürfnis innerhalb des Spielraumes weitere Abgrenzungen geschaffen werden. Diese verschiedenen ineinandergefügten Räume führen die Gestaltenden langsam vom äußeren Raum in ihre inneren Räume. Ablenkungen und Störungen von außen werden möglichst vermieden. Arbeitsgeräusche werden zum rhythmischen Hintergrund.

Für die innerlich oft sehr bewegende Gestaltungsarbeit ist es wichtig, dass sich die Gestaltenden erst einmal niederlassen, sich setzen können, um in der Gestaltungsgruppe anzukommen. Diese Sitzordnung am gemeinsamen Tisch ermöglicht erfahrungsgemäß eine wesentlich höhere Konzentration, als wenn die Gruppe im Raum verteilt an verschiedenen Plätzen arbeitet. Auch wenn die Gestaltenden ganz für sich mit ihrer Gestaltung im Kontakt sind, unterstützt und trägt die konzentrierte Energie der Gruppe das Geschehen mit. Die Kunsttherapeutin sitzt oben am Tisch in der Nähe der Tür. Sie schützt den Raum und hält den Kontakt zur Außenwelt aufrecht.

Das quadratische oder rechteckige Format der verschiedenen Abgrenzungen dient als ruhender, stabiler, überschaubarer und aufnehmender Raum für alles Bewegte, Werdende, sich Wandelnde, als bergender und schützender Ort. Die Urform Quadrat ist Symbol für die Erde.

Dazu Ingrid Riedel:

> *Das Quadrat hat viel damit zu tun, wie der Mensch die Erde in Besitz nimmt. [...] Das Viereck ist etwas, das schützt und birgt, es nimmt Dinge, die es umschließt, wie ein Safe sichernd in sich hinein. [...] Das Viereck bietet besonderen Schutz gegen das Chaos, gegen eine noch wilde, ungeordnete, überbordende und vereinnahmende Umwelt. Es entspricht dem Bedürfnis des Menschen nach Abgrenzung, sich ein Geviert des Eigenen gegenüber den Anderen zu schaffen.* (Riedel, 1985, S. 13, S. 21 f.)

Wir beobachten, dass der quadratische Spielraum eine Konzentration auf die Mitte und damit ein Ankommen und Sichniederlassen ermöglicht. Der rechteckige Raum kann unter anderem eine gewisse Spannung in die Höhe oder Breite erzeugen, ein Gefühl von Enge oder Weite. Er lässt Gestaltende sich im Raum auf oder ab bewegen, hin und her, vorwärts oder zurück.

Die Einrichtung des Gestaltungsraumes bleibt immer dieselbe, sie verändert sich nicht. So wird er für die Gestaltenden zu einem festen, bekannten und vertrauten Rahmen. Stabilität und Kontinuität sind für unsere Arbeit von großer Wichtigkeit. Sie bewirken die möglichst uneingeschränkte Hingabe an den Gestaltungsprozess und damit ein ungestörtes, vertieftes Erleben. Gerade in chaotischen Momenten von Verwirrung und Orientierungslosigkeit, wenn sich lebenswichtige Strukturen auflösen, braucht man eine angemessene Struktur von außen.

Wir geben dem Leben Spielraum, wenn es eng wird, und begleiten die Gestaltenden darin, diese Enge als Ausgangspunkt aufzusuchen und von dort aus tätig zu werden. Dies kann leichter geschehen, wenn sie Schritt für Schritt darauf zugeführt werden: von der Garderobe in den Gestaltungsraum, in die Gruppe, an den Tisch, vor den ausgewählten Spielraum. Dieser abgegrenzte leere Raum ist die innerste der im Atelier gegebenen Abgrenzungen. Interessant ist, dass die Gestaltenden innerhalb des Spielraums bei Bedarf wiederum Abgrenzungen schaffen. Über den äußeren Schutz wird es möglich, einen eigenen Schutz zu gestalten. Sich selber Schutz zu geben, ist ein wichtiger Schritt im Umgang mit dem Thema Nähe und Distanz und den oft damit einhergehenden Ängsten. Gestaltend werden eigene Grenzen spürbar und bewegbar – Grenzen, die oft mit großer Sorgfalt aufgebaut sind.

In der nächsten Gestaltung entsteht ein Schutzraum, in dem sich die Gestalterin sicher fühlt. Nach Bedarf lässt sich der Raum mit einem gut verstrebten Dach

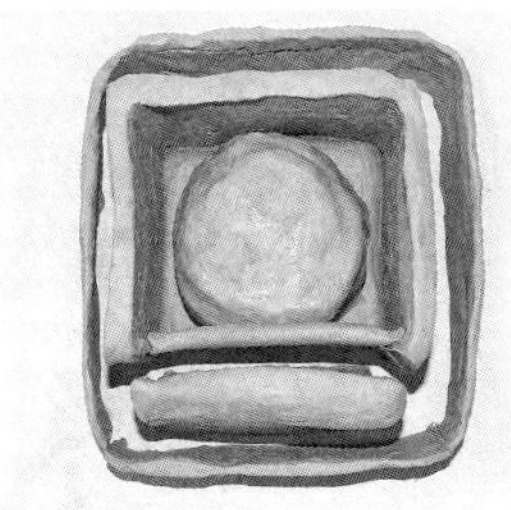
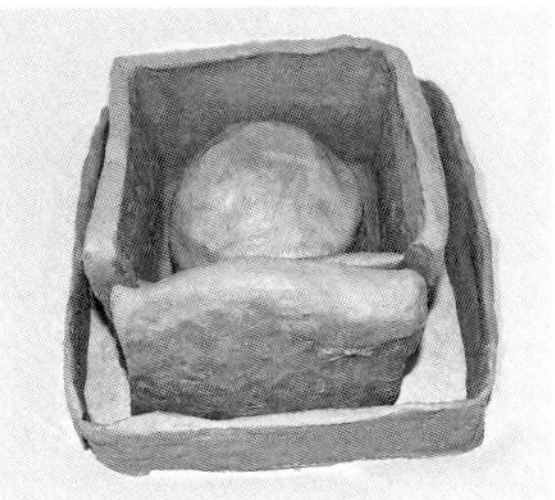
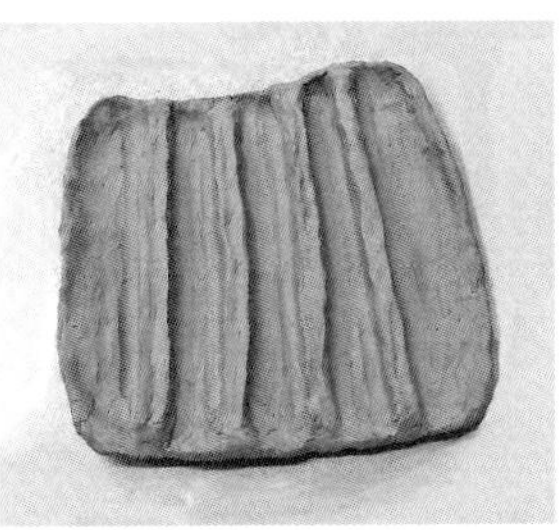

Abbildungen 4-3: Mit großer Sorgfalt wird dieser Schutzraum gestaltet. Hier fühlt sich die Gestalterin sicher. Die vorgeschobene Tür lässt sich mit einem magischen „Code-Wort" öffnen. Die Gestalterin betont, dass sie nun entscheiden kann, wen und wie weit sie jemanden von außen in ihren Bereich eintreten lässt.

schließen. Stellvertretend für Alltagssituationen kann sie im Spielraum experimentieren, wie viel und welche Art von Schutz sie braucht und der Situation angemessen ist. Die Gestalterin hat nun die Wahl.

Gestaltbildende Impulse finden im klaren konzentrierenden Rahmen eine Richtung und im Spielraum einen Ort, an dem sie Form und Gestalt annehmen können. Im schöpferischen Impuls frei gewordene Energien und Kräfte werden gestaltend umgewandelt. Der abgegrenzte Raum mit seiner kanalisierenden Wirkung ermöglicht einen stetigen Austausch von Innen und Außen, von Eindruck und Wahrnehmen sowie Ausdruck und Wahrgeben. Ein Ausgleich zwischen beiden Qualitäten findet statt.

> *„Die Kunst erweitern? Nein. Sondern geh mit der Kunst in deine allereigenste Enge und setze dich frei!"* (Paul Celan, zit. nach Petersen, 2000, S. 71)

Die Enge, auf die Paul Celan hinweist, ist der Ort, an dem Umwandlung stattfinden kann. Der deutlich konzentrierende Rahmen erleichtert es den Gestaltenden, den Raum innerer Enge aufzusuchen. Innere Enge, die Engführung durch schwierige Themen, strahlt oft unmittelbar auf den Körper aus. Schmerz und Angst hinterlassen im Körper Spuren der Enge. Die stellvertretende Arbeit am körperhaften Material Tonerde wirkt sich entspannend auf den Körper aus.

Zur Wirkung des äußeren Rahmens gehören auch Regeln für die Arbeit in Gruppen. Diese schaffen eine Atmosphäre der Konzentration und Ruhe sowie der gegenseitigen Achtung. Regeln sollen für die Gestaltenden sinnvoll sein und werden deshalb gemeinsam besprochen. Es geht dabei um eine selbstverantwortliche Arbeitshaltung, um Sorgfalt und Achtung im Umgang miteinander und ebenso mit dem vorhandenen Material. Beim freien Gestalten geht es nicht, wie oft fälschlich erwartet, um Willkür und Grenzenlosigkeit, sondern um das Freiwerden von äuße-

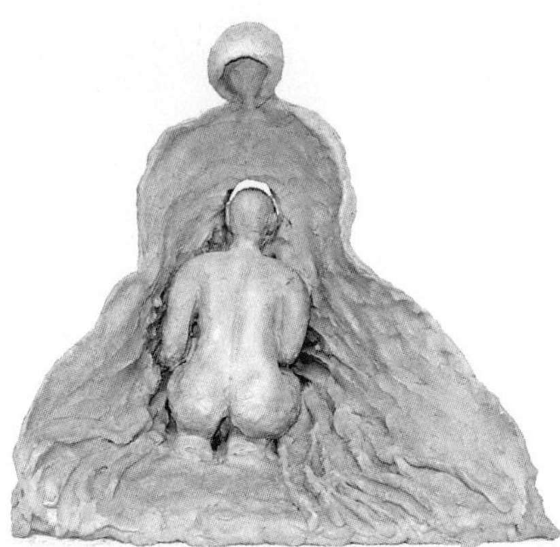

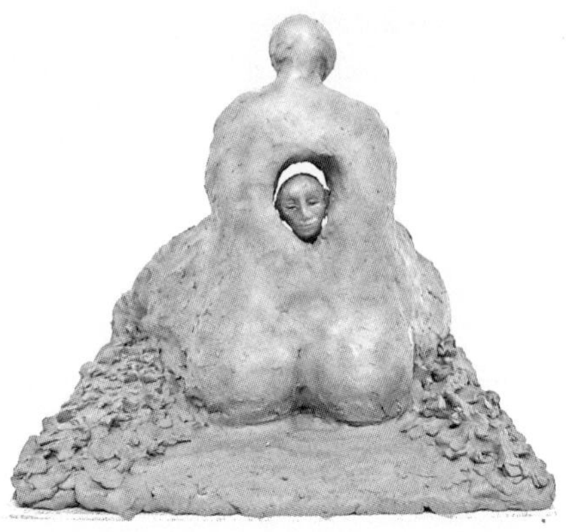

Abbildungen 4-4: In dieser Gestaltung wird die kanalisierende Wirkung des Raumes spürbar: Eingang, Durchgang, Übergang – ein geburtsähnlicher Vorgang. Der Körper wird zum Raum, was die kanalisierende Wirkung noch verstärkt.

ren und inneren verhindernden Umständen, von Hindernissen, die dem Selbstausdruck im Weg stehen. Schöpferische Freiheit hat immer auch mit Verantwortung zu tun.

Hinweise für die Praxis

- Der Gestaltungsraum wird klar von den anderen Atelierräumen abgegrenzt. Er ist zu Beginn der Gestaltungszeit neutral und frei von ablenkenden Gegenständen, Bildern oder Spuren von Gestaltungsprozessen. Er wird von den Gestaltenden belebt.
- Der zentrale Tisch wird der Gruppengröße angepasst.
- Das Material liegt an den Arbeitsplätzen bereit, bevor die Gestaltungszeit beginnt.
- Noch nicht abgeschlossene Gestaltungen stehen auf dem Tisch bereit.
- Die Gestaltenden wählen ihren Spielraum vor der Einstimmung aus.
- Die Kunsttherapeutin schützt den Gestaltungsraum und die Prozesse, die darin stattfinden. Sie hält den Kontakt zur Außenwelt aufrecht, ist zuständig für das Material und achtet darauf, dass der Raum immer gut gelüftet ist.
- Zum Raum gehört auch der Zeitraum. Die Kunsttherapeutin achtet auf einen klaren Beginn und einen deutlichen Abschluss der Gestaltungszeit.
- Die Gestaltenden bleiben nach Möglichkeit während der Gestaltungszeit im Raum, auch wenn sie einen Moment ausruhen, damit die Gruppe als Teil des Rahmens konstant bleibt.
- Die Einrichtung des Raumes bleibt immer gleich.

- Zum äußeren Rahmen gehören Regeln. Es ist wichtig, dass die Regeln für die eigene Praxis mit der Haltung der Kunsttherapeutin übereinstimmen. Deshalb sollten Regeln nicht einfach unüberlegt übernommen werden.
- Regeln sollen, wie der Rahmen der Integralen Gestaltungsarbeit, konstant bleiben und nicht willkürlich geändert werden. Änderungen verunsichern und lenken die Gestaltenden unnötig ab. Die Kunsttherapeutin achtet darauf, dass die Regeln eingehalten werden. Sie schützt damit die einzelnen Gruppenmitglieder und deren Gestaltungsprozess.
- Gestaltet wird in dem eigenen, selbst gewählten Spielraum. Es ist wichtig, dass die anderen Gruppenmitglieder diesen Raum respektieren. Die Grenzen des eigenen Tisches innerhalb des Gruppentisches sollen nicht überschritten werden.
- Die Gestaltenden arbeiten am eigenen Thema. Gestaltungen werden gegenseitig weder kritisiert noch bewertet oder analysiert. Während der Gestaltungszeit finden keine Interaktionen in der Gruppe statt.
- Für Fragen, Probleme und anderes wenden sich die Gestaltenden an die Begleiterin. Gefühle und Emotionen erhalten einen dafür angemessenen Raum. Störungen haben Vorrang, sie werden wahrgenommen, angeschaut und besprochen.
- Der Austausch über die eigene Befindlichkeit nach der Gestaltungszeit geschieht in bewertungsfreier, nicht interpretierender Weise. Was in der gemeinsamen Gestaltungszeit geschieht und was die Gestaltenden einander im Austausch mitteilen, wird nicht nach außen getragen.

4.3 Die kunsttherapeutische Haltung

„Du bist. Du bist da. Du bist da, und trotzdem sehe ich dich nicht. Ich spüre deine Kraft, deine Ruhe, deine Gelassenheit, dein Vertrauen, das mir sagt: Du schaffst es!“ Diese Rückmeldung von Ulrike Pircher weist auf einen wesentlichen Aspekt meines Verständnisses von Begleitung hin: die Zurückhaltung, das Wirken aus dem Hintergrund. Als Begleiterin stehe ich nicht im Vordergrund oder zwischen der werdenden Gestaltung und den Gestaltenden. In diesem Sinne gehe ich auch nicht voran, sondern gebe „Rückendeckung“. In der Integralen Gestaltungsarbeit geht es um Selbsterfahrung und Selbstwahrnehmung, um Selbst- und Lebensgestaltung als Wahrnehmungsschulung. Die Gestaltenden werden in ihrer Ganzheit und Vielschichtigkeit angenommen und geachtet.

Ausgangslage unserer gemeinsamen Arbeit ist die momentane Situation und Realität der Gestaltenden, mit der wir begleitend in Kontakt treten. Hier beginnt ihr begleiteter gestalterischer Weg. Dieser Weg kann sie in Bereiche ihrer Lebensgeschichte oder ihrer Gegenwart ebenso wie in ihre Zukunft führen. Gelebtes wird in den Gestaltungs- und Spielraum geholt, wo es über den Weg des Gestaltens zu sichtbarer, fassbarer und „be-greifbarer" „Er-Innerung" verarbeitbar wird. Das ermöglicht eine freiere Sicht auf die Gegenwart, auf das, was im Moment ist, sowie auf Neues, Zukünftiges. Die Entwicklung von Bewusstwerden und Bewusstsein vollzieht sich, indem die Gestaltenden sowohl zurück als auch vorwärts gehen und dadurch formend vergegenwärtigen, was sie in sich entdecken. Im wiederholten begleiteten Gestalten lassen sich Situationen erproben, spielen, durchleben, erfahren, umdenken und durch das Berühren jeder darin enthaltenen Begebenheit auch annehmen, wandeln, weiterentwickeln und integrieren. Gestaltend lässt sich dem, was ist, eine neue Form und damit eine neue Wirklichkeit geben. Mit den Gestaltungsbewegungen einhergehend geschieht Wandlung. Lebensgestaltung ist Daseinsgestaltung – in jedem Moment.

Methodisch unterscheide ich die pädagogische, die agogische und die therapeutische Integrale Gestaltungsarbeit. Die Grenzen sind fließend, die Bereiche durchdringen sich. Gemeinsam bedingen sie die integrale Haltung der Kunsttherapeutin. Die nun folgenden acht Abschnitte erläutern wichtige Aspekte der Integralen Gestaltungsarbeit und unserer Haltung.

4.3.1 Schaffens-Raum und Schaffens-Zeit

Mit der Integralen Gestaltungsarbeit stellen wir innerlich und äußerlich einen Raum zur Verfügung, in dem Menschen, die sich uns anvertrauen oder die uns anvertraut werden, bei ihren Anliegen und ihren Bedürfnissen abgeholt werden. Dieser klar begrenzte Raum, der auch ein Zeitraum ist, bildet einen Halt gebenden, geschützten Rahmen für die gemeinsame Arbeit. Mit unserer ungeteilten Präsenz und Achtsamkeit auf das, was ist, schaffen wir eine Atmosphäre, die mithilft, Energien zu kanalisieren und sie in den Prozess des Gestaltens zu leiten. Wir halten die Verbindung zur Außenwelt, zum Alltag aufrecht, damit sich die Gestaltenden ohne Vorbehalte und geschützt auf die verschiedenen Bereiche ihres Gestaltungsprozesses einlassen und auch wieder zurückfinden können: Die Gestaltenden werden abgeholt, begleitet und auch deutlich wieder aus diesem Schaffens-Zeit-Raum entlassen. Öffnen und Schließen sind wichtige Qualitäten, die innerhalb der kontinuierlichen Integralen Gestaltungsarbeit Klarheit schaffen.

4.3.2 Konfluenz und Resonanz

Prozessorientiertes integrales Begleiten heißt für uns, Gestaltungswege nicht vorzubestimmen oder festzulegen. Wir begleiten das Gehen und Unterwegssein. Es kann folgende Phasen enthalten: Entdecken, Ausprobieren, Spielen, Üben, Kombinieren, Ergänzen, Anwenden, Reflexion, Fragen, Abwandeln, Weiterentwickeln, Neuorientieren. Diese Phasen verlaufen nicht immer harmonisch; sie gehen einher mit verschiedenen Gefühlen und Emotionen.

Wir gehen mit auf dem individuellen Weg der Gestaltenden, zu dem auch Umwege gehören. Konfluent begleiten wir den Fluss ihrer gestalterischen Handlungen, nehmen teil. Dies geschieht immer im wahrnehmenden Kontakt mit dem „Ufer". Dabei bezeugen und spiegeln wir gegebenenfalls die Äußerungen, die das Gestalten begleiten. Wir fühlen einerseits mit und sind konfluent, andererseits können wir uns zurückhalten oder abgrenzen, so dass wir uns nicht vermischen mit dem laufenden Prozess.

Wir halten somit die nötige Distanz aufrecht, sind uns der begleitenden Aufgabe bewusst und halten uns im Hintergrund. Symbolisch ausgedrückt, gehen wir begleitend neben oder hinter den Gestaltenden, und keinesfalls führen wir sie, indem wir Weg, Richtung oder Ziel vorgeben. Vor ihnen und auch vor uns befindet sich als Drittes die werdende Gestaltung, Es geht also nicht darum, dass wir uns als Gegenüber in oder vor diesen Raum stellen. Gemeinsam mit den Gestaltenden richten wir unsere Aufmerksamkeit auf die Gestaltung, dies mit einem geweiteten Blick, der ebenso die Gestaltenden einbezieht, denen wir „zur Seite stehen". Es ist die Gestaltung, die führt!

Dies kann sich verbal, nonverbal, in Gesten oder einem bestätigenden Blick ausdrücken. Resonanz ist ein wichtiger Beziehungsaspekt. Menschen, die gesehen, gehört und ernst genommen werden, lernen ihre Situation und sich selbst verständnisvoller wahrnehmen, für wahr nehmen, vertrauen.

4.3.3 Annehmen

Wir gehen mit den Gestaltenden und ihrem Prozess in Resonanz und fühlen uns ein. Wir achten das Sosein der Gestaltenden und halten jeden Menschen für fähig, sich auf seine ganz persönliche Art auszudrücken. Dabei sind wir uns bewusst, dass die Integrale Gestaltungstherapie ein Weg ist, der über Höhen und durch Tiefen führt, ein Weg, der berührt und bewegt, ein Weg, der Geduld und Ausdauer erfordert, aber auch fördert.

Im Gestaltungsprozess haben wir im übertragenen Sinn die Aufgabe einer Geburtshelferin, die unterstützend, ermutigend und vertrauend begleitet und miterlebt, die willkommen heißt, was bereit ist, sich auszudrücken und Form anzunehmen. Wir sind Zeuginnen der werdenden Gestaltung, nehmen an, was geschaffen wird, und achten die Gefühle und Emotionen, die dabei aufkommen, ohne eine Erklärung oder Rechtfertigung dafür zu fordern oder zu erwarten. Wir sind „im Bild", denn wir erleben den Gestaltungsprozess mit. Wir sind bereit, freien Äußerungen Raum zu geben. Integrale Gestaltungsarbeit geht aus von einem grundsätzlichen Annehmen der Gestaltenden mit ihrer momentanen Situation und Befindlichkeit.

Was Annehmen und Angenommensein bewirkt, zeigt Ralf Girg treffend auf. Deutlich wird, dass Annehmen auch im Annehmenden etwas auslöst:

> *Im Annehmen begeben wir uns auf eine Entdeckungsreise des Seins des Anderen und damit in eine Welt ohne Gegenüber, in eine Weitung von uns selbst. Mit jedem Annehmen wachsen integralpädagogisch Arbeitende in die Welt hinein. Jeder überschreitet durch das Annehmen des Anderen seine eigene, bisher kennen gelernte Welt. Vorher Unbekanntes wird im Annehmen des Anderen Teil des Seins in der dynamischen Welt erschlossen. Angenommene können im Handlungsfluss der Situation bleiben, da sie angeschlossen und angefragt werden, so wie sie eben in dem sich wandelnden Leben angesprochen sind. Sie sind nicht einem einengenden oder zu stark fordernden Erwartungshorizont anderer ausgesetzt. Angenommen sind sie freigegeben auf ihre Handlungsmöglichkeiten aus sich heraus. Wer in Lebenssituationen annimmt und in Lebenssituationen angenommen wird, verwendet keine Energie dafür, sich eine andere Welt zu wünschen, sondern bleibt im Annehmen und aus dem Angenommensein eingebunden in den wirkenden Strom der Veränderung, der auch im Moment des Annehmens vor sich geht. Annehmen baut in Situationen Verbindendes auf und Trennendes ab.* (Girg, 2007, S. 247 f.)

Zum Annehmen gehört, dass wir uns jeder Form von Kritik enthalten. Vielmehr unterstützen, bezeugen und wahren wir den Prozess, nehmen Anteil, machen manchmal auf äußere Begebenheiten aufmerksam, erinnern und heben hervor. Die Gestaltenden tauschen sich in der Gruppe über ihre momentane Befindlichkeit aus, über das, was gerade ist. Ihr Erleben und dessen Ausdruck wird weder bewertet noch interpretiert; vielmehr regen wir dazu an, Gestaltungen nachwirkend auf eine individuelle Art wahrzunehmen und in ihnen die ganz persönliche Bedeutung und den eigenen Sinn wahrzunehmen.

4.3.4 Anregung zur Selbstgestaltung

Wir regen Gestaltende dazu an, in die verschiedenen Bereiche der Begegnung mit sich selbst und ihrer Mitwelt einzutauchen, darin zu verweilen und geschehen zu lassen. Drei Wörter, die ich bei Ralf Girg finde, sprechen für sich: „Lassen, Seinlassen und Zulassen“ (Girg, 2007, S. 248). Dazu gehört für mich auch das Zeitlassen. So wird durch Integrale Gestaltungsarbeit Lebensausdruck möglich. Bekannte und neue Themen lassen sich (wieder-)entdecken, erweitern und vertiefen.

4.3.5 Umgang mit Schwierigkeiten und Krisen

Wir geben Zuwendung in Krisen und Momenten der Entmutigung. Es geht dabei nicht um ein Helfen, sondern um unsere Empathie und Präsenz, die darin unterstützen kann, schwierige Situationen auszuhalten, Probleme anzuschauen, sie in kleine Schritte aufzuteilen, zu klären und so im Kontakt zu bleiben mit sich selber und nicht aufzugeben. Nie geht es in unserer Arbeit um das Erteilen von Ratschlägen oder um ein Führen zu bestimmten Zielen, sondern stets um eine Begleitung zur Selbsthilfe und Eigeninitiative im Sinne der Selbstgestaltung. Wir behandeln nicht, sondern begleiten Menschen dabei, sich gestaltend selbst zu be-handeln. Wir ermutigen und unterstützen Gestaltende darin, mit festgefahrenen oder schwierigen Situationen in Kontakt zu bleiben, sie erst einmal wahrzunehmen und dadurch zu erkennen, was ist. Dieser Schritt des Erkennens, der auch ein Annehmen und Anerkennen bewirken kann, geht der Veränderung einer Situation voraus. Erst dadurch kann eine Annäherung an die Grenze geschehen, dorthin, wo es vermeintlich nicht mehr weitergeht. Schwellen und Übergänge sind wichtige Orte des Innehaltens.

Mit der Zeit werden erste Schritte über die Schwelle auf Neues oder Unbekanntes zu gewagt. Dabei ist es wichtig, nicht zu drängen, zu überreden oder jemanden über die Schwelle zu tragen. Wir begleiten dabei, sich von der werdenden Gestaltung führen zu lassen. Damit unterstützen wir die Selbstständigkeit der Gestaltenden. Sie selbst bestimmen über Tempo und Länge sowie über die Richtung ihrer Schritte. Mit der Haltung des Vertrauens in die ausgleichende, schöpferische und innovative Kraft in uns Menschen, die vielleicht im Moment geschwächt, verletzt oder verschüttet ist, die jedoch wiedergefunden, belebt und gestärkt werden kann, begleiten wir dabei, Probleme aus eigener Motivation zu lösen, Verantwortung zu übernehmen und darin unabhängig zu werden oder zu bleiben.

4.3.6 Begegnung und Beziehung

In der Integralen Gestaltungsarbeit geschehen Begegnung und Beziehung in ihren verschiedenen Qualitäten: mit sich selbst, mit der Gestaltung, zwischen den Gestaltenden und der Kunsttherapeutin sowie zwischen den Gruppenmitgliedern. Beziehung wird gelebt und gestaltend ausgedrückt. Wir befinden uns in einem ständigen bewussten oder unbewussten Austausch. Kommunikation findet während des Gestaltungsprozesses oft auf einer nicht sprachlichen, sondern energetischen Ebene des Spürens, der Mimik und Gestik statt, also über die Sinne.

Wir nehmen die Gestaltenden in ihrer Einzigartigkeit als Du wahr, so, dass sie sich im Kontakt gemeint fühlen können. Unsere Gesellschaft ist beziehungslos geworden, der Mensch verliert die Beziehung zu sich selbst. Übers Internet ersetzen virtuelle (Schein-)Beziehungen real gelebten zwischenmenschlichen Austausch.

Mit der oben beschriebenen Haltung eröffnen wir einen Beziehungsraum, in dem Gestaltende an ihrer eigenen Gestaltung arbeiten und gleichzeitig den energetischen Raum der Gruppe mitprägen. Als Ich sind sie mitgestaltend am Wir. Das Andere oder Andersartige kann als zugehörig angenommen und integriert werden, gegenseitige Anregung belebt diesen gemeinsamen Raum. Als Begleiterin sind wir nicht die, die etwas besser weiß oder besser gestalten kann, sondern Gesprächs- und Ansprechpartnerin, die anstelle von Belehrung Zusammenarbeit anbietet.

Wie wir in den weiteren Beispielen aus der Praxis sehen werden, können Teilnehmende in ihren Gestaltungen bezogenes Handeln üben.

4.3.7 Intervention

„Intervenieren" kommt vom lateinischen *intervenire,* was ‚dazwischentreten, dazwischenkommen' bedeutet. Interventionen sind aus verschiedenen Gründen eingeleitete Maßnahmen mit dem Anliegen, auf verschiedenen Ebenen Veränderungen herbeizuführen. Im kunsttherapeutischen Bereich folgen Interventionen auf fachärztliche Diagnosen. Es geht also darum, die Möglichkeiten der Integralen Gestaltungsarbeit mit der Diagnose in Einklang zu bringen.

Die Teilnahme an einer Gestaltungsgruppe oder Integrales Gestalten mit Tonerde in Einzelarbeit kann je nach Situation bereits als Intervention betrachtet werden, also auch die kunsttherapeutische Begleitung. Diese Intervention leiten zum Beispiel Ärzte und Therapeuten ein. In der Regel wird dies im Vorgespräch deutlich.

Die Gründe für einen kürzeren oder längeren regelmäßigen Atelierbesuch sind vielfältig. Sie lassen sich grob in drei Kategorien einordnen:

- als Maßnahme, also als Intervention, infolge eines momentanen psychischen, körperlichen oder psychosomatischen Ungleichgewichtes, als Einzelmaßnahme oder ergänzend zu einer Körper- oder Psychotherapie;
- als Möglichkeit des Ausgleichs allzu einseitiger beruflicher Tätigkeit, zu beruflicher und alltäglicher Herausforderung und Belastung; als Möglichkeit der Selbsterfahrung;
- zur Freude am freien Gestalten.

In der Integralen Gestaltungsarbeit wird im Prozess in der Regel zurückhaltend interveniert: Der Gestaltungsverlauf wird möglichst nicht durch unnötige Fragen, Bemerkungen oder Forderungen unterbrochen. Notwendig sind Interventionen jedoch, wenn in einer Gruppe vereinbarte Regeln nicht eingehalten werden. Wichtig kann auch der Hinweis sein, die Grenzen des eigenen Spielraumes zu beachten oder diese bewusst und deutlich durch das Ansetzen eines weiteren Spielraumes zu erweitern. Interventionen sind angebracht bei Blockaden oder Verhinderungen, wenn die Gestaltenden Unterstützung brauchen.

Wichtig und unterstützend können nonverbale Gesten des Kontaktes sein, zum Beispiel Blickkontakt, ein Lächeln, zustimmendes oder aufmunterndes Nicken, neue Tonstücke bringen, Trinkwasser nachfüllen, ein Taschentuch hinlegen, eine zurückhaltende Berührung, wenn Tränen fließen. Interventionen folgen auf nonverbale oder verbale Zeichen, die von den Gestaltenden ausgehen, sie entsprechen ihrem Verhalten. Wir beachten den Schaffensrhythmus, die Körperhaltung, die Mimik, verbale Äußerungen. Die Gestaltung ist das Dritte in der Beziehung zwischen den Gestaltenden und der Begleiterin. Sie kann unter anderem Momentaufnahme, Standort, Fokus, Blickrichtung sein, Inbild, Abbild, Vorbild, Sinnbild. Zusammenfassend gesagt ist sie Lebensäußerung und Lebensausdruck. Wir stellen uns nicht zwischen die Schritte des Gestaltungsweges, sondern daneben, lassen den Weg nach vorne oder auch den Weg zurück offen. Dies unterstreicht auch Gary M. Yontef:

> *Wir heben hervor, was ist, und folgen der Entwicklung dessen, was jeweils in den Vordergrund kommt. Veränderung fließt aus der Anerkennung dessen, was ist, statt aus der Förderung dessen, was sein sollte. Dies ist der Kern einer phänomenologischen […] Exploration.* (Yontef, 1999, S. 34 f.)

Phänomenologie ist die Wissenschaft von den Erscheinungen. Es geht darum, den gestaltenden Menschen so, wie er gegenwärtig ist, in seinem Sosein anzunehmen und zugleich sein Werden zu bestärken. Es ist wichtig, den Prozess des Werdens und der Veränderung nicht von außen zu beschleunigen, sondern Impulse wahrzunehmen, die von den Gestaltenden ausgehen. Sinnvoll in unserer Arbeit sind Interventionen, die den Gestaltenden ein phänomenologisches Erforschen ermöglichen, ein Erforschen dessen, was gerade Form annimmt. Inhaltlich festgelegte Veränderung anzustreben, statt zu erforschen, was gerade ist, und gestaltend vom Gegebenen und Offensichtlichen auszugehen, um Neues entstehen zu lassen, würde dieser phänomenologischen Haltung widersprechen.

Selbstannahme und volles Gewahrsein sind wesentliche Grundlagen für selbst gesteuertes Wachstum. Es ist wichtig, dass wir diesen Prozess durch unsere Interventionen unterstützen und spiegeln, ohne inhaltlich vorbestimmte Veränderungen bewirken zu wollen. Damit folgen wir dem „Prozess-Ziel“ und nicht dem „Richtungs- oder Inhalts-Ziel“, wie Yontef die Zielqualitäten unterscheidet.

In der Integralen Gestaltungsarbeit geht es darum, dass die Gestaltenden Vertrauen in ihre eigenen Kräfte entwickeln, aus denen heraus Veränderungen Schritt für Schritt erlebt und erfahren werden können. Wir zeigen Wertschätzung für ihre Erfahrung, fühlen uns achtsam in ihre phänomenologische Welt ein und nehmen sie in ihrer eigenen Sichtweise an.

Im Kontakt erlauben wir uns Betroffenheit, Berührt- und Beteiligtsein, ohne uns zu vermischen. Indem wir uns in die Welt der Gestaltenden einfühlen, stellen wir unsere eigene Perspektive zurück, bleiben jedoch mit ihr im Kontakt. Wir erkennen, wie Yontef betont, die gleichwertige Gültigkeit einer anderen Wirklichkeit und bleiben aufmerksam. Diese Grundhaltung ermöglicht, dass Gestaltende sich angenommen fühlen. Dabei werden Verhalten und Prozess der Gestaltenden weder positiv noch negativ bewertet. „Verstehen ist zunächst genaues Hinsehen von innen heraus" (Yontef, 1999, S. 40).

Gestaltungsprozesse werden zur Wahrnehmungsschulung. Die Gestaltenden wählen selbst, welche Bedeutung sie ihrer Erfahrung geben wollen, und dabei begleiten und unterstützen wir sie.

Ausgleich geschieht durch ein Hineinwachsen der Gestaltenden in ein eigenständiges zunehmendes Gewahrsein. Die Begegnung mit der eigenen Gestaltung, mit sich selbst und der Begleitperson wirkt ausgleichend, nicht die Begleiterin oder der Begleiter. In dieser Begegnung kann sich das neu entdeckte und gefundene eigene Selbst ausdrücken und gestalten. Wenn Ausgleich geschehen darf, ist das nicht allein der Begleiterin, dem Begleiter zu verdanken, sondern der gemeinsamen Arbeit.

4.3.8 Konfrontation

Zum Thema Intervention gehört auch die Konfrontation. Das Substantiv „Konfrontation" bedeutet ‚Gegenüberstellung' (lateinisch *confrontatio*). Das Verb konfrontieren „bedeutet wörtlich etwa ‚mit der Stirn zusammen einander gegenüberstellen'. Es gehört zu lateinisch frons (frontis) ‚Stirn'; ‚Stirnseite'". (Duden Herkunftswörterbuch.)

Anstatt zu konfrontieren, begleiten wir dabei, dass Konfrontation von der Gestaltung her geschieht. Einzelne Elemente einer Gestaltung sind im Spielraum miteinander konfrontiert. Nicht wir setzen uns den Gestaltenden gegenüber. Vielmehr machen wir aufmerksam auf die Gestaltung als Gegenüber. Im Kontakt mit ihr geschieht Konfrontation. Wir begleiten also die stattfindende „Kon-Frontation" zwischen Gestaltenden und Elementen ihrer Gestaltung. Wir machen aufmerksam, stellen Fragen, die dem Wesentlichen dienen, und geben im Konfrontationsprozess „Rückendeckung". Viel mehr als dazwischenzugehen oder uns gegenüberzustellen, stehen wir den Gestaltenden „zur Seite". Konfrontation geschieht nicht über uns als Begleiterinnen; vielmehr regen wir dazu an, sich im direkten Kontakt mit der Gestaltung als Gegenüber zu konfrontieren.

Es geht also nicht darum, von unserer Seite her Konfrontation oder Intervention auszublenden, sondern Energie und Aufmerksamkeit der Gestaltenden auf den Spielraum und die darin werdende oder abgeschlossene Gestaltung als Projektionsfeld zu lenken. Dieses Kanalisieren der Energie geschieht immer wieder auch von selbst durch die kanalisierende Wirkung von Gestaltungsraum und Spielraum.

Hinweise für die Praxis

- Bewusstheit
  Alle oben erläuterten Aspekte der Integralen Gestaltungsarbeit bedingen, dass wir Kunsttherapeutinnen bereit sind, an unserer eigenen Entwicklung und inneren sowie äußeren Beweglichkeit zu arbeiten. Um Eigenes nicht unbewusst mit den Themen der Gestaltenden zu vermischen, ist es wichtig, uns immer wieder auf eigene Gestaltungsprozesse einzulassen. Diese machen es möglich, uns der eigenen persönlichen Themen bewusst zu werden, sie wahrzunehmen und auszudrücken. Ebenso sind kollegialer Austausch, Supervision und Weiterbildungen Möglichkeiten zur Bearbeitung und Verarbeitung eigener Themen und Arbeitsthemen. Es geht in unserer Arbeit um Bewusstheit: zum einen um Bewusstheit unserer selbst und zum anderen um bewusstes Wahrnehmen und Für-wahr-nehmen der Befindlichkeit, der Bedürfnisse und Interessen der Menschen, die wir begleiten. Dies erlaubt uns, sie klarer zu sehen und uns unnötiger und einschränkender Vorstellungen und Vorurteile zu enthalten. Wir sind uns möglicher Formen und Auswirkungen von Übertragung und Gegenübertragung in Begleitung und Begegnung bewusst.
  Als äußerst wichtig erachte ich in unserer Aufgabe als Begleiterin, dass unser Verhalten kongruent ist mit unserer inneren Haltung. Letztlich nützen die idealsten äußeren Umstände und Strukturen nichts, wenn wir sie nicht selbst mit unserer Haltung als lebendige, in stetiger Wandlung begriffene Menschen mit unserem eigenen Unterwegssein durchwirken.

  > Wenn ich dem Anderen helfen will, muss ich bei mir beginnen, um die Voraussetzungen zu schaffen. Es ist unmöglich, dem Anderen gerecht zu werden, und es ist nicht möglich (und auch nicht erlaubt), einen anderen Menschen zu ändern, während es durchaus möglich ist, dass ich mich ändere – und zwar so, dass gerade dadurch auch der Andere sich ändern kann. (Dörner et al., 2012, S. 23)

  Es gibt keine neutrale kunsttherapeutische Begleitung und Beziehung. Immer sind wir als ganzer Mensch, mit unseren eigenen Erfahrungen und Fragen, in unserer Befindlichkeit dabei. Der kunsttherapeutische Prozess wird beeinflusst von der Art und Weise, wie wir da sind, wie wir sind.
  In uneingeschränkter Präsenz, in offener Haltung da sein, raumgebend für das Sein und die Äußerungen der Menschen, die wir begleiten – das steht im Vordergrund. Der klare Rahmen hilft uns, Eigenes wahrzunehmen, in der Begleitung zurückzustellen und nicht zu vermischen. Unvoreingenommenheit, Offenheit und innere Weite geben dem Gestaltungsprozess Raum.
- Die Gestaltung als Drittes
  Die Kunsttherapeutin sitzt der Gestalterin während des Prozesses nicht gegenüber, sondern mit etwas Abstand neben ihr. So ist der Weg offen für die

werdende Gestaltung als Drittes. Als Gegenstand unmittelbarer Erfahrung betrachten wir dieses Dritte und spüren seiner Wirkung nach. Die Kunsttherapeutin und die Gestalterin wenden sich gemeinsam dem entstandenen Werk zu. Dabei umspannt die weite Aufmerksamkeit der Kunsttherapeutin den gesamten Raum, in dem die Gestalterin nun von außen wahrnimmt, was sie aus sich heraus geschaffen hat.

„Man kann einen Menschen nichts lehren; man kann ihm nur helfen, es in sich selbst zu entdecken." Der Aphorismus von Galileo Galilei (1564–1642) kann uns ein Hinweis sein, dass eine Gestaltung als Lebensausdruck zum Ort des Entdeckens werden kann. Über ihre Gestaltungen und über die Beziehungserfahrung mit dem Geschaffenen lernen Gestaltende sich selbst genauer kennen.

- Mitleid oder Mitgefühl?

  In der konfluenten Begleitung ist es wichtig, dem Gestaltungsprozess aufmerksam und achtsam zu folgen, mitzugehen, sich einzufühlen, mitzufühlen, ohne sich mit dem Geschehen zu vermischen. Gerade in diesem Zusammenhang ist es wichtig, zwischen Mitleid und Mitgefühl zu unterscheiden.

  „Nähe entsteht nur über Respekt vor Abstand" (Dörner et al., 2012, S. 199).

  Mitleidig behandelt werden bedeutet schwach und wehrlos sein. Bemitleidungen sind oft fehl am Platz oder gar übergriffig und können herablassend wirken. Mitleidsreaktionen können leidende Menschen regelrecht überfahren. Helfende Handlungsimpulse werden dem Leidenden aufgedrängt. Aufopferung in der Helferrolle geschieht meistens nicht selbstlos; oft erwarten Helfende unbewusst Dankbarkeit, oder sie wenden sich dem Leidenden unbewusst aus dem Wunsch heraus zu, eigenes zukünftiges Leid abzuwenden.

  Jeder Mensch hat das Recht auf Leid und darauf, dass ihm seine Gefühle und Emotionen nicht mit Ratschlägen ausgeredet werden. Auch für die kunsttherapeutische Arbeit ist dies ein wichtiger Grundsatz.

  Mitgefühl geschieht, wenn uns die leidvolle Situation und das Leiden unseres Gegenübers berührt – wir fühlen mit, ohne das Leid des anderen zu übernehmen. Der leidende Mensch wird gesehen und in seinen Gefühlen ernst genommen, nicht aber darin fixiert. Unterstützung bieten wir an, drängen sie aber nicht auf. Wichtig ist unsere achtsame Präsenz, wenn sie gewünscht wird. Mitgefühl ist Zuwendung.

4.4 Der integrale Ansatz

Von der Art des Bewusstseins hängt die Art dessen ab, was wir Wirklichkeit nennen.“ (Gebser, 1986, GA 5/2, S. 64)

Der integrale Ansatz unserer Arbeit beinhaltet sowohl in der kunsttherapeutischen Haltung und Beziehung, wie in der Begleitung und Betrachtung von Gestaltungsprozessen das Wissen um die Bewusstseinsstrukturen, die uns Menschen konstituieren, um deren entsprechende Art der Selbst- und Weltwahrnehmung, deren Ausdruck in Bild und Gestaltung und um Störungen, die durch Problemsituationen in der Entwicklung der einzelnen Strukturen verursacht werden können. In der pädagogischen, agogischen und kunsttherapeutischen Begleitung von Gestaltenden setzen wir diese Grundlagen als Werkzeug ein.

Die gleichwertige Betrachtung und Berücksichtigung des ganzen Spektrums dieser Strukturen – nach Jean Gesber die archaische, magische, mythische, mentale und die sich selbst entwickelnde integrale Bewusstseinsstruktur – ermöglicht uns, den Menschen mit seinen Gestaltungen als Ganzheit wahrzunehmen. Wahrzunehmen aus welcher der Bewusstseinsstrukturen sich momentane Lebensvorgänge und Reaktionen vollziehen, kann uns im Begleiten von Gestaltungsprozessen behilflich sein. In der kunsttherapeutischen Betrachtung fixieren wir uns nicht auf die Manifestation einer einzelnen Struktur, sondern richten uns möglichst vielperspektivisch und mehrdimensional aus.

4.4.1 Die Bedeutung von Jean Gebsers Werk für die Integrale Kunsttherapie

Der Kulturphilosoph und Bewusstseinsforscher Jean Gebser (1905–1973), verließ die defizient gewordenen Pfade des rationalen Denkens. In seinem Hauptwerk *Ursprung und Gegenwart* (Gebser, 1986, GA 2, 3, 5/1 und 5/2) beschreibt Gebser die vielfältigen Möglichkeiten und Fähigkeiten unseres Bewusstseins.

Bewusstsein ist nicht, wie wir oft meinen, nur auf mental-rationale Denkleistungen beschränkt. Gebser zeigt auf, dass unser Bewusstsein mehrfach strukturiert ist. Die Bewusstseinsstrukturen, die er nennt, die archaische, magische, mythische und mentale, sind kennzeichnend für die geistesgeschichtliche Evolution der Menschheit im Großen ebenso wie für die Individualentwicklung im Kleinen. Das Einzelleben folgt also in seinem Wachstum und Vollzug ähnlichen Gesetzmäßigkeiten wie das menschheitliche, was wir auch im Werk von C.G. Jung und Erich Neumann bestätigt finden.

Der gestaltende Mensch gibt in seinem schöpferischen Tun diesem Werde-Gang in seiner universellen Bildsprache Ausdruck. Wie Gebser aufzeigt, steht unsere Zeit vor der Herausforderung, neue Bewusstseinskräfte zu aktivieren, die über das rationale Denken hinausführen. Das sich in der heutigen Zeit entfaltende integrale Bewusstsein löst sich nun von der einseitigen Identifikation mit dem rationalen Denken, das Gebser relativiert, ohne es zu verwerfen. Gleichberechtigt stellt er die irrationalen Erkenntniskräfte daneben.

> *Gebser liegt nichts daran, den Bauch gegen den Kopf auszuspielen, das Denken für die faszinierende Macht des Magisch-Mythischen aufzugeben. Sich von der blinden Faszination des Magisch-Mythischen zu befreien und zugleich die Fixierung im rationalen Denken aufzugeben, um dort, wo es sinnvoll ist, alle Bewusstseinskräfte als Instrumente frei einzusetzen – dies ist nach Gebser der erste Schritt ins „neue" Bewusstsein. Im Umgang mit Kindern, in der Begegnung mit anderen Kulturen ist diese Betrachtungsweise von ganz praktischer Bedeutung.* (Hämmerli, 2005, S. 7)

Diese „Instrumente" in ihrer praktischen Bedeutung nutzen wir auch in der Integralen Gestaltungsarbeit. Dazu noch einmal Rudolf Hämmerli:

> *Der perspektivische, analytische Blick wird zunehmend relativiert zugunsten einer Flexibilisierung des Betrachterstandpunkts. Man erkennt zunehmend, dass der Betrachter Teil des Erkennens ist, dass Erkenntnisprozess und Erkanntes untrennbar miteinander verbunden sind. Anstelle des fixierten Gegenübers von Subjekt und Objekt entsteht ein Miteinander in einem wechselwirksamen Beziehungsfeld. Der Prozess wird wichtiger als das Resultat, die Zeit wichtiger als der „dingfeste" Raum.* (Hämmerli, 2005, S. 7)

Der begleitete Gestaltungsprozess selbst wird zum wechselwirksamen Beziehungsfeld, in dem sich Gestaltende und Gestaltung in ihrer Teilhabe verbinden.

Seit vielen Jahren studiere ich Jean Gebsers umfassendes Werk. Der vertiefte Einblick in die Entwicklung und Manifestation der Bewusstseinsstrukturen ließ mich an mir selber forschen, wann, wo und wie die einzelnen Strukturen in mir wirksam werden. Später beobachtete ich, wie sie sich in Verhalten und Prozess der Gestaltenden ausdrücken.

Meine Arbeit entwickelte sich vom „Elementaren Erleben mit Tonerde", wie ich die Methode früher bezeichnete, zum „Integralen Gestalten mit Tonerde". Beim Betrachten und Vergleichen der vielen dokumentierten Gestaltungsprozesse wurde mir bewusst, dass das elementare Erleben nur einen kleinen Teil der vielen Möglichkeiten der Methode ausmacht. In einem Gestaltungsprozess kann viel mehr geschehen. Das elementare Erleben bildet die Basis von weiteren Wahrnehmungsqualitäten. So beobachtete ich die verschiedenen Zugänge zur Wirklichkeit der Gestaltenden:

- das vitale, selbstvergessene Sein der archaischen Struktur,
- das elementare, sinnenhaft empfindende Gesamterleben der magischen Struktur,
- das bildhaft erzählende Erfahren der mythischen Struktur,
- das einteilende, ordnende, differenzierende Denken der mentalen Struktur.

Die sich entfaltende integrale Bewusstseinsstruktur ermöglicht uns, wahrzunehmen, welche Struktur gerade wirksam ist. Wir nehmen wahr, aus welcher Struktur heraus Reaktionen, Ansichten und Handlungen erwachsen. Dies kann uns dazu anregen und befähigen, unser Leben zu klären. Die bereits entwickelten Bewusstseinsstrukturen mit ihren Qualitäten werden integriert. Sie stehen uns heutigen Menschen mit all ihren Möglichkeiten zur Verfügung. Es geht um einen bewussten, wachen Umgang damit. Im Sinne einer umkreisenden Denkbewegung nannte Gebser den Prozess des Integrierens das „Umdenken“. Wenn wir eine Begebenheit von verschiedenen Seiten betrachten, entwickeln wir eine Beweglichkeit in der Anschauung, ein „Wahr-Nehmen“ und „Wahr-Geben“.

Durch Sensibilisieren und Schulen der Wahrnehmung streben wir in der Integralen Gestaltungsarbeit eine ganzheitliche Sicht auf die momentane Lebenssituation der Gestaltenden an. Diese Sicht umfasst die Wirksamkeit von Sein, Erleben, Erfahren, Umdenken, Integrieren und Anwenden. Es gilt, die Wirkungsbereiche und die Wirksamkeit der einzelnen Bewusstseinsstrukturen zu beobachten und zu erforschen. Dadurch eröffnen sich beim Begleiten von Gestaltenden neue Dimensionen der Betrachtung und Unterstützung. Diese Arbeit beginnt bei uns selbst, indem wir die innere wahrnehmende und wahrgebende Beobachterin – eine integrale Instanz – schulen und einsetzen – auch in unserem Leben.

> *Das integrale Denken lebt von der Originalität und Ursprünglichkeit der Phänomene; nicht die rationale Definition, die immer zur Zerstückelung der Wirklichkeit führt, ist der entscheidende wissenschaftliche Akt, sondern der forschende Therapeut stellt sich in die Wahrnehmung der Phänomene hinein und lässt ihre Ursprünglichkeit Struktur werden. Statt sich auf rationale Definitionen und geschlossene Systeme auszurichten, geht es dem integralen Forscher und Therapeuten um Wahrnehmung der Phänomene, deren Wesen bei intensiver Betrachtung durchscheint, transparent wird.* (Petersen, 2000, S. 88 f.)

Als Beobachtende und Forschende bin ich immer auch selbst miteinbezogen und in Verbindung mit meinem Forschungsthema. So sehe ich mich immer mehr als konstitutive Teilnehmerin am Beobachteten, sehe mich in meiner Teilhabe. Integrale Gestaltungsarbeit orientiert sich in jedem Fall am Werdegang des Menschen, an seiner körperlich-seelisch-geistigen Entfaltung und deren Ausdruck in Bild und Gestaltung.

„Mit jeder Frage fragen wir nach uns selbst; und: alles Angeschaute ist Antwort" (Gebser, 1986, GA 7, S. 288). Diese Aussage von Jean Gebser ist mir zu einer wichtigen, auch praktisch zu verstehenden Anregung geworden: Wenn Gestaltende sich während des Gestaltungsprozesses und in seiner Nachwirkung Zeit lassen, das Entstehende und Entstandene anzuschauen, begeben sie sich in einen Dialog mit der Gestaltung. Anschauen ist Wahrnehmen. Die Gestaltung antwortet den Gestaltenden unentwegt. Sie kann die Gestaltenden aus dem Kreisen des inneren Dialoges befreien, indem sie deren Aufmerksamkeit im Betrachten auf sich zieht.

4.4.2 Die Bewusstseinsstrukturen nach Jean Gebser – ihre Manifestation und Wirksamkeit in Gestaltungsprozessen

In der Integralen Gestaltungsarbeit geht darum, dass wir die archaischen, magischen und mythischen Anteile wieder auf klare Weise ins Bewusstsein aufnehmen. Dies bedeutet, neben der heute noch vorherrschenden mental-rationalen Struktur die früheren Strukturen und ihre Wirksamkeit zu erkennen, anzuerkennen und mit ihrer Wirksamkeit bewusst in unser Leben zu integrieren. Auf den Bereich des Gestaltens übertragen, bedeutet dies, die Strukturen der Entwicklung des gestalterischen Ausdrucks und dessen Zusammenhang mit seiner bewusstseinsmäßigen Strukturierung zu erkennen.

Gestaltend bewegen wir uns im Ausdrucks- und Wirkungsbereich der von Gebser beschriebenen Bewusstseinsstrukturen: der archaischen, der magischen, der mythischen, der mental-rationalen und der integralen Struktur. Diese manifestieren sich im bildnerischen Ausdruck von Kindern und Erwachsenen entsprechend ihrem Verhalten während des Gestaltungsprozesses und ihrer Selbst- und Weltwahrnehmung. Zum tieferen Verständnis der gestalterischen Entwicklung und ihres Zusammenhanges mit der körperlich-seelisch-geistigen Entwicklung des Menschen finden wir in Gebsers Werk wichtige Hinweise und Anregungen. Wie können wir nun die Bewusstseinsstrukturen verstehen? Kai Hellbuschs bildhafte Erklärung kann zum besseren Verständnis beitragen:

> *Gebsers Bewusstseinsstrukturen sind so etwas wie Brillen oder virtuose Ganzkörperkontaktlinsen, durch die wir die Welt immer schon und notwendigerweise sehen. Wir können also keinen Blick auf eine vermeintliche wirkliche Welt werfen, weil wir immer durch irgendwelche Bewusstseinsstrukturen die Welt wahrnehmen.* (Hellbusch, 2005, S. 23)

Bewusstsein im Großen lässt sich auf die Individualentwicklung im Kleinen übertragen. Hier benützen wir als Menschen der heutigen Zeit andere Begriffe, wie zum Beispiel „Familie“ anstelle von „Sippe“ oder „Stamm“. Dies betrifft vor allem die archaische, magische und mythische Bewusstseinsstruktur.

Im Folgenden fasse ich die Merkmale der einzelnen Bewusstseinsstrukturen nach Jean Gebser zusammen und zeige auf,

- wie sie sich in Gestaltungsprozessen mit Tonerde ausdrücken können und
- was wir beim Begleiten während der Wirksamkeit einer Bewusstseinsstruktur beachten.

Die archaische Bewusstseinsstruktur (Identität)

Das archaische Bewusstsein ist das Ursprungsbewusstsein und die älteste Struktur in uns, zu vergleichen mit unserem vorgeburtlichen Zustand, mit dem Bemuttertwerden nach der Geburt oder mit dem Paradieseszustand. Diesen Urzustand können wir rational weder erinnern noch verstehen; trotzdem bildet er als erste Anlage das tragende Fundament unserer menschlichen Existenz. Im archaischen Zustand ist der Mensch noch undifferenziert und ungeschieden vom großen Ganzen, von Welt und All, Erde und Himmel, von seiner Lebenswelt. Von all dem wird er umgeben, eingebettet und auch eingeschlossen. In der archaischen Struktur gibt es noch keine soziale Bezogenheit, das Sein ist allbezogen. Dieses Ungeschieden- und Ununterschiedensein bedeutet Einklang und damit totale Identität von Innen und Außen. Das Bewusstsein ist noch vorräumlich und vorzeitlich; es entspricht demjenigen des traumlosen Tiefschlafes.

Der archaische Mensch ahnt die Welt, die eigentlich Welt-Ursprung ist. Gebser betont in diesem Zusammenhang, dass der gebräuchliche Begriff „primitiv“ für die Charakterisierung dieser Daseinsform dem archaischen Menschen nicht gerecht wird; er zeugt von einer mental-rationalen Überheblichkeit. Aller Ursprung ist und bleibt rätselhaft und von unserer heutigen Vernunft weit entfernt und unergründbar.

Die archaische Struktur ist nulldimensional, vorräumlich und vorzeithaft. Ihre Identität und Ganzheit manifestiert oder äußert sich noch nicht. Die archaische Struktur hat noch keine Signatur, kein Erkennungszeichen.

Auf das Gestalten bezogen:

In der Allverbundenheit, dem vitalen, selbstvergessenen Sein der archaischen Bewusstseinsstruktur als Ursprungsbewusstsein und Grundlage unserer Existenz, unterscheiden sich noch keine sichtbaren Formen. Dieser Zustand kann also nicht unmittelbar in ein Bild oder eine Gestaltung übertragen werden. Von Kindern und Erwachsenen wird er erinnernd ausgedrückt und so im Nacherleben auch integriert.

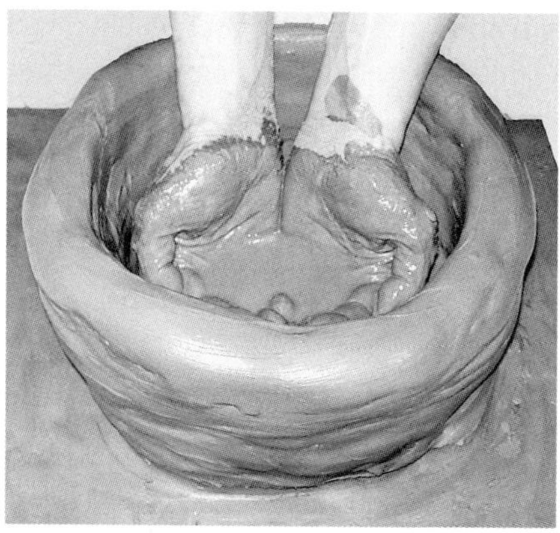

Abbildung 4-5: Hingegeben ruhen die Hände in der schlammigen Tonerde, mit der sie sich verbinden. Sie sind gehalten und aufgehoben im großen runden Gefäß.

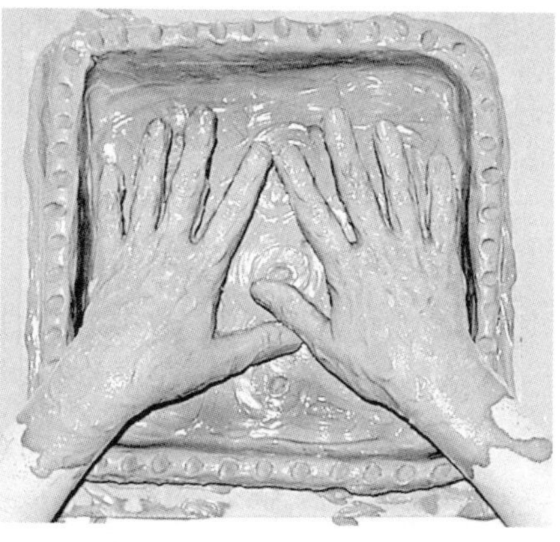

Abbildung 4-6: Das Gefühl der Verbundenheit und Ungetrenntheit mit dem erdigen Grund bringt Ruhe und Entspannung. Die Hände verbinden sich mit der schlammigen Tonerde.

In den Kritzeleien und ersten Tonspuren des kleinen Kindes wird der Urzustand unseres Menschseins als Urbewegung in eindrucksvoller Weise sichtbar. Wenn das kleine Kind mit ungefähr zweieinhalb Jahren zu kritzeln beginnt und seine ersten Spuren hinterlässt, bildet es nicht etwas ab, es drückt sich aus. Mit seinen rhythmisch schwingenden, drehenden, klopfenden, strichelnden Bewegungen mit dem Finger, Stift oder Pinsel kommt es seinem pränatalen Leben besonders nah, in dem es sich schwerelos schwebend drehen und wenden konnte, begleitet von den Körpergeräuschen und dem Herzton der Mutter.

Wie Gebser sagt, schläft der Mensch noch im Raum, und der Raum schläft im Menschen. In diesen ersten unbewusst erinnerten Spuren unseres Ursprungs ist die Entwicklung der späteren Figuration angelegt.

In der kunsttherapeutischen Arbeit mit Erwachsenen beobachten wir Sequenzen von Gestaltungsprozessen, in denen Gestaltende tief in sich hineinsinken können. Im selbstvergessenen Sein befinden sie sich im ursprungsnahen Wirkungsbereich der archaischen Bewusstseinsstruktur. Interessant ist, dass für dieses selbstvergessene Sein zuerst ein Rahmen geschaffen wird als aufnehmendes, bergendes Gefäß. Damit wird das Eintauchen und Absinken in den frühen Zustand möglich. Hier kommt der klare, Halt gebende Rahmen zum Tragen. Dieser Zustand ist schlafartig, ein Schwimmen oder Schweben, ein Aufgehobensein: ursprungsnah, wohltuend, geborgen und in den meisten Fällen entspannend. Die Gestaltenden nehmen nicht mehr wahr, was um sie herum geschieht. Dieses tiefe Einsinken in den ursprünglichen Zustand ist eine nicht bewusst abrufbare Körpererinnerung.

Neben dem Absinken in die Tiefe der frühen Körpererinnerung kann der Urzustand unserer Existenz auch bewusst aufgesucht werden, um diesem ursprünglichen Erleben möglichst nah zu kommen. Gestaltende erleben dann, auch wenn

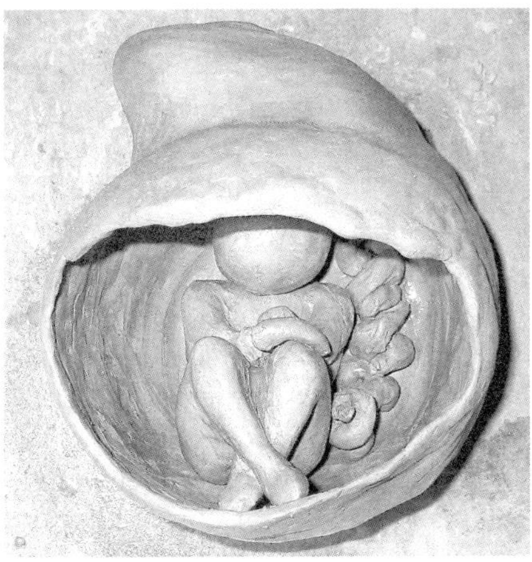

Abbildung 4-7: Erinnerung an vorgeburtliches Sein. Die Gestalterin fühlt sich verbunden und aufgehoben im Urraum.

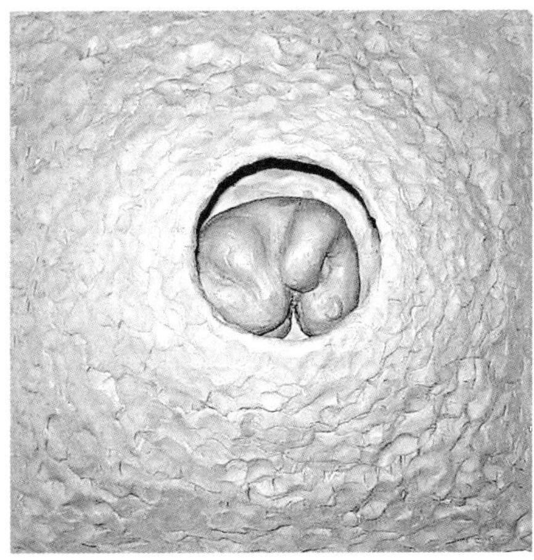

Abbildung 4-8: Die Gestalterin findet in der Erdhöhle einen ursprünglichen Ort tiefer Verbundenheit.

sie diesen Zustand figurativ und oft sehr genau gestalten, eine tiefe Ruhe. Sie fühlen sich aufgehoben und geborgen. Auffallend ist, dass die Menschenfiguren in Embryohaltung gestaltet werden.

Geschildert werden später von diesen tiefgreifenden, oft sehr berührenden Ursprungsmomenten die wohltuende Wirkung und das Gefühl, während des Gestaltungsprozesses „weit weg“, „in einem früheren Zustand“, einem „vorgeburtlichen Enthaltensein“, „mit etwas Größerem verbunden“ gewesen zu sein.

Wichtig beim Begleiten:

Geschehen lassen, eintauchen lassen, ohne sich mit dem Geschehen zu identifizieren. Gewährende Präsenz, bewusste Konfluenz. Den Raum schützen. Nonverbaler Kontakt, keine Fragen stellen.

Je nach dem momentanen Problem und der Befindlichkeit der Gestaltenden die Dauer des Zustandes beschränken. Vor dem Beenden der Gestaltungssequenz die Gestaltenden rechtzeitig sorgfältig zurückführen und erden. Aus der Tiefe des elementaren Erlebens behutsam in die Wachheit des Alltagsbewusstseins begleiten, durch das Wahrnehmen der Gestaltung über das Berühren mit den Händen zum betrachtenden Wandern mit den Augen über die Landschaft der Gestaltung. Erst mit zunehmender Distanz zum Gestaltungsgeschehen ist ein verbales Annähern an das Erlebnis sinnvoll. Abschließend unbedingt den Bezug zum Alltag herstellen.

Die magische Bewusstseinsstruktur (Unität)

In der magischen Bewusstseinsstruktur beginnt der Mensch, in einer immer noch schlafhaften Weise Natur und Welt gegenüberzutreten, sich aus ihrer „Umarmung" zu lösen. In diesem ungeteilten, vitalen Bereich ist alles gleichzeitig vorhanden.

Zur magischen Struktur gehört der Zufall: Die Dinge fallen dem Menschen zu.

Der magische Mensch „ge-horcht", er ist „hörig", wie Gebser sagt. Als wichtiges Organ ist deshalb das Ohr betont. Vorsprachlichkeit ist ein wichtiges Merkmal dieser Struktur. Sprache erübrigt sich, wo Einheit und telepathisches Einvernehmen die Mitglieder eines Clans verbinden. Darstellungen von mundlosen Menschen finden wir in Idolen der Steinzeit oder in frühen Masken. Mit der Sippe, in der Geborgenheit seines Stammes, fühlt sich der magische Mensch eins. In der magischen Struktur kann der Teil für das Ganze stehen (Pars pro Toto).

Der Mensch mit magischer Bewusstseinsstruktur versucht, sich durch Zauber und Beschwörung der Natur und seiner Mitwelt zu bemächtigen. In seiner noch dämmerigen Ununterschiedenheit erlebt er auch das Immaterielle, das Numinose, auf das er beschwörend zu wirken beginnt. Von der Natur lauscht der Mensch magische Zauberformeln ab. Ausdruck dieser Struktur ist deshalb die Magie, zu der Götzen, Idole und das Ritual, die rituelle Handlung, gehören. Durch Rituale übt der magische Mensch Macht auf Gesundheit und Leben aus. Es geht um Beschwörung, um Bitte und deren Erhörung. Der magische Mensch erlebt die Welt. Aus diesem Erleben erwächst seine Welt-Erkenntnis: die „erkannte" Welt.

Die Denkformen des magischen Menschen sind prärational, präkausal und analogisch. Seine Grundhaltung ist vital: Wesentlich sind Instinkt, Trieb und Gefühl.

Die magische Struktur ist eindimensional, vorperspektivisch, raum- und zeitlos. Signatur der magischen Bewusstseinsstruktur ist der Punkt; er bildet die erste Zentrierung. Ihr Wesen ist die Unität, die Einheit, die durch Einigung und Erhörung möglich wird.

Auf das Gestalten bezogen:

In der Integralen Gestaltungsarbeit ist die magische Bewusstseinsstruktur häufig und in vielfältiger Weise wirksam, was sich folgendermaßen zeigen kann: Gestaltende erleben sich in ungeschiedener, ungegliederter, umfassender, oft auch chaotischer Ganzheit der sinnlichen Eindrücke. Sie sind körperlich-vital und emotional betroffen. Hingegeben vergessen sie während des Gestaltungsprozesses die Zeit, „die Zeit steht still". Wichtig ist der Augenblick, der Zeitpunkt, alles ist gegenwärtig, hier, jetzt. Punktuelle Ereignisse bereiten sich vor, auf die sich die Energie konzentriert.

Langsam stellen sich die Gestaltenden Elementen ihrer Gestaltung gegenüber. Ein Teil kann jedoch immer auch für das Ganze stehen. Die Dinge sind gleichzeitig vorhanden, „Zu-Fälle" geschehen. Wir hören Äußerungen wie „Es macht mit mir". Was zuerst den Händen überlassen wird und so spontan Form annimmt, wird nun „selber gemacht" und von den Gestaltenden willentlich beeinflusst und mitbestimmt.

Der mit Wasser aufgeweichte Ton wird rhythmisch geknetet, geklopft, bewegt. Rhythmus und Bewegung sind wichtige Äußerungsformen der magischen Struktur. Sie induzieren das Eintauchen ins vertiefte Erleben. Der Tonerde lassen sich Töne entlocken, der Gestaltung lässt sich zuhören. Diese Momente empfinden die Gestaltenden je nach Befindlichkeit als beruhigend oder anregend. Körperliche Entspannung tritt ein, innere Bilder werden wach, die Voraussetzungen einer Gestaltung werden geschaffen.

Im Wirkungs- und Wahrnehmungsbereich der magischen Struktur kann viel Ausgleich geschehen. Im Gestaltungsprozess werden rituelle Elemente erkennbar, die sich ordnend und beruhigend auswirken. Wiederkehrende zirkuläre Abläufe entstehen spontan aus Rhythmus und Bewegung heraus. In gewissen Momenten wird das Gestalten ebenso spontan zum Ritual oder zum „Gebet". Etwas lässt sich gestaltend bannen, beschwören, hervorrufen oder abwenden, denn Magie hat mit Macht zu tun. Gestaltungselementen wird beschützende, unterstützende, helfende, ausgleichende Kraft zugeschrieben.

Dazu Jean Gebser (1986, GA II, S. 236): „Taucht der Betende dann aus der Versunkenheit wieder auf, erwacht er wieder zu seiner rationalen Alltagswachheit, so bringt er aus der magischen Tiefe die Gesundung mit herauf."

Durch die extrem rational gewordene Einseitigkeit unserer westlichen Gesellschaft und deren eng gewordene Weltsicht und Weltwahrnehmung wird im modernen Menschen ein Bedürfnis nach Ausgleich mit den verlorenen und rational abgespaltenen Anteilen und Aspekten ganzheitlichen Lebens wach. Viele Selbsterfahrungsangebote öffnen Raum für dieses berechtigte Bedürfnis. Die Teilnehmenden werden in frühe Wirkungsbereiche der magischen Bewusstseins-

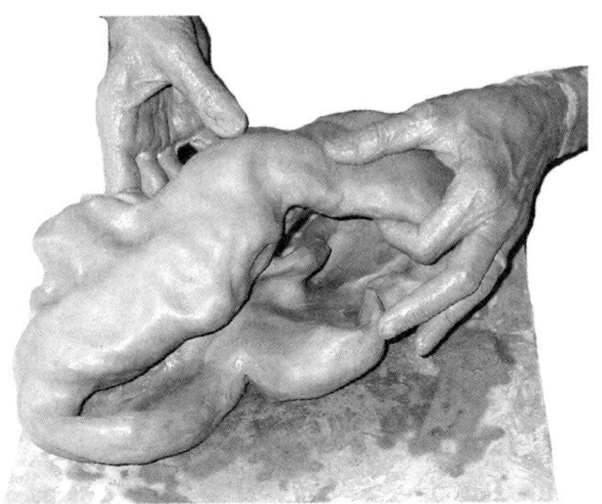

Abbildung 4-9: Die mit Wasser aufgeweichte Tonerde ermöglicht der Gestalterin, aus den Händen heraus wellenartige Formen fließen zu lassen.

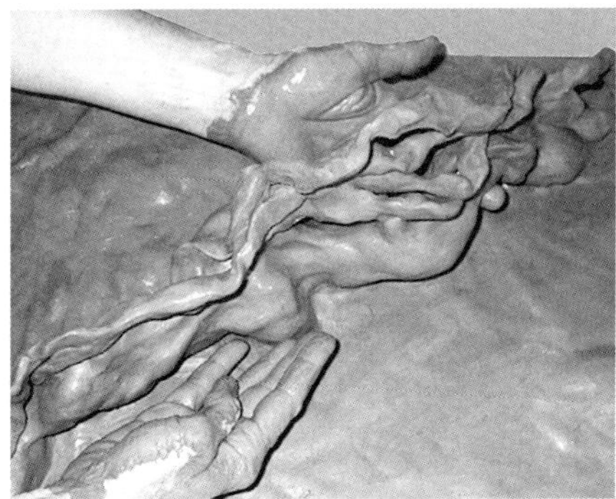

Abbildung 4-10: Die aufgeweichte Tonerde wird so lange geknetet und umgestülpt, bis sie mehr Festigkeit erhält. Aus der rhythmischen Bewegung entsteht organische Form.

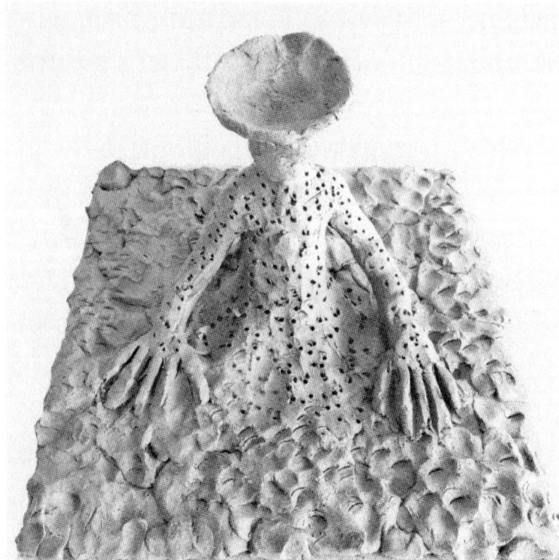

Abbildung 4-11: Aus der rhythmischen Bewegung heraus wächst der Mensch. Noch nicht selbstständig, gesichtslos, mundlos, pflanzenhaft, ist er verwachsen und verbunden mit dem Grund.

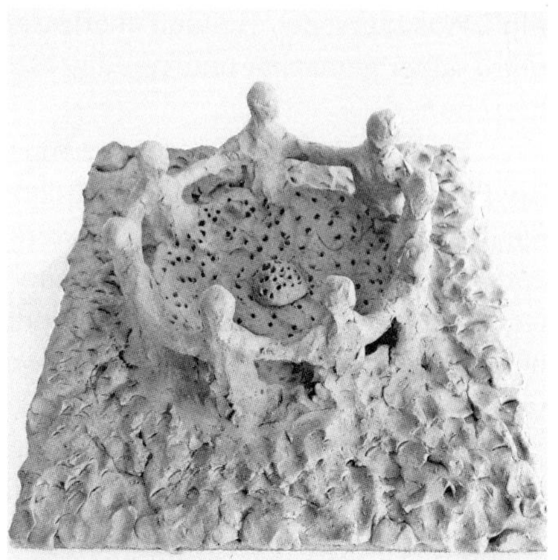

Abbildung 4-12: Zur magischen Bewusstseinsstruktur gehört die Verbundenheit mit dem Clan, der Gruppe. Auch diese Figuren sind mit dem Grund verbunden; trotzdem scheinen sie sich zu bewegen.

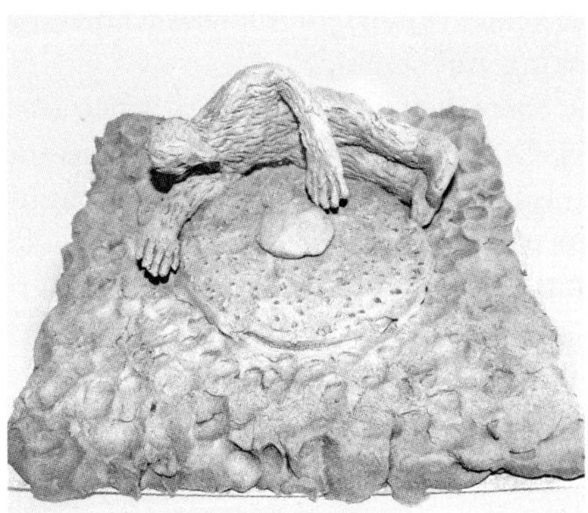

Abbildung 4-13: Der Grund, mit dem der Mensch verbunden ist, verdichtet sich zu einem Kreis, dessen Zentrum mit einem Punkt betont wird. Mit Rhythmuspunkten deutet die Gestalterin Bewegung an.

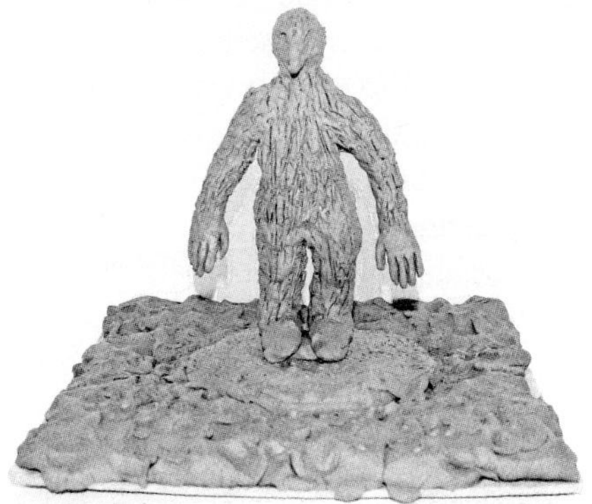

Abbildung 4-14: Der Mensch beginnt sich aufzurichten, Arme und Hände werden frei. Die Hände werden differenziert. Der Mensch steht im Zentrum des Kreises, er trägt eine Vogelmaske.

struktur zurückgeführt. Wenn aber den Rahmenbedingungen der durchgeführten Rituale der nötige Halt fehlt, wenn kein klarer Einstieg, kein deutliches Abschließen und Zurückführen der Teilnehmenden in unser Alltagsbewusstsein stattfindet, bleibt vom magischen Erleben nichts als Verwirrung zurück. Um die möglichen auflösenden „Abstiege" wissend, ist es für die Integrale Gestaltungsarbeit äußerst wichtig, magischem Erleben während des Gestaltens klare Grenzen und

Halt zu geben. Die Gestaltenden werden zu gegebener Zeit sorgfältig, Schritt für Schritt zurückgeführt in ihr Alltagsbewusstsein.

In den zwei nächsten mehrteiligen Gestaltungen sehen wir für die Manifestation und Wirksamkeit der magischen Bewusstseinsstruktur typische Prozesse. In beiden Gestaltungen führen die magischen Handlungen dazu, durch eine schwierige Situation hindurchzugehen und sie dann zu „bannen".

Nach einer Krebsoperation entsteht die dreiteilige Gestaltung (s. Abbildung 4-15). – Oben: In dieser belastenden Situation braucht die Gestaltende meinen Blick. Ich bestätige ihr, dass sie einfach ihre Hände machen lassen darf, ohne wissen zu müssen, was entsteht. Diese wühlen und grübeln nun in der Tonerde. Die Gestalterin fühlt sich nicht gut, braucht die Halt gebende Unterstützung. Mutig bleibt sie dran, gibt nicht auf. Im Gewordenen erkennt sie den Krebs, der die Unordnung schafft. Sie begegnet tiefer Verletzung, Angst und Trauer. – Unten: Angst und Trauer werden nun der Tonerde übergeben, die sie in Wasser verwandelt. Wellen entstehen, ein rhythmisches Wiegen und Streichen. In die klare, feste Form des Bootes

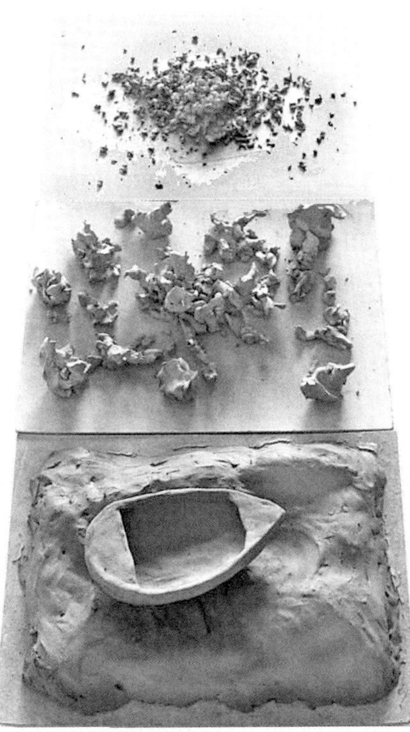

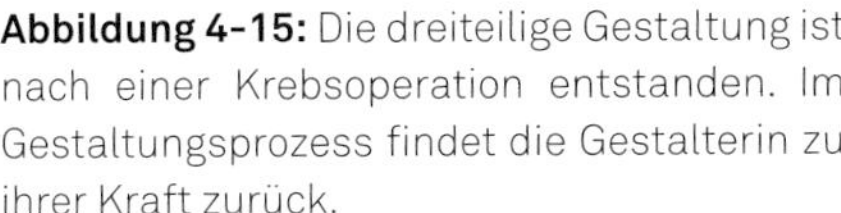

Abbildung 4-15: Die dreiteilige Gestaltung ist nach einer Krebsoperation entstanden. Im Gestaltungsprozess findet die Gestalterin zu ihrer Kraft zurück.

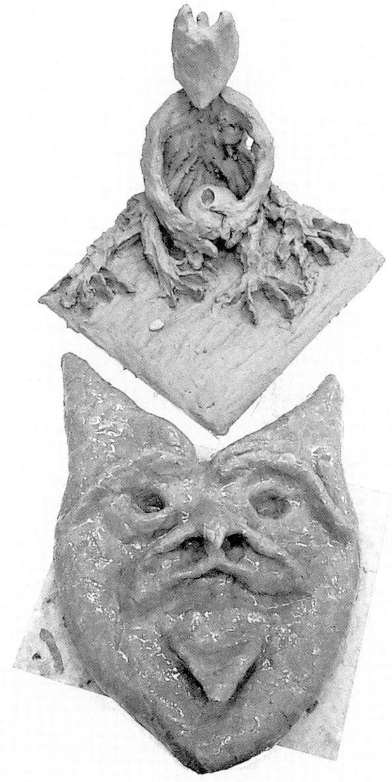

Abbildung 4-16: Im Moment einer belastenden Beziehungssituation entsteht diese zweiteilige Gestaltung.

kann die Gestalterin einsteigen. Sie findet Sicherheit und Halt, um sich dem Lebensfluss hinzugeben.

Im Moment einer belastenden Beziehungssituation entsteht die zweiteilige Gestaltung (s. Abbildung 4-16) – Oben: Das mit dem Grund verwurzelte Maskenwesen erscheint. Sein Gesicht lässt sich in der angelegten Form als tierhaft erkennen. Das Wesen trommelt, erweist sich als hilfreich und begleitet die Gestalterin im weiteren Prozess. Auch hier wird der Rhythmus wichtig. Er führt die Gestalterin durch ihre Verzweiflung, Angst, Enttäuschung und Wut. Ich bin da, höre zu, unterstütze im Hindurch. – Unten: Aus viel Tonerde entsteht mit kraftvollen bis aggressiven Bewegungen eine Maske – wieder ein Tierwesen. In weiteren Gestaltungssequenzen wird die Maske mit eingekleistertem Maskenpapier kaschiert, nach dem Trocknen von der Tonform abgehoben, bemalt und mit einem Kleid ausgestattet. Auf der geschützten Bühne, dem Spielraum gleich, lässt sich die Maske beleben und spielen. Die Gestalterin findet darin zu ihrer Kraft zurück. Masken gehören kulturell gesehen in den Wirkungsbereich der magischen und mythischen Bewusstseinsstruktur. Sich in ihren Innenraum begeben bedeutet, sich mit ihrer Kraft zu verbinden.

Tonerde nimmt die Energie von Angst, Verzweiflung und die mit ihnen einhergehenden Gefühle und Emotionen auf und ermöglicht Wandlung. Durch Auflösen ihrer kompakten Masse kann aus dem in ihr enthaltenen Problem neue Form entstehen.

Es gibt Gestaltungsprozesse, in denen die bereits getrocknete Gestaltung aufgelöst werden möchte. Die feste Form wird zerkleinert und in einem Becken mit Wasser aufgelöst. Später, wenn die Tonerde durch den Trocknungsprozess wieder fester geworden ist, wird sie zur Veränderung von Form und Thema frei. Das magische Phänomen, zerstückelt und neu zusammengesetzt zu werden, ist aus Berichten von Schamanen bekannt. Alte Form wird aufgelöst und umgewandelt. In Gestaltungsprozessen lässt sich auf diese Art Altes loslassen und wandeln, ohne dass die Substanz verloren geht.

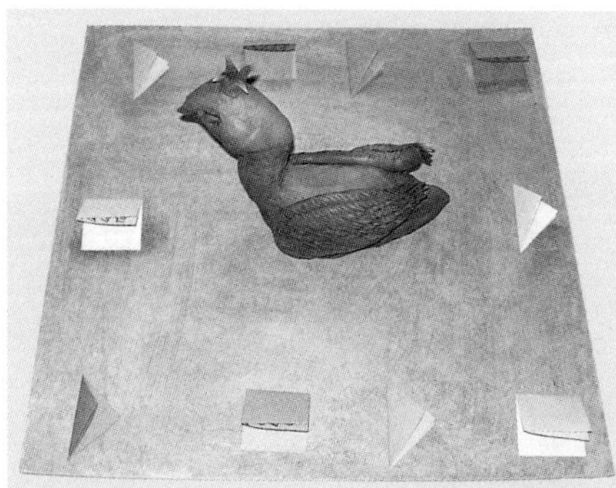

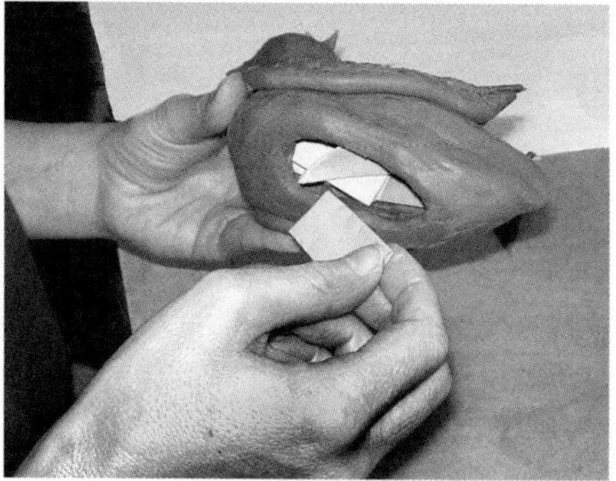

Abbildungen 4-17: In diesem Gestaltungsritual und der rituellen magischen Handlung entsteht ein besonderer Vogel, der eine Krone trägt. Sein Körper ist hohl. Er wird zum Raum, zum Gefäß, dem die Zettelchen mit Wünschen und Affirmationen übergeben werden. Der Vogel verleiht ihnen Wirkkraft, er „brütet sie aus".

Gestaltungsrituale können die Gestaltenden als Vorhaben planen oder auch spontan durchführen. Die Wirkungsfelder der magischen Struktur besitzen eine hohe ausgleichende Kraft. Ursprüngliches Wissen, das uns moderne Menschen mitkonstituiert, steht uns in erstaunlichem Maß immer noch zur Verfügung, wenn wir ihm einen klar definierten Spielraum geben.

Wichtig beim Begleiten:

Auch hier geschehen lassen. Jede Gestaltung hat ihren eigenen Rhythmus. Im klaren, einfachen und geschützten Rahmen können Rhythmus und Bewegung zugelassen werden. Mitfließende, unterstützende, ebenfalls eher nonverbale Präsenz. Kontakt zur Außenwelt aufrechterhalten. Als Metapher dazu: Ariadne, die Theseus den roten Faden mitgibt und hält, damit er im Labyrinth dem Minotaurus (eigentlich sich selbst) begegnen und wieder zurückfinden kann. Tonscheiben nachlegen, Trinkwasser nachfüllen, bestätigender, unterstützender Blickkontakt. Das Gestalten geschieht wellenartig und ebbt oft von selbst wieder ab.

Präsentes Abholen, eventuell nach der Befindlichkeit fragen. Berühren und gemeinsames Betrachten der Gestaltung. Was wirkt nach? Wenn etwas vom Erleben mitgeteilt wird, geschieht dies in ähnlicher Weise wie der Bericht von Schamanen nach einer Trance- oder Seelenreise. Von außen Wahrgenommenes eventuell mitteilen, bestätigen. Bezug zum Alltag herstellen. Welche ausgleichende Kraft aus dem Erleben kann die Gestaltende in den Alltag mitnehmen und einbeziehen?

Die mythische Bewusstseinsstruktur (Polarität)

Jean Gebser zeigt am Beispiel von abendländischen Kunstwerken, wie der Mensch nun aus der magischen Verflochtenheit heraustritt. Das Bewusstsein des mythischen Menschen ist noch träumend. Die Seele und die ihr zugehörige Bilderwelt beginnen zu erwachen. Die Mythen der Völker entstehen als Wort gewordene Kollektivträume der Menschheit. Mit ihnen wird nun der Gebrauch der Sprache als tradierendes, überlieferndes Element wichtig.

Das Bild, bildhaftes Wahrnehmen und das Symbol erhalten eine zentrale Bedeutung. Dies manifestiert sich im geschauten Mythos, im Einbilden und Aussagen. Der Mythos wird zum Spiegel der Seele.

Der mythische Mensch hat nun Teil am kosmischen, naturhaft zyklischen und rhythmischen Zeitablauf: Im Wechsel von Tag und Nacht, in der Bahn von Sonne, Mond und Gestirnen, in der Wiederkehr der Jahreszeiten, durch Leben und Tod bildet sich ein Kreis. Das Symbol des Uroboros, der sich in den Schwanz beißenden Weltenschlange, entspricht diesem mythischen Lauf der Zeit, der immer wieder zu sich selbst zurückfindet.

Das Schicksal des Menschen, Himmel und Erde und der Kreislauf der Gestirne finden überall Entsprechungen. In den Mythen wird nun in europäischen kulturellen Zusammenhängen die Irrfahrt oder die Nachtmeerfahrt der Seele ausgedrückt. Das Meer steht für die Tiefen der Seele.

Es geht um Wunsch, Wunschtraum, Wunschbild und deren Erfüllung. Durch Kult oder Fest gliedert sich der Mensch der mythischen Geschichte ein. Der soziale Bezug des mythischen Menschen liegt in seiner vorwiegend matriarchalen Elternwelt und im Ahnenkult. In der Ich-Werdung tritt die Zugehörigkeit zurück, die sich in Fest und Kult jedoch immer wieder erneuern lässt. So bilden Fest und Kult Anhaltspunkte im Ablauf der Zeit. Sie sind rhythmische Orientierung, Seelennahrung und Sinnträger.

Der mythische Mensch erfährt die Welt. Daraus erwächst sein Weltbild oder seine Weltanschauung, die angeschaute, beseelte Welt.

Mikrokosmos und Makrokosmos, Innen und Außen entsprechen sich. Der Mensch mit mythischer Bewusstseinsstruktur lebt in einer Welt der Ergänzungen, der Polarität, zum Beispiel von Licht und Finsternis, Tag und Nacht, Mann und Frau, Leben und Sterben.

Die mythische Bewusstseinsstruktur ist zweidimensional, unperspektivisch, raumlos und naturzeithaft. Vom Punkt ausgehend schließt sich die Linie zum Kreis, der Signatur der mythischen Bewusstseinsstruktur. Ihr Wesen ist die sich ergänzende Polarität, die Ambivalenz.

Auf das Gestalten bezogen:

Mit dem Erwachen der Bilderwelt in der mythischen Bewusstseinsstruktur kommen wir den immensen Möglichkeiten des bildnerischen Ausdrucks nun näher. Mit diesen Bilde-Kräften arbeiten wir in der Integralen Gestaltungsarbeit. Dazu Gebser (1986):

> *Jeder Bewusstwerdung geht die sie erst ermöglichende Entäußerung dessen voraus, was bewusst werden soll oder will. Das Bewusstwerden hat stets nachholenden und zurücknehmenden Charakter; und vor allem ist es von einer gewissen Kraft der Formulierung und Gestaltung abhängig. Im geformten Mythos erschließt sich das Bewusstsein die Seele, und damit ein unsichtbares und zugleich erweitertes Gebiet der Natur, den Kosmos: also alles das, was Materie wurde und sich nun in den bildhaften seelischen Vorgängen des Mythos darstellt und infolge seiner Formwerdung bewusst wird.* (Gebser, 1986 GA 2, S. 116.)

Jean Gebser weist darauf hin, dass die Lebenserhellung durch Mytheninterpretation verwandt ist mit der Traumdeutung der Tiefenpsychologie. Er zeigt auf, dass das Sehen in den Spiegel der Seele Bewusstwerdung ist. Die Seele erblicken, wie sie der Mensch im spiegelnden Mythos erblickte, bedeutet nichts anderes, als sich seiner bewusst zu werden. Gebser zeigt auf, wie der Mythos die polare Entsprechung des Lebens war und der Traum die polare Entsprechung der Wachheit. Der mythische Mensch wurde im Mythos des Traumes ansichtig und aus seiner Polarität heraus der Wachheit – er wird so zum Erwachenden.

Viele Gestaltungsprozesse erinnern in ihrem archetypischen Charakter an das mythisierende Bewusstsein des damaligen Menschen. Sind Gestaltungen mit rituellem, magischem Charakter Ausdruck eines elementaren Erlebens, drücken nun die erzählenden Gestaltungen mythischen Charakters Erfahrungen aus, die im Gestaltungsprozess gemacht werden.

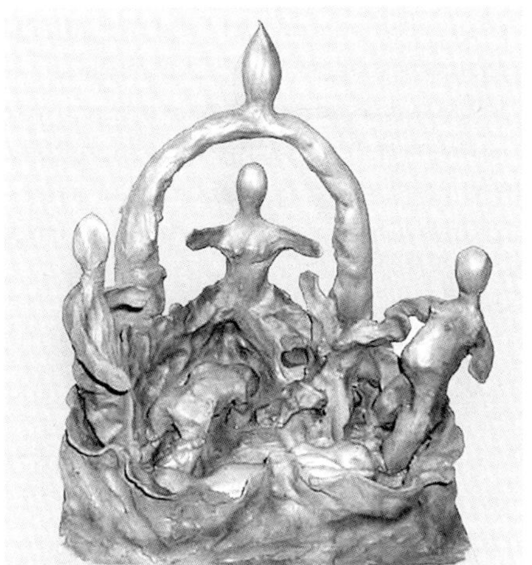

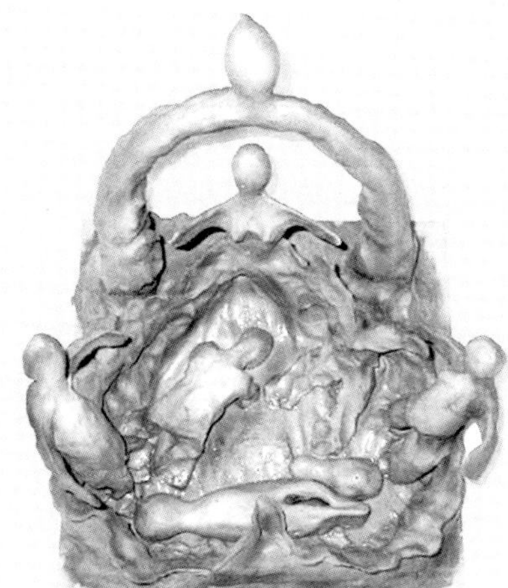

Abbildungen 4-18: In diesem Gestaltungsprozess erzählt die Gestalterin einen Handlungsablauf mit mythischem Charakter.

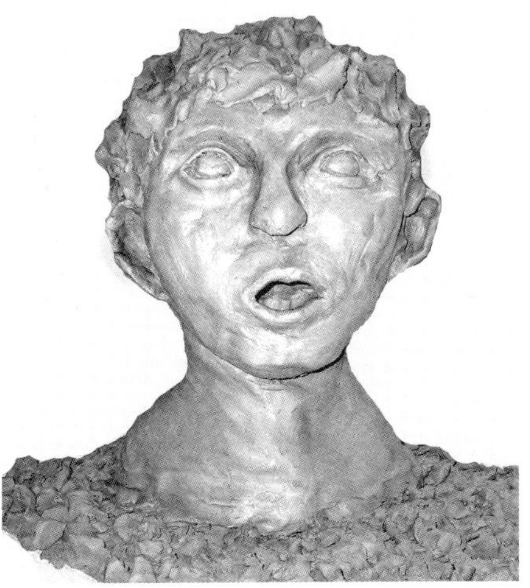

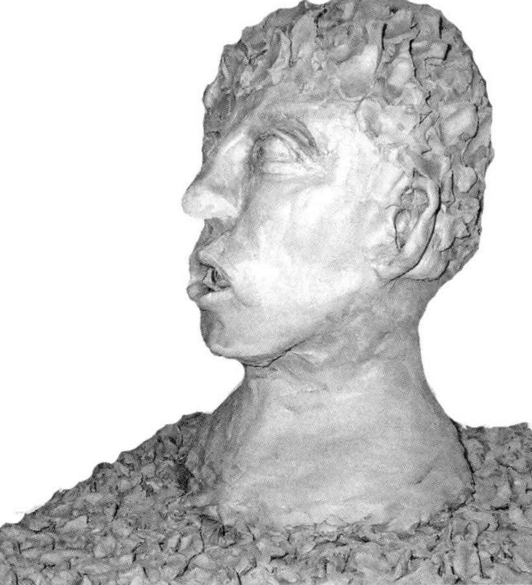

Abbildungen 4-19: Der „Seelenbruder" der Gestalterin beginnt zu ihr zu sprechen. Sie hört ihm zu.

Die Gestaltungselemente werden als ergänzendes Gegenüber wahrgenommen. Kontakt entsteht im Spiel mit dem, was im Spielraum Form annimmt. Situationen werden gespielt, durchlebt und damit zur Erfahrung. Einzelne Elemente der Gestaltung sprechen zu den Gestaltenden. Es gilt nun, zu hören, was sie zu sagen haben. Das Erzählte trägt Merkmale von Mythen, zeigt archetypische Inhalte. Persönliche Mythen entstehen, Geschichten der Seele. Eine wichtige Rolle spielt dabei die Imagination. Ganze Welten öffnen sich, lassen die Gestaltenden in sie eintreten und im Gestaltungsspiel erfahrend Wege zu sich selbst entdecken. Das Gestaltete trägt nun Sinn und Bedeutung. Das Geschaute ist beseelt. Diese Gestaltungen „sprechen für sich". Sie sagen etwas aus über die seelische Befindlichkeit der Gestaltenden. Gestaltungen mit mythischem Charakter sind zu vergleichen mit Träumen, an deren Bilder wir uns im Wachzustand erinnern können. Nicht wir als Begleitende eines Gestaltungsprozesses interpretieren die mythologisierenden Vorgänge. Vielmehr begleiten wir dabei, diese zur Erfahrung gewordenen Erlebnisse in ihren Inhalten und in ihrer Bedeutung erzählend wahrzunehmen. Dabei sind wir Zuhörerinnen (s. Abb. 4-18 u. Abb. 4-19).

Wichtig beim Begleiten:

Konfluentes Mitgehen im Fluss des Erzählens, im Spiel und Zusammenspiel der Elemente einer Gestaltung. Unterstützen im imaginativen Finden von Inhalten und Themen. Zuhören und nachfragen im Sinne einer Vertiefung des entstehenden mythischen Geschehens. Eventuell Bezug herstellen zu inhaltlich verwandten Mythen und Märchen.

Auf Wunsch einzelne Stationen des Gestaltungsspiels fotografieren. Daraus kann eine Bildergeschichte entstehen. Wichtig wird die Nachwirkung. Anregen, das Geschaute, Gehörte und Erlebte aufzuschreiben. Damit wird es zur Erfahrung, zum Erfahrungsbericht.

Was ist die besondere Kraft der Gestaltung? Wo führt sie mich hin? Was bedeutet sie mir? Birgt sie Hinweise auf Unterstützung und Wandlung? Die Gestaltung als In-Bild, Vor-Bild und Wegweiserin nutzen.

Die mentale Bewusstseinsstruktur (Dualität)

Der Mensch erwacht zum Tagesbewusstsein. Dieser Übergang stürzte die Menschheit in eine Krise mit Weltuntergangsstimmungen. Für die europäische Kultur vollzog sich dieser Umbruch, wie Jean Gebser aufzeigt, in deutlicher exemplarischer Weise in Griechenland (ca. 500 v. Chr.).

> *Dieser Vorgang ist ein außerordentliches Geschehen, das buchstäblich die Welt erschütterte. Mit diesem Ereignis wird der bewahrende Kreis der Seele, die Eingeordnetheit des Menschen in die seelische, natur- und kosmisch-zeithafte*

> *polare Welt des Umschlossenseins gesprengt: der Ring zerreißt, der Mensch tritt aus der Fläche hinaus in den Raum; ihn wird er mit seinem Denken zu bewältigen versuchen.* (Gebser, 1986, GA 2, S. 128)

Der Mensch wandelt sich aus dem wirhaften zum subjekthaften Ich-Menschen. Der Dialog wird möglich: Wo das Ich erwacht, erwacht auch das Du. Vom früheren Bericht oder von der Erzählung führt der Weg weiter in das Gespräch von Mensch zu Mensch; es entstehen das Zwiegespräch, der Dialog, die Wechselrede, erste philosophische und wissenschaftliche Texte, die oft als Dialoge konzipiert sind.

„Verglichen mit der zeithaft-seelisch betonten mythischen Struktur, mutet der Übergang in die mentale an wie ein Fall aus der Zeit in den Raum" (Gebser, 1986, GA 2, S. 132). Das Verhältnis des Menschen zur Zeit verändert sich. Aus der zyklischen Naturzeit wird nun ziel- und zweckgerichtete, lineare, messbare und auch planbare Abfolge. Die Ratio, die Vernunft, beginnt ihre Herrschaft über Mensch und Welt auszuüben. Das Entweder-oder teilt nun die sich vorher im Kreis ergänzenden Pole in Gegensätze. Charakteristisch für die mentale Struktur ist somit die gerichtete, duale Gegensätzlichkeit. Ihr Wesen ist die Dualität: Die Welt teilt sich in Gut oder Schlecht, Richtig oder Falsch, es gibt kein Nebeneinander von mehreren Möglichkeiten mehr. Das fordert den Menschen, sich zu entscheiden. Die Möglichkeit, die der mentalen Struktur gegeben ist, liegt in der Einigung durch Synthese und Versöhnung. Wichtig wird die Wachheit, deren Manifestationsformen richtendes, ermessendes Denken und Handeln ist. Realisations- und Denkformen des mentalen Menschen sind also kausal gerichtetes, rationales Vorstellen und Nachdenken, Sehen und Messen. Der soziale Bezug des mentalen Menschen ist die vorwiegend patriarchal betonte Individualwelt. Die Grundhaltung der mentalen Struktur ist zerebral: Abstraktion, Reflexion, Wollen – Denken ist Sein. Der mentale Mensch stellt sich die Welt vor. Daraus erwächst seine Weltvorstellung, die gedachte und vorgestellte Welt.

Die Augen und das Gehirn sind nun die betonten Organe der mentalen Weltsicht. Die Welt ist nicht mehr Traumbild oder Mythos, sondern messbare Tatsache.

Die mentale Struktur wird dreidimensional, raumhaft, zeithaft und abstrakt. Der Fluchtpunkt der Perspektive wird zum Gegenbild des eigenen Standpunktes. Die Signatur der mentalen Struktur ist das Dreieck. Es weist mit seiner Spitze nach oben, wo nur Gott oder eine Wahrheit ihren Platz hat.

Gebser zeigt auf, wie sich das, was einst die mentale Bewusstseinsstruktur bildete, das Finden der Maße und des Maßvollen, in den letzten Jahrhunderten ins Maßlose, in eine nur noch rationale Einseitigkeit gesteigert hat. Das mentale Bewusstsein, einst tragendes, angemessenes Gerüst unserer Zeitepoche, verengt sich zum bloß noch Rationalen, dessen Weltauffassung zur defizienten Form der mentalen Bewusstseinsstruktur wird. In verschiedensten Bereichen unseres Jahrhunderts zeigt sich, dass diese mentale Verengung und extreme Einseitigkeit ungesund und überholt ist.

Auf das Gestalten bezogen:

Beim Gestalten schaltet sich nun oft das Denken ein, zum Beispiel, wenn man etwas nicht versteht. Gestaltende denken über Elemente der Gestaltung nach, fassen das Geschehene und Erfahrene in Begriffe, teilen und ordnen es ein. Es gibt einen Standpunkt oder einen Gesichtspunkt, Ursachen, Wirkungen und Zusammenhänge. Der Verstand teilt das Gegebene, die Gestaltung, ein und macht sie einem zweck- oder zielorientierten Denken verfügbar. Gestaltend wird abgemessen. Gestaltende beginnen Einzelheiten zu erkennen, sie stellen fest.

Eine Gegebenheit oder Situation lässt sich gestaltend begreifen, zuordnen und erkennen. Das Detail rückt ins Zentrum der Betrachtung. Gestaltungselemente werden analysiert. Oft wird eingeteilt in ein Entweder-oder, aus dem heraus man sich für das eine oder andere entscheidet. Die Welt der Gegensätze drückt sich aus. Themen werden bewusst, ein Vorhaben wird ausgeführt, etwas vorher Festgelegtes oder Bestimmtes wird gestaltet. Gestaltende arbeiten nach einem inneren oder äußeren Vorbild. Sie setzen Gestaltungen oder Gestaltungselemente unter ein vorbestimmtes Ziel. Dies fällt besonders beim gestalteten Raum auf, der nun geplant nach bestimmten Gesichtspunkten konstruiert und gebaut wird. Es wird realitätsnah gestaltet, die einzelnen Elemente und Formen einer Gestaltung „müssen stimmen". Mehr und mehr wird die Gestaltung zum Gegenüber, die Gestaltenden haben die Übersicht und können das Geschehen kontrollieren.

Beziehung wird ausgedrückt, Ich und Du. Beziehungs-Situationen werden aufgestellt und analysiert, Konflikte bearbeitet. Aspekte des Klärens und Ordnens sind wichtige Möglichkeiten der Integralen Gestaltungsarbeit.

Wichtig beim Begleiten:

Gesprächspartnerin oder Gesprächspartner sein. Das Begleiten im Wirkungsbereich der mental-rationalen Bewusstseinsstruktur umfasst Momente des Spiegelns, Klärens, Verstärkens, des Verdeutlichens, des Nachfragens und Gegenüberstellens.

Zum Nachdenken anregen. Wichtig ist, dass die Gestaltenden ihre Gestaltung selbst interpretieren. Manchmal empfiehlt sich die Anregung, sich für einen Moment ganz in einen der bestehenden Gegensätze oder Extreme zu begeben, wahrzunehmen, was das heißt, um dann die Seite zu wechseln. So lassen sich mit der Zeit gestaltend Dialoge oder Streitgespräche zwischen den zwei Parteien führen. Es wird möglich, Rede und Antwort zu stehen, sich auseinanderzusetzen.

Eine Situation kann abgeschätzt, geplant, benannt werden. Das Gestalten eröffnet einen systemischen Spielraum. Auch hier wird der Bezug zum Alltag, zum aktuellen Problem wichtig. Was wird gebraucht? Was und wie lässt sich entscheiden? Was soll geplant, durchführt, verwirklicht werden?

Dazu anregen, Gestaltungstagebuch zu führen, Prozesse zu reflektieren.

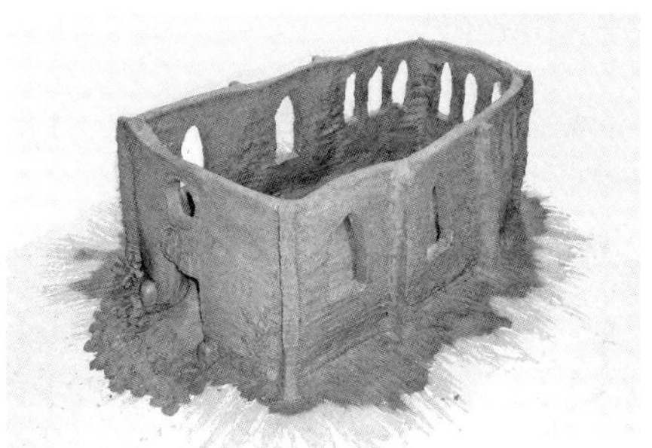

Abbildung 4-20: Kathedrale. Der Raum wird konstruiert und gebaut. Wichtig ist das genaue Ausarbeiten des Gebäudes.

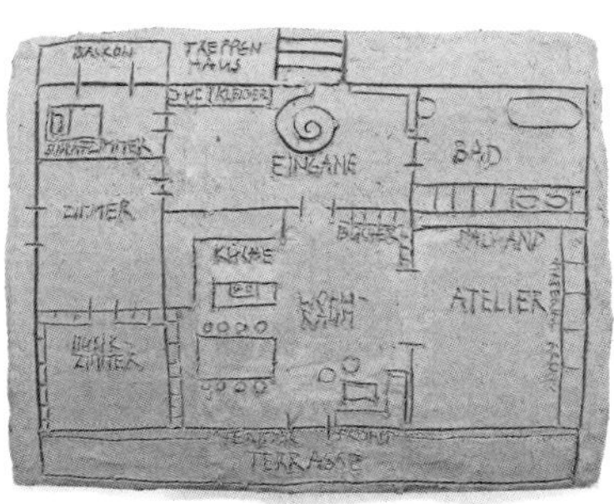

Abbildung 4-21: Der Raum wird abgemessen, geplant. Der Grundriss der Wohnung, wie die Gestalterin sie sich wünscht, entsteht.

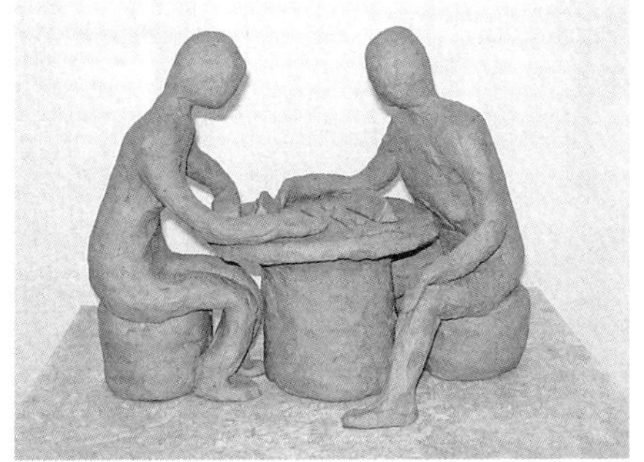

Abbildung 4-22: Der Mensch tritt in Beziehung, in Dialog und „Auseinander-Setzung" mit dem Du. Gespielt wird Scrabble – ein mentales Spiel mit Buchstaben.

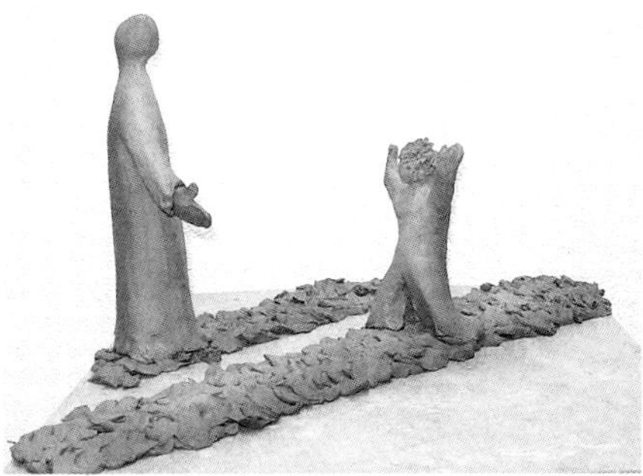

Abbildung 4-23: Sich selbst bewusst tritt der Mensch in Beziehung. Eine Situation wird gestaltend aufgestellt und reflektiert.

Der Wirkungsbereich der mental-rationalen Bewusstseinsstruktur wird oft auch in seiner defizienten Äußerungsform erlebt: unter anderem in einem Festhalten an der äußeren Form, durch einengendes Vorplanen, verhindernde Vorurteile, einschränkende Kontrolle, Leistungsdruck. Jeder dieser Punkte deutet auf das Verhindern oder Verdrängen von Bewegung hin. Hier braucht es immer wieder von Neuem Unterstützung im Prozess des Loslassens. Dem Loslassen geht voraus, dass wir das, was wir festhalten, vor allem im Kopf, auch mit den Sinnen wahrnehmen, das heißt berühren, spüren, begreifen und annehmen können. Um hier als Begleiterin nicht zu voreilig Bewegung zu provozieren oder zu fordern, müssen wir uns in Geduld üben. Manchmal muss die Gestaltende etwas so lange festhalten, bis sie die Verkrampfung körperlich spürt, bis sie, in einer Gestaltung ausgedrückt, der Bogen nicht mehr weiter spannen kann und das Loslassen als natürliche Folge geschieht. Erst die selbst ausgelöste Bewegung wird zur ausgleichenden Bewegung.

Die integrale Bewusstseinsstruktur (Transparenz)

Nach Jean Gebsers Ausführungen nähert sich die defizient gewordene mental-rationale Bewusstseinsstruktur ihrem Ende. Die notwendende Wiederentdeckung des Geistigen fordert von uns heutigen Menschen eine Haltung der Offenheit und Bereitschaft. Zeichen, Hinweise und Ansätze für diesen bewusstseinsgeschichtlichen Umbruch und Durchbruch sieht Gebser in vielen Lebensgebieten der heutigen Zeit. Diese sich neu ankündigende Bewusstseinsstruktur oder Bewusstseinsdimension bezeichnet Gebser als „integrales Bewusstsein".

Das integrale Bewusstsein integriert die früheren Bewusstseinsformen, anerkennt sie in ihrer Wirksamkeit, identifiziert sich jedoch nicht mehr ausschließlich mit ihnen. Dazu Rudolf Hämmerli:

> *Die wesentlichen Haltungen der Zeit gegenüber, die in den vergangenen und latent immer noch gegenwärtigen Bewusstseinsstrukturen erworben worden sind, können im integralen Bewusstsein bewusst gelebt werden: das magische Gespür für den richtigen Zeitpunkt – die mythische Erfahrung, dass alles sich wandelt nach Regeln und Gesetzen –, die mentale Fähigkeit, Zeit auf ein selbst gewähltes Ziel auszurichten, die Zeit zu messen und einzuteilen.* (Hämmerli, 1998, S. 11)

Wie Gebser aufzeigt, wird die Zeit nicht nur als messbare Quantität, sondern als Qualität zum neuen Wirklichkeitsbereich. Zur Entdeckung des Unbewussten durch die Tiefenpsychologie Anfang des 20. Jahrhunderts tritt zugleich die Entdeckung der latenten Zeit in uns hinzu.

> *Die Psyche ist nichts Zeithaftes, sondern eine Kraft. Zugleich mit der modernen Psychologie entsteht die moderne Physik, welche die Zeit als vierte Dimension einbezieht und erkennt, dass die Masse eine andere Form der Energie darstellt, die Materie, das Räumliche also nichts anderes ist als erstarrte, gefrorene Zeit.* (Hämmerli, 1998, S. 11)

Parallel zu diesen Entdeckungen in Psychologie und Physik wird in der Malerei die Perspektive überwunden. Picasso zum Beispiel stellt den Menschen so dar, dass sich die Frontal- und Profilansichten vereinigen. Diese Darstellungsweise hat Gebser dazu geführt, von einem aperspektivischen, also nicht mehr perspektivisch fixierten Bewusstsein zu sprechen. Perspektivisch wird die Welt nur aus einem Blickwinkel gesehen, der Standpunkt des Betrachters ist eindeutig. Aperspektivisch sind Betrachter und Betrachtetes in Bewegung. Dies bewirkt, dass beide Pole zu ein und derselben Bewegung einer umfassenden Welterfahrung gehören.

Das Bewusstwerden der Zeit bedeutet Bewusstwerden der ständigen Veränderung und der Wandelbarkeit von allem.

> *Das Unbehagen, das immer entsteht, wenn wir etwas „zerdenken", ist das Sprungbrett in eine neue Bewusstseinsqualität. Wenn wir merken, dass wir mit dem Intellekt nicht mehr weiterkommen, werden wir frei für eine neue Möglichkeit des Bewusstseins.* (Hämmerli, 1998, S. 11)

Es entsteht eine neue Haltung, in der das Prozesshafte, der Prozess, über dem Begreifen steht. Das Erkennen aus dem Prozess heraus ist mehr als das Begreifen, das sich an Resultaten orientiert. Paradoxerweise erkennen wir manchmal gerade dann, wenn wir nichts mehr begreifen.

Wichtig wird nun die bewusste, aktive Teilnahme, das Mitgestalten des heutigen Menschen. Charakteristisch für die integrale Struktur ist, mit den Worten Gebsers ausgedrückt, die „Ganzheit durch Gänzlichung und Gegenwärtigung". Als Akzentuierung werden in der sich neu bildenden Struktur die raumzeitfreie Welt gesetzt, der bewusste Geist und die Konkretion. Gebser betont die Wichtigkeit des Konkretisierens für die integrale Bewusstseinsstruktur, denn nur das Konkrete und nie das Abstrakte kann integriert werden. Offenes geistiges Wahren, das heißt Wahrnehmen und Wahrgeben, ist eine ihrer wesentlichen Manifestationsformen.

> *Und wir verstehen dabei unter Integrierung den Vollzug einer Gänzlichung, die Herbeiführung eines Integrum, das heisst die Wiederherstellung des unverletzten ursprünglichen Zustandes unter bereicherndem Einbezug aller bisherigen Leistung. Die Konkretisierung dessen, was sich in der Zeit entfaltend und im Räumlichen erstarrend auffächerte, ist der integrale Versuch, die „Größe" Mensch soweit aus ihren Teilen wiederherzustellen, dass sie sich selbst bewusst dem Ganzen integrieren kann.* (Gebser, 1986, GA 2, S. 167)

Die integrale Bewusstseinsstruktur ist mehrdimensional und aperspektivisch, sie ist raum- und zeitfrei. Ihre Signatur ist die transparente Kugel, wesentlich die Transparenz.

Auf das Gestalten bezogen:

Gestaltungsprozesse werden „transparent“: Gestaltende haben Einsichten, Durchblicke, Aussichten. Wichtig wird nun die Haltung, in der sie gestaltend wirken.

Die Gestaltungszeit erhält eine besondere Qualität, in der es nicht mehr um Quantität geht. Wichtiger als das Resultat ist der Prozess, ist das, was man während des Gestaltens entdeckt und erlebt.

Denkbewegungen werden zum Umdenken, indem man eine Gestaltung von vielen Seiten betrachtet, um so zu einer Beweglichkeit in der Anschauung zu finden. Einzelne Elemente einer Gestaltung werden in ihrem möglichen Zusammenhang erkannt und integriert. Alle Elemente, die eine Gestaltung konstituieren, sind als Ganzes wahrnehmbar, das Lebensausdruck ist: Ausdruck von dem, was war, was ist und was wird.

In Gestaltungsprozessen, in deren Nachwirkung und Integration wird die Wahrnehmung intensiviert und vertieft. Gestalten ist gewärtigen, ist präsent sein, auch wenn es um Vergangenes oder Zukünftiges geht. In den Ausführungen von Ralf Girg finde ich eine stimmige Formulierung:

> *Präsent sein wird zum Leben in der Tiefe und Weite der Gegenwart. Der Ursprung bleibt in der Gegenwart, ist ständig sich ereignendes Phänomen des gemeinsamen, nicht nur individuellen Werdeprozesses. Alles wird ständig neu aus der schon vorhandenen universellen Verbundenheit.* (Girg, 2007, S. 105)

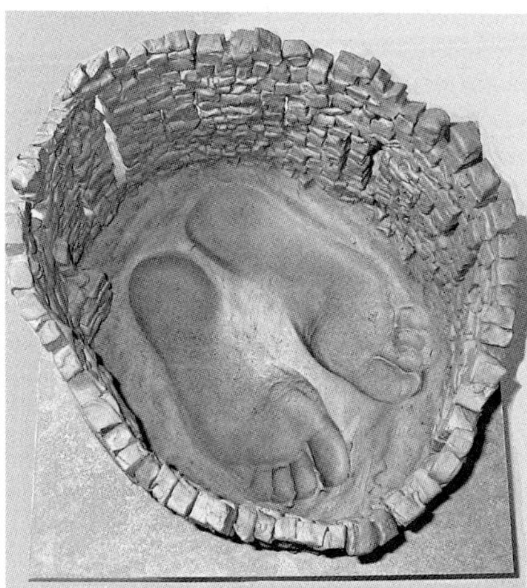

Abbildung 4-24: Dieser Raum erlaubt Einblick: Der Grund mit den Fußabdrücken des Gestalters wird sichtbar.

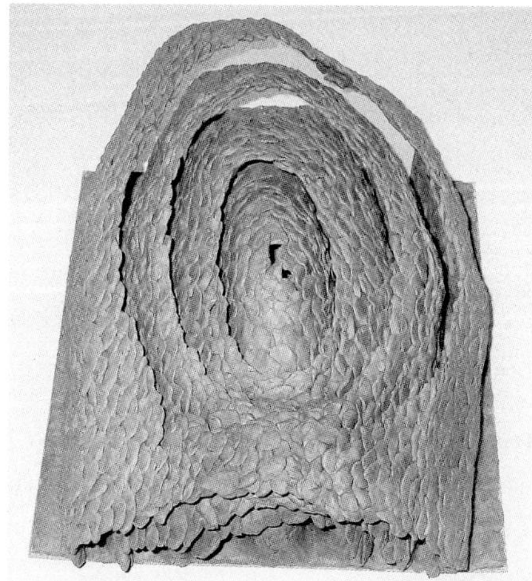

Abbildung 4-25: Selbst mit der schweren Tonerde können Gestaltungen leicht werden. Dieser Raum wächst Stück für Stück, sein Inneres bleibt transparent.

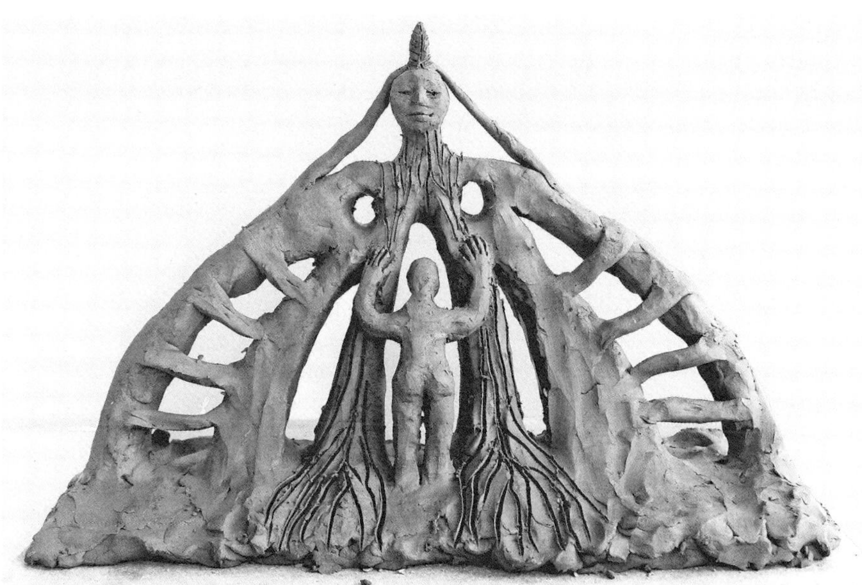

Abbildung 4-26: Der Raum dieser Gestaltung wird transparent. Der Mensch ist Teil des Raumes und der Durchsicht.

Eine gelebte, lebendige Gegenwart, die man gestaltend zum Ausdruck bringt, umfasst Vergangenheit und Zukunft, die sich in ihr durchdringen. Gerade die Erfahrung der Wandelbarkeit, des Prozesshaften und seiner gestalterischen Möglichkeiten erlaubt mit der Zeit eine nicht fixierte Hingabe an das Entdecken und Finden. Gestaltend wird Gedachtes konkret, indem man ihm eine Form gibt.

Wichtig beim Begleiten:

Wache, offene Präsenz und Haltung in der Stille. Wahrnehmen, schützen und wahren der besonderen Atmosphäre. Die Verständigung geschieht oft ohne Worte im stillen Einverständnis mit dem, was sich offenbart, mit dem, was sichtbar wird, im Dienste des Wesentlichen.

Zur Integration eines Therapieprozesses gemeinsames Betrachten und Wirkenlassen des bisher gestalteten Weges. Einsichten und Essenz wertschätzen und im Alltag anwenden.

In einem Gestaltungsprozess ist meistens nicht nur eine der genannten Bewusstseinsstrukturen wirksam; mehrere Strukturen können berührt und aktiviert sein.

Gestaltende können sich in Wirkungsbereichen der Vital- und Körperebene, der Gefühls- und Emotionsebene, der erzählenden und schildernden Ebene, der

Ebene des Denkens, Abmessens, Ermessens und Kontrollierens bewegen. Auf der integralen Ebene, die alle Bewusstseinsstrukturen in sich vereint, wird der Gestaltungsprozess nachwirkend in seinen Zusammenhängen als Ganzes wahrgenommen. Das Geschehene wird transparent.

Hinweise für die Praxis

Beim Begleiten von Gestaltungsprozessen ist es wichtig, Interventionen der momentan wirksamen Bewusstseinsstruktur anzupassen, in der sich die Gestaltenden befinden und ausdrücken.
Folgende Möglichkeiten der Wirksamkeitsübertragung einer Struktur auf den Gestaltungsprozess und dessen Ausdruck lassen sich unterscheiden:

- Die unmittelbare Übertragung
  Verhalten und Reaktionen im gegenwärtigen Wirkungsfeld einer Bewusstseinsstruktur kommen im Gestaltungsprozess direkt und unmittelbar zum Ausdruck. Die momentan wirksame Bewusstseinsstruktur mit ihren Äußerungsformen überträgt sich direkt in die Gestaltung.
- Die unbewusst regredierende Übertragung
  In ihrem Verhalten und ihren Reaktionen regredieren die Gestaltenden während des Gestaltungsprozesses vor allem dann, wenn schwierige, schmerzliche, beängstigende Inhalte sichtbar und spürbar werden, die nicht selten zu einer Verkrampfung oder Erstarrung führen. Sie tauchen ab in einen vorbewussten, entwicklungsgeschichtlich früheren Wahrnehmungsbereich. Dies kann sich einerseits positiv auf den Gestaltungsverlauf auswirken, wenn Entspannung eintritt und dadurch ein Krafttanken im Elementaren, Sinnenhaften, Ursprünglichen möglich wird. Die Formgebung passt sich der früheren Struktur an, festgefahrene Formen lösen sich auf, Wandlung geschieht unbewusst. Andererseits kann das Abtauchen zu Verwirrung und Auflösung führen, was sich ungünstig auf den Gestaltungsprozess und die Befindlichkeit der Gestaltenden auswirkt. Hier ist ein sorgfältiges, klares Zurückführen und Erden angebracht und notwendig.
- Die bewusst regredierende, erinnernde Übertragung
  Verhalten und Reaktionen im Wirkungsfeld späterer Bewusstseinsstrukturen ermöglichen ein erinnerndes, erzählendes, betrachtendes, umdenkendes, analysierendes oder sogar transparent machendes Gestalten von Erlebnissen oder Erfahrungen, die einer entwicklungsgeschichtlich früheren Struktur angehören. Die formalen Phänomene der abgeschlossenen Gestaltung sind also bewusstseinsmäßig differenzierter, als dies in der früheren Struktur von der Wahrnehmung her möglich wäre. Das Gestalten geschieht aus einer Distanz heraus, aus der beobachtet oder betrachtet oder gar analysiert oder transparent gemacht wird. Die Gestaltenden „versinken“ nicht in der zum Ausdruck kommenden Struktur, sie erinnern sie bewusst.

- Die fortschreitende Entwicklungs-Übertragung
  Da in uns als modernen Erwachsenen in einer fortgeschrittenen Lebenswelt prinzipiell alle Strukturen entwickelt und wirksam sein können, ist es möglich, in einem Gestaltungsprozess von einer entwicklungsgeschichtlich frühen in eine spätere Struktur zu gelangen, also Schritt für Schritt bewusstseinsmäßig aufzutauchen. Diese Entwicklungs-Übertragung kann spontan geschehen oder in der Begleitung angeregt und ausgelöst werden.
  Erwachsenen mit einer kognitiven Beeinträchtigung oder Behinderung sowie Kindern, die noch nicht alle Strukturen entwickelt haben, ist dieser Schritt nicht oder noch nicht möglich. Die Integrale Gestaltungsarbeit kann sich jedoch positiv und fördernd auf die Entwicklung auswirken. Indem die gegenwärtig wirksame Struktur in all ihren Facetten und Möglichkeiten gestalterisch erlebt, erfahren, entsprechend ausgedrückt und damit integriert werden kann, bereitet sich der nächste Entwicklungsschritt vor.

4.4.3
Störungen in der Entwicklung der einzelnen Bewusstseinsstrukturen

In Zusammenarbeit mit Dr. med. Barbara Riedl

In der kunsttherapeutischen Begleitung achten wir auf die Zusammenhänge zwischen der Befindlichkeit, dem Verhalten der Gestaltenden und der entstehenden oder sich wandelnden Gestaltung. Wahrzunehmen, welche Bewusstseinsstruktur in einem Gestaltungsprozess wirksam ist, kann uns behilflich sein, mögliche Störungen zu erkennen und unsere Interventionen entsprechend anzupassen.

In der unterschiedlichen Art von Manifestation und Wirksamkeit der einzelnen Bewusstseinsstrukturen lassen sich Ausgleichsmöglichkeiten finden, die einen gestalterischen Umgang mit Herausforderungen des Lebens ermöglichen. Diese bieten sich oft auf erstaunliche Weise gerade aus der Struktur heraus an, in der eine Störung wurzelt. Dabei bewährt es sich, vor dem Hintergrund unseres Wissens um die Strukturierung des Bewusstseins und der jeweiligen Art der Welt- und Selbstwahrnehmung im Wirkungsbereich der einzelnen Strukturen eine Situation auch intuitiv auf uns wirken zu lassen.

Störungen können zum einen als primäre Störungen und Belastungen in einer Bewusstseinsstruktur wurzeln. Zum anderen ist es möglich, dass sich Folgestörungen in den Wirkungsbereich anderer Strukturen verlagern. Zum Beispiel kann eine Störung, die in der mental-rationalen Struktur wurzelt (wie z. B. Leistungszwang), ein Regredieren in die archaische oder magische Struktur auslösen. In der Regel bewegt sich eine Folgestörung im Wirkungsbereich einer entwicklungsgeschichtlich früheren Bewusstseinsstruktur. Menschen mit Frühstörungen hingegen neigen dazu, die drohenden Symptome mit den Mitteln der mental-rationalen Bewusstseinsstruktur zu kontrollieren. In belastenden Situationen kann es geschehen, dass gerade diese Kontrollmechanismen nicht mehr aufrechtzuerhalten sind. Die gewohnten Strategien taugen nicht mehr – einer der Gründe, aus der entstandenen Unsicherheit und Angst heraus kunsttherapeutische Begleitung zu suchen.

Je nach Störung können wir Schritt für Schritt zu mehr Bewusstheit hin begleiten und mit der Zeit auch die Möglichkeiten der tiefer liegenden Bewusstseinsstruktur transparent machen.

Als Kunsttherapeutinnen stellen wir keine Diagnosen. Unsere Beobachtungskriterien basieren auf den Grundsätzen des integralen Ansatzes unserer Arbeit unter Einbezug von bestehenden Diagnosen. Wir beziehen uns auf Erfahrungswerte aus Gestaltungsprozessen.

Den einzelnen Bewusstseinsstrukturen ordnen wir erfahrungsgemäß folgende Störungen zu:

Archaische Bewusstseinsstruktur

In der Entwicklung der archaischen Struktur können folgende einschneidende Erlebnisse und Kränkungen zu späteren Störungen führen: vorgeburtlich erworbene oder geburtsbedingte Gebrechen und Behinderungen; frühe Prägungen, Verletzungen und Irritationen wie etwa bei Misshandlung, Erfahrung von Gewalt, Missbrauch, Vernachlässigung, Isolation; übertriebene und übermäßige Bemutterung. Unterscheiden lassen sich

- Suchtverhalten als falsch verstandener Versuch, sich im Großen Ganzen wieder aufzulösen;
- das Grundgefühl, nicht erwünscht, nichtig, wertlos, unfähig, nicht liebenswert zu sein, nicht zu existieren oder unerreichbar zu sein (negative Glaubenssätze);
- gestörte Körperwahrnehmung, psychosomatische Störungen wie zum Beispiel Gefühlslosigkeit, nicht organisch bedingte Schmerzen;
- Regredieren bei Überforderung;
- kaum zu stillende Sehnsucht nach Umsorgtwerden.

Dazu Monika Renz: „Im Thema seines Leidens ist der betroffene Mensch an die eigene Frühzeit fixiert. Es ist, als würde etwas von damals weiter ‚geistern'." (Renz, 1999, S. 244.)

Magische Bewusstseinsstruktur

Zum Teil wie oben.

- Probleme mit Macht: Allmacht – Ohnmacht;
- Maßprobleme, Sammeltrieb;
- Besessenheit von verinnerlichten Instanzen und Symbolen des sogenannten Bösen;
- erhöhte Bereitschaft zu Gewalt und Triebhaftigkeit oder naiver, unangemessener Umgang damit;
- gestörter Realitätsbezug, verzerrte Wahrnehmung, magisches Denken;
- gestörtes Gefühl für sich selbst und für das Gegenüber, das sich beispielsweise zeigt in Distanzlosigkeit, Übertragung, zu starker oder nicht vorhandener Abgrenzung, unscharfer Ich-Du-Grenze, Beziehungsstörungen;
- Hang zu Verschwörungstheorien;
- verschiedene Abwehrhandlungen zum Schutz vor unliebsamen Impulsen, Fantasien, Gefühlen und Emotionen;
- Fanatismus;
- Fetischismus;
- extrem ritualisiertes Verhalten;
- Aberglauben.

Mythische Bewusstseinsstruktur

- Rückzug in innere Fantasie- und Traumwelten;
- Realitätsverlust, Tendenz zu Idealisierung;
- mythologisiertes Selbstbild;
- Wahnbildungen in Beziehungen zur Mythologie;
- Suche nach Heilern, Rettern.

Mentale Bewusstseinsstruktur

- Leistungsdruck und Leistungszwang;
- Abspalten und Verdrängen von Gefühlen;
- extrem einseitiges rationales Denken und Handeln;
- einseitig mechanistisches (kartesianisches) Weltbild;
- Schwarz-Weiß-Denken.

Integrale Bewusstseinsstruktur

- Spirituelle Krisen;
- Sinnkrisen;
- Verwechslung von präpersonalen Erlebnissen und Erfahrungen: Ein unbewusst ablaufendes auflösendes Einheitserleben und Einheitsgefühl als Äußerungsform der archaischen oder magisch-mythischen Bewusstseinsstruktur wird mit einer wachen, bewussten, transpersonalen und integralen Wahrnehmung von Ganzheit verwechselt.

Hinweise für die Praxis

- All die aufgeführten Störungen werfen die Frage auf: Wer ist der Mensch, der hinter der Bezeichnung einer Störung oder einer Diagnose steht? Hier finde ich im Lehrbuch der Psychiatrie und Psychotherapie *Irren ist menschlich* eine Antwort, die mit der Integralen Gestaltungsarbeit korrespondiert:

  > Ein psychisch Kranker ist ein Mensch, der bei der Lösung einer altersgemäßen Lebensaufgabe in eine Krise und Sackgasse geraten ist, weil seine Verletzbarkeit und damit sein Schutzbedürfnis und sein Bedürfnis, Nicht-Erklärbares zu erklären, für ihn zu groß und zu schmerzhaft geworden sind (M. Bleuler 1987). Das Ergebnis nennen wir Krankheit, Kränkung, Störung, Leiden, Abweichung. Weil so etwas jedem von uns jeden Tag widerfahren kann und zumindest in Ansätzen schon passiert ist, ist dieser Mechanismus uns grundsätzlich innerlich zugänglich und bekannt, was nichts damit zu tun hat, den Anderen in seiner Andersheit und Einzigartigkeit annehmen zu können. (Dörner et al., 2012, S. 17)

- Wie äußern sich die aufgeführten Störungen? Welche Symptome kennzeichnen sie? Wichtig ist, dass wir Störungen und Symptome trotz Gemeinsamkeiten, die sie aufweisen können, nicht verallgemeinern. Immer sind sie individuell zu betrachten. Wie Dörner (2012, S. 23) aufzeigt, ist der Sinn von Symptomen in den Lebensproblemen des Menschen, der sich uns anvertraut, zu finden. Sie sind deren Ausdruck, Abwehr, Vermeidung und damit auch ein Selbsthilfeversuch. Integrale Gestaltungsarbeit kann dazu beitragen, die Bedingungen einer Störung mit der Zeit zu „ent-decken", zu unterscheiden und gestalterische Möglichkeiten zu finden, die sie ausgleichen können.
- Scham ist in der kunsttherapeutischen Arbeit ein wichtiges Thema. Sich der eigenen Unzulänglichkeiten und der eigenen Geschichte zu schämen, verhindert oft den Schritt, sich einem anderen Menschen anzuvertrauen. Diesen mutigen Schritt sollte man bereits im Erstkontakt wertschätzen. So setze ich mich immer wieder neben den Menschen, der es wagt, lange Verschwiegenes auszusprechen – vor uns ein offenes Gefäß, das das Gesagte mitsamt der

Scham aufnimmt und birgt. Anstatt dass sich Gestaltende vor mir als Gegenüber schämen müssen, stehe ich ihnen zur Seite. Der leere Spielraum lädt dazu ein, sich selbst das Gegenüber zu sein.

- Durch die Brüche des auseinanderfallenden Panzers tritt der Mensch langsam und stückweise hervor. Gestaltend sendet er Signale aus dem lange verschlossenen Inneren hinaus. In Begleitung beginnt er die Fragmente behutsam zu berühren, zu erkennen. Gestaltend setzt er sich neu zusammen.

4.5 Kunsttherapeutische Betrachtungskriterien

Auch dann und gerade dann, wenn Gestaltende in einer herausfordernden Situation und dementsprechenden Befindlichkeit sind, gehen wir bei der kunsttherapeutischen Betrachtung nach dem beschriebenen integralen Ansatz möglichst offen und mehrperspektivisch vor. Die Beweglichkeit in der Anschauung will geübt sein. Das Wissen um die bewusstseinsmäßige Strukturierung des Menschen, um Manifestation und Wirksamkeit der Bewusstseinsstrukturen dient uns zur Orientierung. Neben dem kunsttherapeutischen Fachwissen lassen wir eine Situation auch intuitiv auf uns wirken. Dazu Peter Petersen:

> *Wenn im folgenden gelegentlich Saint-Exupérys geflügeltes Wort „Du siehst nur mit dem Herzen gut" zitiert wird, so ist mit dem Herzen stets mehr als eine Metapher gemeint. [...] Die Herzmitte ist der leibliche Ort der Begegnung zwischen Ich und Du, zwischen dem Therapeuten und seinem Patienten. Das Herz als Zentralorgan unseres leiblichen Rhythmus ist der sensible Indikator für unsere höchst persönliche Zeit, für unser eigenes Maß. Als Organ des lebendigen Fühlens dürfte es eine wesentliche leibliche Grundlage sein für die Intuition des Therapeuten. Und ohne die über das zerebrale Sehen hinausgehende Schau ist der Therapeut gegenüber der Vielschichtigkeit der modernen Probleme ein Blinder, der zwar durch computergestützte Diagnosen abgesichert ist, doch seinem Patienten nicht gerecht wird. Es ist das Herz, das die höchst individuelle Not des Patienten spürt, und nicht der Verstand.* (Petersen, 2000, S. 13 f.)

Eine optimale Orientierung ergibt sich, indem wir bei den verschiedenen Wahrnehmungs- und Betrachtungsmöglichkeiten Verstand und Intuition verbinden. An dieser Stelle möchte ich vom Herz wieder zurückkommen auf das Gehirn. In seinem Buch *Warum ich fühle, was du fühlst. Intuitive Kommunikation und das Geheim-*

nis der Spiegelneurone erläutert Joachim Bauer, Internist, Psychiater und Facharzt für Psychotherapeutische Medizin, dass das, was Intuition ahnt, nicht dem Zufall überlassen ist.

> *Die Fähigkeit des Menschen zu emotionalem Verständnis und Empathie beruht darauf, dass sozial verbindende Vorstellungen nicht nur untereinander ausgetauscht, sondern im Gehirn des jeweiligen Empfängers auch aktiviert und spürbar werden können. [...] Wie sich herausgestellt hat, ist das System der Spiegelneurone das neurobiologische Format, das diese Austausch- und Resonanzvorgänge möglich macht.* (Bauer, 2005, S. 17)

Bauer zeigt auf, welch wichtige Rolle gemeinsame „Bedeutungsräume" spielen, in denen sich Menschen gegenseitig erkennen und verstehen können. Dies zeigt sich spätestens dort, wo dieser Verstehensraum nicht, oder nicht mehr, vorhanden ist.

> *Der gemeinsame Bedeutungsraum ist nicht nur eine psychologische Lebensbedingung, sondern wird auch vom Körper registriert, er schlägt sozusagen auf seine Biologie und die medizinische Gesundheit durch.* (Bauer, 2005, S. 17)

Spiegelzellen zu haben, gehört zu den wichtigsten Fundamenten für unseren Lebensweg. Die angeborenen Spiegelsysteme des Säuglings können sich nur in der zwischenmenschlichen Beziehung entfalten und weiterentwickeln.

Bauer (2005, S. 33) betont, dass uns die Fähigkeit zum intuitiven Verstehen keineswegs vor Irrtümern schützt. Bei den unterschiedlichen Interpretationen des Wahrgenommenen spielen individuelle Vorerfahrungen eine nicht zu unterschätzende Rolle. Diese beeinflussen unsere Reaktionen und Handlungen. Dadurch können einseitige Interpretationsschemata entstehen. So behält das kritische Nachdenken oder, im integralen Sinne, das Umdenken einer Gegebenheit und wie wir sie wahrnehmen einen hohen Stellenwert. Andererseits ist auch die intellektuelle Analyse vor Fehldeutungen nicht gefeit.

Spiegelneurone sind Nervenzellen im präfrontalen Cortex (Stirnlappen des Gehirns). Wenn man eine Handlung beobachtet, weisen diese Nervenzellen dasselbe Aktivierungsmuster auf, als wenn man dieselbe Handlung selbst ausführt. Beobachtetes Verhalten ahmen wir intuitiv nach, ebenso wie wir beobachtete Emotionen automatisch nachempfinden; sie wecken emotionale Empathie. Was wir beobachten, wird, wie Bauer aufzeigt, in Echtzeit auf der eigenen „neurobiologischen Tastatur" nachgespielt. Beobachtetes löst also in uns eine Art „innere Simulation" aus. Durch das Erleben dieses unbewussten inneren Simulationsprogrammes verstehen wir spontan und ohne nachzudenken, was andere tun. Dieses Verstehen schließt die Innenperspektive des Handelnden mit ein. Dadurch umfasst es eine ganz andere Dimension als das, was wir bei einer intellektuellen oder mathematischen Analyse des beobachteten Handlungsablaufes wahrnehmen können. Spiegelnervenzellen lassen in uns als Beobachtenden das Spiegelbild dessen ablaufen, was andere tun. (Vgl. Bauer, 2005, S. 27.)

> *Fazit: Intuition und rationale Analyse können sich nicht gegenseitig ersetzen. Beide spielen eine wichtige Rolle und sollten gemeinsam zum Einsatz kommen. Die Wahrscheinlichkeit, dass wir eine Situation richtig bewertet haben, ist am größten, wenn Intuition und kritische Reflexion zu ähnlichen Ergebnissen kommen und einander ergänzen. Die Grenzen sowohl des intuitiven als auch des analytischen Urteils machen die überragende Rolle der Sprache bzw. des klärenden Gesprächs deutlich. Intuition ist ohne Sprache möglich, aber nur die Sprache versetzt uns in die Lage, uns explizit über intuitive Wahrnehmungen zu verständigen.* (Bauer, 2005, S. 34)

Integrale Kunsttherapie berücksichtigt in Beobachtung und Begleitung die verschiedenen Zugänge der Wahrnehmung. Wie wichtig es für eine Kunsttherapeutin ist, sich selber immer wieder neu kennenzulernen, eigene Reaktionen und Handlungen zu reflektieren und zu umdenken, machen die Ausführungen von Joachim Bauer deutlich.

Eine weitere wichtige Orientierungshilfe bieten uns die *Grundformen der Angst* nach Fritz Riemann (1991). Nähe und Distanz sind als wesentliche Qualitäten unseres Lebens in der kunsttherapeutischen Arbeit unbedingt zu berücksichtigen. In der Regel spüren wir intuitiv, wie viel Nähe respektive wie viel Distanz Gestaltende brauchen oder zulassen können. Die Ausführungen von Riemann können uns behilflich sein, diese Tendenzen wahrzunehmen und zu berücksichtigen.

Mit den vier Grundformen der Angst bzw. den vier Grundimpulsen oder Grundforderungen meint Riemann etwas allgemein Gültiges und Grundsätzliches, das zu unserem Leben gehört. Nach Riemann haben wir prinzipiell vier Möglichkeiten, auf eine Lebenssituation zu antworten. Auf jede mitmenschliche Beziehung, auf jede Aufgabe oder Forderung können wir uns auf unterschiedliche Weise einstellen: „... wir können uns anerkennend von ihr distanzieren, oder uns mit ihr liebend identifizieren; wir können sie wie ein Gesetz auf uns nehmen, oder sie unseren Wünschen gemäß umzuwandeln versuchen" (Riemann, 1991, S. 202f.).

Angst in den von Riemann beschriebenen Grundformen erhält für uns eine wichtige Bedeutung: Sie ist nicht nur ein zu vermeidendes oder zu verdrängendes Übel, sondern von früh an ein wichtiger Faktor unserer Entwicklung. Im Erleben von Ängsten fordert uns das Leben heraus. Im Annehmen der Angst und im Versuch, mit ihr umzugehen, wächst, laut Riemann, unsere Beziehungskompetenz. Jedes Ausweichen vor ihr schwächt uns. (Vgl. Riemann, 1991, S. 201.)

Aus den vier Grundformen der Angst können wir vier Persönlichkeitstendenzen ableiten. Wir kennen alle die Qualitäten von Nähe und Distanz, von Dauer und Wechsel und können uns zwischen ihnen hin- und herbewegen. Meistens ist uns jedoch eine Tendenz näher als die anderen.

Nach Riemann haben diese Persönlichkeitstendenzen damit zu tun, wie das Individuum Angst erlebt. Es handelt sich um normale Grundstrukturen der Persönlichkeit, die erst im Extrempol und in der Fixierung zu Persönlichkeitsstörungen führen.

Gestaltende bewegen sich innerhalb dieser Qualitäten und Tendenzen von Nähe und Distanz, Dauer und Wechsel. Es ist wichtig, dass wir als Kunsttherapeutinnen unsere eigenen Tendenzen kennen, um nicht zu beeinflussen. Im Kontakt mit den Gestaltenden gehen wir in Passung mit der Tendenz, die wir beiderseits wahrnehmen. Hier geht es in jedem Fall um Respekt vor Abstand.

Im Rahmen der Integralen Gestaltungsarbeit geben wir den verschiedenen Persönlichkeitstendenzen den entsprechenden Spielraum. Selbst in einer Gruppe haben die verschiedenen Qualitäten nebeneinander Platz. Der individuelle Spielraum wird nach der Tendenz zu Nähe versus Distanz, Dauer versus Wechsel „gemessen", erlebt und gestaltet.

Gestaltend können stark ausgeprägte Tendenzen Ausgleich erfahren.

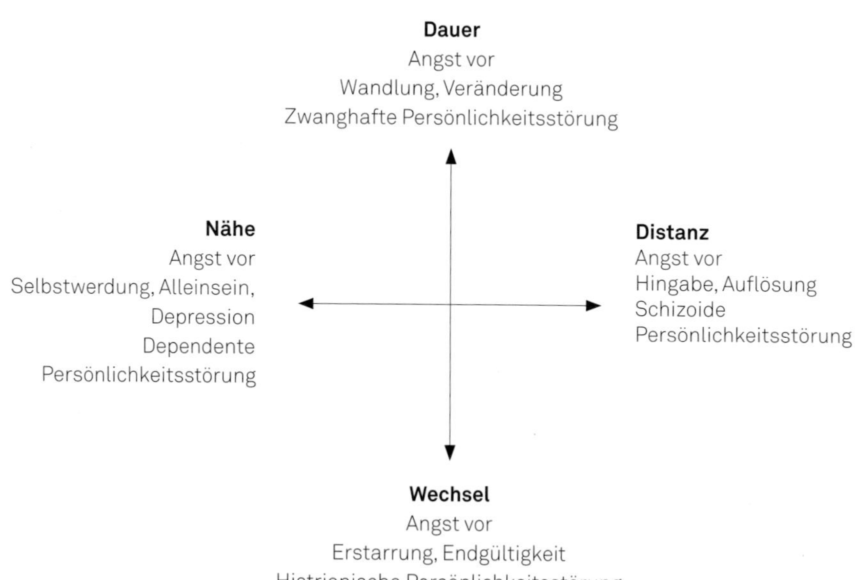

Abbildung 4-27: Das Schema zeigt die vier Grundformen der Angst in der Ausspannung zwischen den Polen Nähe – Distanz sowie Dauer – Wechsel. Wenn wir das Schema als „Landkarte" betrachten, können wir uns entsprechend unserer Tendenz positionieren.

Ausgangslage und Thema ist in unserer Arbeit immer die momentane Situation und Realität der Gestaltenden. Wichtig ist in jedem Fall das Aufnahmegespräch, aus dem heraus wir den gemeinsamen Weg gestalten. Der kunsttherapeutische Weg ist eine Annäherung an momentanes Ungleichgewicht.

4.5.1
Aufnahmegespräch – Situation und Lebensgeschichte

Menschen, die sich uns anvertrauen, kommen mit ihrer momentanen Situation zu uns, in der sie sich Begleitung und Unterstützung wünschen. Damit bringen sie auch ihre Lebensgeschichte mit. Der Begriff „Anamnese", griechisch *anamnesis,* bedeutet ‚Erinnerung'. Geschichte ist Erinnerung. Unsere methodenspezifische Anamnese entwickelt sich anhand einer Zusammenstellung von Fragen. Im Aufnahmegespräch steht das Zuhören im Vordergrund. Die Fragen entwickeln sich aus dem, was wir hören. Der Fragebogen dient dabei als Gerüst, er wird nicht linear und festlegend bearbeitet. Im Vordergrund steht die eröffnende Frage: „Was führt Sie zu mir?" Kaum jemals werden alle Fragen schon im Aufnahmegespräch beantwortet. Die Vorgeschichte einer Krankheit, eines Problems, einer Krise zeigt sich mit dem wachsenden Vertrauen prozesshaft. Erinnerungen werden über Gestaltungen wach und über das Gestaltgewordene dem Bewusstsein zugänglich. Vergessene oder verdrängte Begebenheiten lassen sich oft leichter über eine Gestaltung als mit Worten ausdrücken. Artikulierungen entwickeln sich allmählich über das, was sich in der Gestaltung zeigt.

Wir gehen von der gegenwärtigen Situation aus und verbinden Vorgeschichte und Erinnerungen mit dem Jetzt – wir vergegenwärtigen sie. Nicht nur Hinweise auf ein Problem sind hierbei wichtig, sondern ebenso Hinweise auf Ressourcen und weiterführende ausgleichende Kräfte. So verstehen wir die Anamnese als Geschichte, die weitererzählt und verändert werden kann. Auch hier ist wieder die Beweglichkeit in der Anschauung gefragt. Dazu James Hillman:

> *Hinter der Geschichte steht Mnemosyne (Memoria), die imaginative Kraft des Historisierens, dieser archetypischen seelischen Aktivität des Sinnens, bei der Erinnerung Geschichte wird. Indem man sich eine Geschichte gibt, kann man über sich nachsinnen. Die Fallgeschichte gibt den Patienten und dem therapeutischen Berufsstand eine Möglichkeit zum heilsamen Nachsinnen.* (Hillman, 1986, S. 68 f.)

Bei der Befunderhebung heben wir, im Sinne des Wortes, die momentane Befindlichkeit hervor, wie sie sich im Gespräch gezeigt hat, um sie auf uns wirken zu lassen. Unsere Haltung ist dabei aperspektivisch und im Sinne des integralen Ansatzes möglichst offen für die verschiedenen Wahrnehmungskanäle. Was bewegt sich im Hintergrund, im Umfeld? Was leuchtet auf vom Wesen des Menschen, der sich uns anvertraut? Was ist wesentlich? Was wirkt aus dem Gespräch in uns nach? Wie wirkt „es"? Es geht darum, den Menschen, der sich uns anvertraut, in seiner körperlich-geistig-seelischen Ganzheit wahrzunehmen. Dabei beziehen wir auch sein Umfeld in die Betrachtung ein.

Die Einschätzung geschieht in dem Bewusstsein, dass es sich um eine Momentaufnahme handelt, von der wir in der kunsttherapeutischen Begleitung ausgehen werden. Wir beachten neben dem Problem auch Hinweise auf mögliche ausgleichende Bewegung. Eine medizinische oder psychopathologische Diagnose betrachten wir als Rahmen, in dem wir uns gemeinsam bewegen. Diesen Rahmen ergänzen wir durch unsere Wahrnehmung des Menschen in seiner momentanen Situation mit seinem Potenzial zu Entwicklung und Wandlung.

4.5.2 Symptome

Oft werden Symptome bekämpft und damit verdrängt. Wir können die Reaktionen, die mit einer Symptombildung einhergehen, als Bemühungen auffassen, mit unausweichlichen Schwierigkeiten des Lebens zurechtzukommen. Das kann bedeuten, an einer ungünstigen Überlebensstrategie so lange festzuhalten, bis ein neuer Umgang mit dem Problem gefunden und entwickelt werden kann.

Seelischer und körperlicher Schmerz, das, woran die Menschen, die sich uns anvertrauen, leiden, was sie **umtreibt** und beschäftigt, betrachten wir als Anhaltspunkt, in dem Potenziale und Impulse zu innerer und äußerer Wandlung auffindbar sind. „Wunden sind Orte, wo der Mensch offen ist auf die Tiefe hin" (Renz, 1999, S. 251). Dort beginnt die gestalterische Arbeit.

4.5.3 Methodenspezifisches Erarbeiten von Therapiezielen

> *Nicht Ziel, sondern Wandlung, nicht ein Erreichen, sondern ein Zusammenfassen der gegebenen und immer zerstreuten Kräfte zum Positiven. Keine Kausalität, da alles gegeben ist und nur sichtbar gemacht werden muss.* (Gebser, 1986, GA7, S. 301)

Zielformulierungen erachte ich als sinnvoll, wenn sie Gefäß- oder Rahmencharakter haben, der den Weg nicht planend vorsieht, sondern enthält. Offene, gefäßhafte Zielformulierungen nehmen Anliegen und Bedürfnisse in sich auf und verhindern ein lineares Abarbeiten von Problemen. Dies bedingt, dass Zielformulierungen beweglich bleiben. So werden sie zu Werkzeugen der Wandlung. Wandlung ist

Bewegung, Prozess, Weg, auf dem auch Umwege wichtig sein können. Die Gestaltungen sind Schritte hin zur Veränderung einer Situation oder zu einem veränderten Umgang mit einem Problem. Ausgehend vom achtsamen Wahrnehmen und Fürwahrnehmen der Anliegen und Bedürfnisse, welche die Gestaltenden signalisieren und ausdrücken, gelangen wir im integralen kunsttherapeutischen Kontext zu Zielformulierungen und Zielvereinbarungen.

Hinweise für die Praxis

- Anwendung der Beobachtungswerkzeuge
  Es ist wichtig, in der kunsttherapeutischen Beobachtung, Einschätzung und Befunderhebung offen und angemessen mit den oben vorgestellten Werkzeugen umzugehen. Der integrale Ansatz erfordert Beweglichkeit in der Anschauung. Förderlich können wir unsere Werkzeuge dann anwenden, wenn wir uns als Kunsttherapeutinnen unserer eigenen Tendenzen bewusst sind, sei es in der Manifestation und Wirksamkeit der Bewusstseinsstrukturen, sei es innerhalb der Qualitäten von Nähe und Distanz, Dauer und Wechsel. Nur so können wir den Gestaltenden den ihnen entsprechenden Spielraum lassen.
- Umgang mit Diagnose und Befunderhebung
  Auch hier gilt das Prinzip der Beweglichkeit. Diagnosen und Befunderhebungen sind immer Momentaufnahmen und somit offen für Veränderung und Wandlung. Wenn wir ihnen eine persönlichkeitsgeschichtliche Bedeutung geben, beziehen wir eine narrative Qualität der Betrachtung mit ein. Das lädt zum schöpferischen Umgang damit ein. Gestaltend wird laufend an der eigenen Geschichte gewirkt.
- Integrales Verständnis von Gesundheit und Krankheit
  Gesundheit und Krankheit sind keine fixierten Begriffe. Wir gehen von einem Gesundheits-Krankheits-Kontinuum aus. Völlige Gesundheit und völlige Krankheit sind für lebende Organismen nicht zu erreichen. Die Frage ist nicht, ob jemand gesund oder krank ist, sondern wie weit entfernt bzw. nahe er den Endpunkten Gesundheit und Krankheit jeweils ist. Wichtig ist die individuelle Wahrnehmung der eigenen Befindlichkeit zwischen Gesundheit und Krankheit.
- Vom Bewältigen zum Gewärtigen
  Zum Anwenden unserer Werkzeuge der kunsttherapeutischen Betrachtung gehört es, die daraus folgende Begleitung der Gestaltenden angemessen zu gestalten.
  Horst Rumpf regt in seinem Beitrag „Vom Bewältigen zum Gewärtigen: Über Lernkultur" an, den Vorgang des Bewältigens zu überdenken (Rumpf, 1999, S. 4). Die Integrale Gestaltungsarbeit hat viel mit Lernen zu tun. Gestaltende lernen, einen schöpferischen Umgang mit einer Situation, einem Problem zu entwickeln. Es geht nicht darum, Hindernisse möglichst schnell und reibungs-

los zu überwinden. Vielmehr lernen sie, sich einem herausfordernden Thema anzunähern. Bewältigen ist gleichzusetzen mit Erledigen und Beherrschen. Im Gewärtigen einer Situation jedoch geht es um ein Gegenwärtigen und Anwesendwerden. Beim oft umwegreichen Sichnähern werden die aktuellen Themen berührt. Beim Bewältigen hingegen scheint man Wesentliches zu übergehen oder zu verraten.

> Was da verraten wird, – mir scheint, es sind die umwegreichen Annäherungen, die vielfältigen Berührungen, die Überraschungen und Irritationen, die das Gewärtigen oder auch das Gegenwärtigen von Erkenntnissen und Gegebenheiten unweigerlich mit sich bringt. (Rumpf, 1999, S. 6)

- Umgang mit Symptomen
  Symptome als Versuche und Bemühungen, mit unausweichlichen Schwierigkeiten des Lebens zurechtzukommen, lassen sich nicht bekämpfen oder bewältigen. Ungünstige Überlebensstrategien erfordern ein begleitetes sorgfältiges Sichannähern, um allmählich bewusst zu werden. In der Integralen Gestaltungsarbeit kann diese Annäherung über das Dritte, die entstehende Gestaltung, geschehen. In ihr können mit wachsendem Vertrauen fixierte, verhärtete Verhaltensmuster umgeformt werden. Der Impuls zur Veränderung geht immer von den Gestaltenden aus.

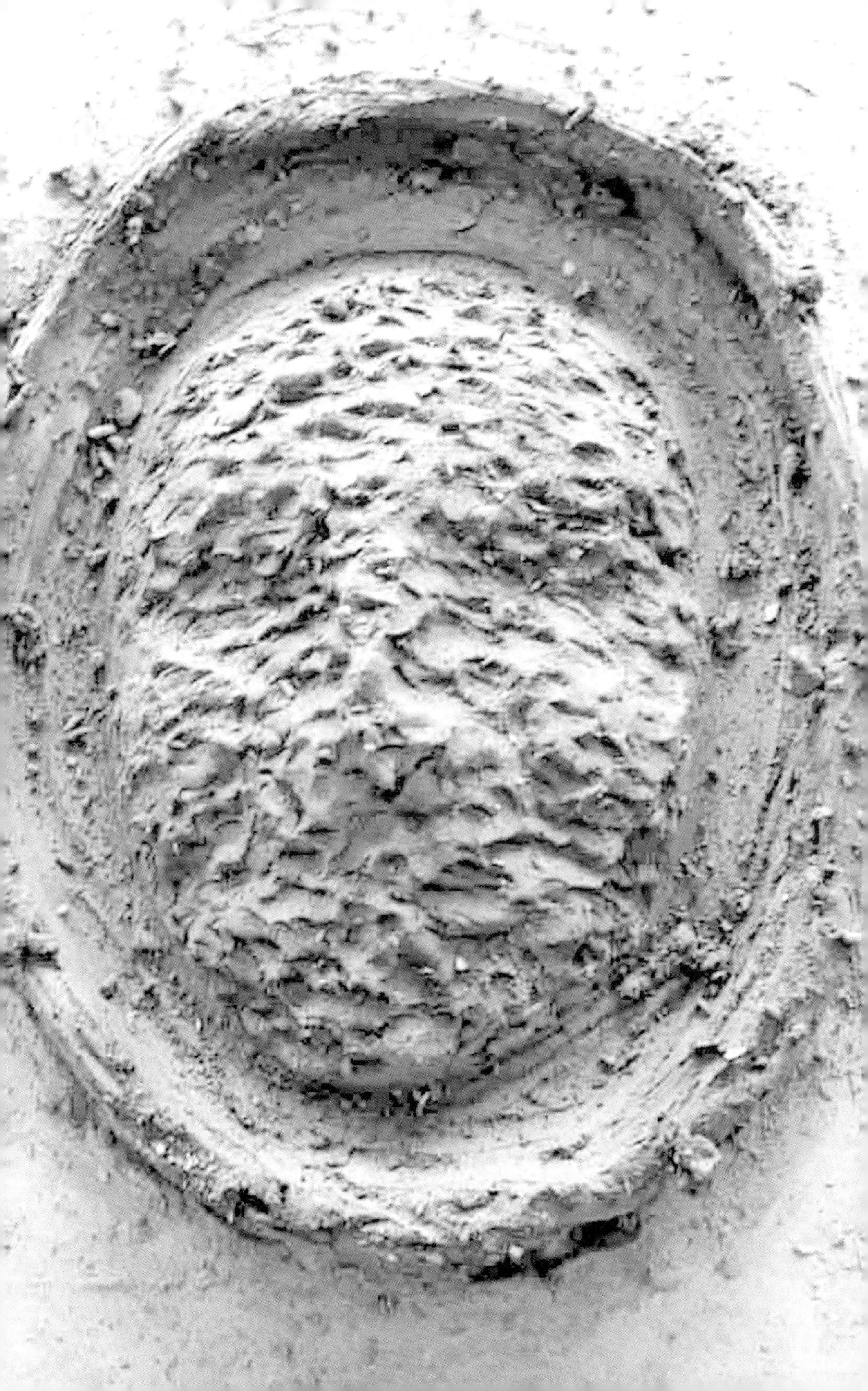

5
Gestaltungswege und Wachstumsprozesse

5.1
Die Entwicklung von Lebensraum

> *Räumlichkeit ist eine Wesensbestimmung des menschlichen Daseins.* (Bollnow, 1997, S. 22)

Im Gestaltungsraum, der aufnimmt und birgt, begeben sich die Gestaltenden in ihren eigenen Erlebens- und Erfahrungsraum. Dieser wird abgegrenzt durch den ausgewählten Spielraum.

Entsprechend der gerade wirksamen Bewusstseinsstruktur werden Raum und Raumqualität verschieden wahrgenommen und gestaltet:

- Im vitalen, selbstvergessenen Sein der archaischen Struktur ist der Mensch verbunden mit dem Raum. Wie Jean Gebser sagt, schläft der Mensch im Raum, und der Raum schläft im Menschen.
- Im elementaren Erleben der magischen Struktur befindet sich der Mensch mitten im Raum. Er bildet das Zentrum, die bleibende Mitte. Von sich ausgehend beginnt er sein Umfeld zu erkunden.
- Im bildhaft erzählenden Erfahren der mythischen Struktur wird der Raum beseelt. Seine Wirkung auf den Menschen erhält symbolische Bedeutung.
- Mit dem ordnenden, differenzierenden Denken der mentalen Struktur wird der Raum überschaubar und messbar.
- In der Mehrdimensionalität der integralen Struktur beginnen sich die verschiedenen Möglichkeiten der Raumwahrnehmung zu verbinden. Verschiedene Sichtweisen werden eingenommen. Durch die beweglich gewordene Anschauung öffnet sich der Raum in seiner Weite und Tiefe, er wird transparent.

Raum und Befindlichkeit der Gestaltenden beeinflussen sich gegenseitig. Über eine entstandene Gestalt wird es möglich, sich in einem für sie gestalteten Raum aufzuhalten, sich darin zu bewegen und zu handeln. Gerade bei Menschen, die verwirrt, verängstigt und verunsichert sind, kann die gestalterische Raumerfahrung dazu beitragen, inneres und äußeres Chaos zu ordnen.

Zu eng erlebte Räume lassen sich im Gestaltungsprozess öffnen, erweitern und vergrößern. Das Bedürfnis nach Geborgenheit, Schutz und Rückzug ruft nach Räumen, die abgrenzen und Halt geben. Äußere Räume können Metaphern sein für den Innenraum des Menschen.

Karlfried Graf Dürckheim formuliert dies facettenreich:

> *Der gelebte Raum ist für das Selbst Medium der leibhaftigen Verwirklichung, Gegenform oder Verbreiterung, Bedroher oder Bewahrer, Durchgang oder Bleibe, Fremde oder Heimat, Material, Erfüllungsort und Entfaltungsmöglichkeit, Widerstand und Grenze, Organ und Gegenspieler dieses Selbstes in seiner augenblicklichen Seins- und Lebenswirklichkeit.* (Dürckheim, 2005, zit. nach Bollnow, 1997, S. 20)

5.1.1 Der Spielraum

Der Spielraum ist offen für verschiedene Raumqualitäten und Raumthemen. Raum ist nicht einfach gegeben, er will dem momentanen Bedürfnis der Gestaltenden entsprechend geschaffen werden, damit sie ihn bewohnen und beleben können. Deshalb gehen wir immer von einem leeren Spielraum aus, dessen äußere Begrenzung, wenn nötig, im Gestaltungsprozess erweitert werden kann. Räume wachsen organisch oder werden konstruiert und gebaut. Gestaltete Räume sind in ihrer Gliederung und Ordnung Ausdrucks- und Verwirklichungsorte. Plastisches Gestalten ist somit Raumgreifen und Ortung des zum Ausdruck kommenden menschlichen Lebens. Die folgenden Beispiele zeigen mögliche Vorgehensweisen bei der Raumgestaltung.

Der unbedeckte Spielraum als Boden

Der leere Spielraum dient als Boden oder Raum, ohne dass er vorher ausgestaltet wird. Dies ist oft bei ersten Gestaltungen von Erwachsenen der Fall.

Der Spielraum kanalisiert das Gestaltungsgeschehen. Er gibt dem einzelnen Element oder dem ausgedrückten Thema einen Ort, an dem es erscheinen und sichtbar werden kann. Etwas wird aus dem Alltag herausgehoben, Gestaltende wenden ihm Aufmerksamkeit zu. Mit wachsender Erfahrung der Gestaltenden wird der Spielraum, ausgehend von seiner Funktion als Unterlage, immer mehr zum bewohnten Raum.

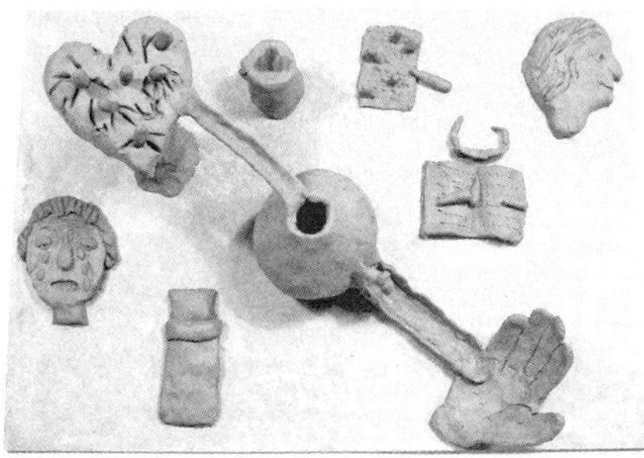

Abbildung 5-1: Gestaltungselemente werden auf den Spielraumboden gelegt und in einen thematischen Zusammenhang gebracht.

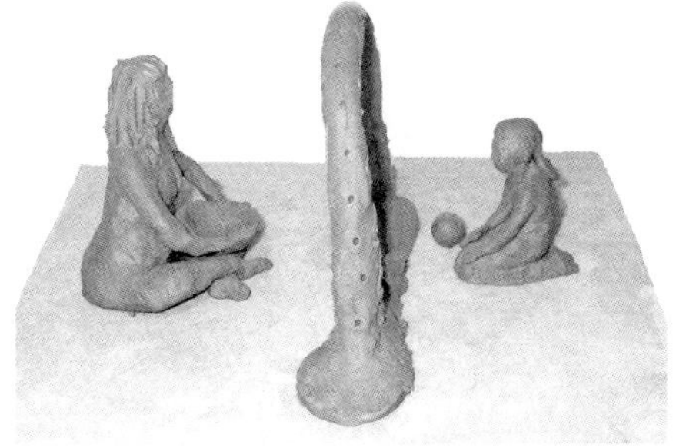

Abbildung 5-2: Eine Beziehungssituation wird auf dem unbedeckten Boden des Spielraumes aufgestellt. Der Bogen drückt ein Raumerleben aus.

Der Spielraum wird als Boden, Raum, Landschaft ausgestaltet

Die Raumgestaltung kann durch bereits vorhandene Figuren angeregt werden, die für ihre Handlungen einen bestimmten Ort brauchen.

Zwischen den einzelnen im Spielraum liegenden oder stehenden Formen wird eine Verbindung hergestellt, Spuren werden gelegt, der Raum dazwischen wird ausgefüllt. Wege führen in Raum und Raumerleben hinein. Der Gestaltungsprozess wird als Weg in neue Bereiche wahrgenommen.

Räume sind Orte der Begegnung mit anderen und mit sich selbst. Im Spielraum werden Spuren gelegt. Stück für Stück setzt sich der Raum zusammen. Er wird als Ort des Ankommens erfahren, als Boden für entstehende Themen und Gestaltungselemente. Dieses Boden- und Raumschaffen ermöglicht und öffnet den

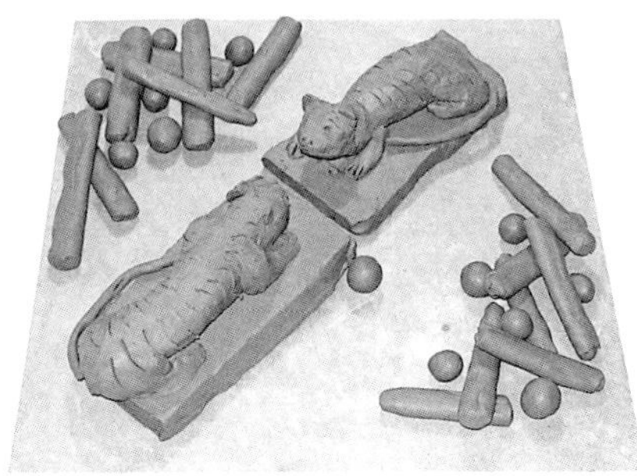

Abbildung 5-3: Jedem der Tiger wird ein Boden unterlegt.

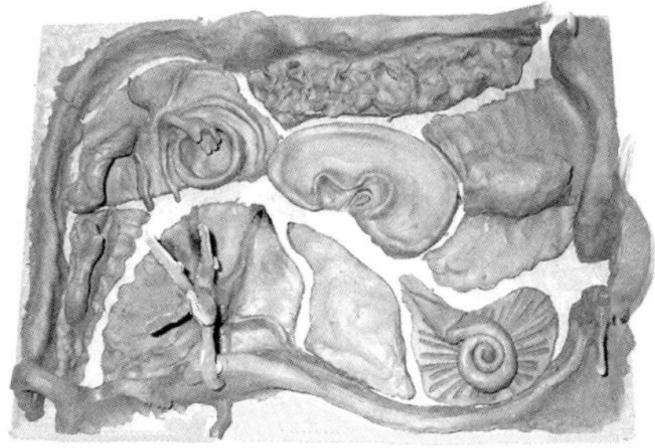

Abbildung 5-4: Der Spielraum füllt sich. Zwischen den einzelnen Elementen wird der Boden teilweise abgedeckt.

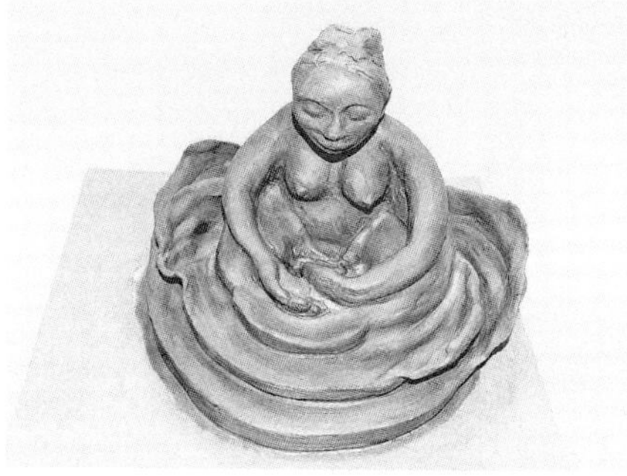

Abbildung 5-5: Die Raummitte wird betont.

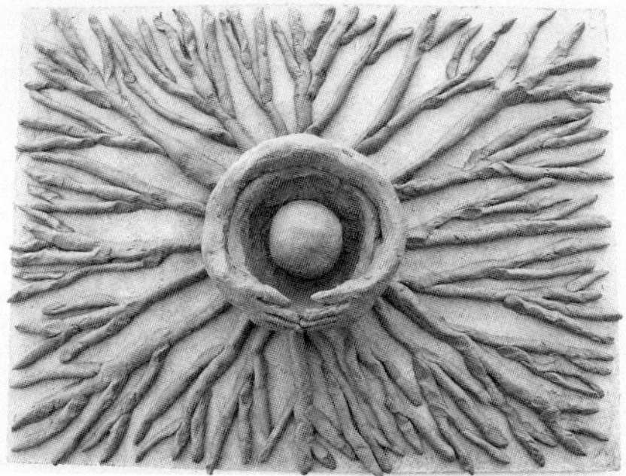

Abbildung 5-6: Von der Mitte aus breiten sich Wurzeln in alle Richtungen.

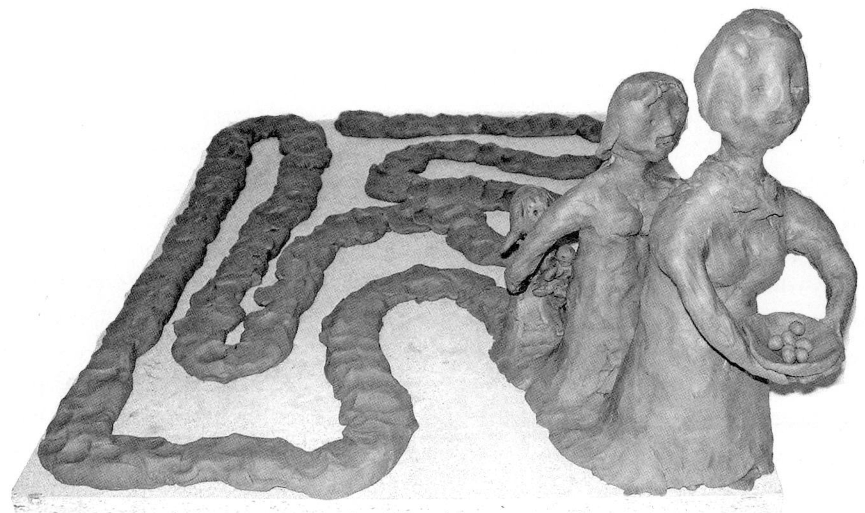

Abbildung 5-7: Die gestalteten Figuren hinterlassen die Spur des Weges, den sie durch den Spielraum gegangen sind. Dadurch wird der Boden zum Teil bedeckt.

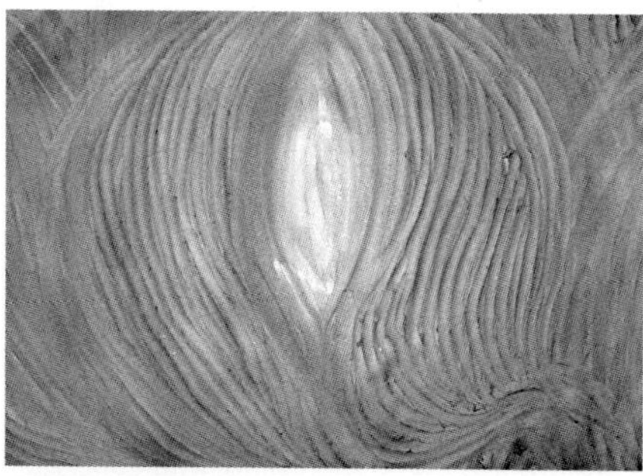

Abbildung 5-8: Die Spielfläche wird nun ganz abgedeckt. Ein Boden entsteht.

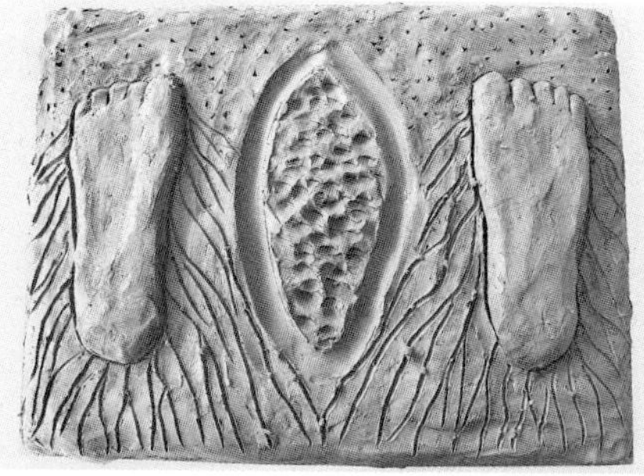

Abbildung 5-9: Der Boden mit den Fußabdrücken wird zum Ort des Ankommens.

Gestaltenden den Zugang zu inneren Themenbereichen, die Gestalt annehmen und im vorhandenen Raum zu orten sind. In seiner Ganzheit umfasst ein Gestaltungsprozess mit der Zeit ein Zusammenspiel von Raum und Geschehen, das in ihm stattfindet.

5.1.2 Urraum und Urform

Raumerfahrungen von Erwachsenen können von ähnlichen Spuren ausgehen, wie wir sie als ursprüngliche Spuren und Ausdrucksgesten des kleinen Kindes kennen. Auch beim Gestalten von Erwachsenen lässt sich von ursprünglichen Ausdrucksgesten sprechen. Findet man gestaltend Boden, kann dies dazu beitragen, in unserer hektischen Zeit den Boden unter den Füßen nicht zu verlieren. Es ist eindrucksvoll, die Gesten der Hände beim Bodenschaffen zu beobachten. Diese Gestaltungen sind Grundlage für das Werdende, für authentisch wachsende Form.

Spontan entstandene, Raum gewordene Urformen wirken in ihrer Klarheit ordnend auf inneres Chaos und Verwirrung. Es sind besondere Momente, in denen Gestaltende zurückfinden in diese ursprüngliche Ordnung. Solche Momente wollen nicht gestört werden. Sie sind wichtig und bedeutsam für eine authentische Formentwicklung und bedeuten ein Loslassen von angelernter, sinnentleerter Form.

Ein Gestaltungsweg kann solche Urräume umfassen, wenn sich Umbruch und Veränderung ankündigen, die Verunsicherung und Angst mit sich bringen. Ein Ankommen in Urform und Urraum gibt Halt und ermöglicht Wandlung. Das bedeutet ein Offenwerden für Neues, aufbauend auf den Grundformen der in uns allen angelegten universalen Formensprache.

Verbildete, aufgesetzte, nicht authentische Form berührt nicht, weil sie nicht von innen heraus wächst. Das Zurückfinden zu ursprünglichen Formen und das Verweilen in ihnen wirkt sich ausgleichend und entspannend aus.

Über Urbewegung und Urraum verbinden sich die Gestaltenden mit den Symbolen, die in uns Menschen seit Urzeiten immer wieder neu entstehen und wirksam werden. Dies geschieht kulturunabhängig bei Kindern wie bei Erwachsenen. Immer wieder neu berühren uns diese Räume in ihrer Klarheit, Einfachheit mit ihrer starken, ausgleichenden Wirkung. „Das ist mein ganz persönlicher Kraftplatz“, bemerkt eine Gestaltende beim Betrachten der entstandenen Landschaft. „Hier, in diesem Boden, finde ich viel Kraft für meinen Weg!“ Gerade in der heutigen Zeit wächst das Bedürfnis nach ursprünglichen, kraftvollen Plätzen. Reisen zu sogenannten Kraftorten werden angeboten. Geht es letztlich nicht darum, in uns selbst Orte zu schaffen, die uns innehalten lassen, um die eigene Kraft zu spüren?

Urformen als Symbole sind, wenn sie in Gestaltungen Form annehmen, mit den Sinnen wahrnehmbare Sinn- und Bedeutungsträger. Als Urformen betrachten wir den Kreis, die Spirale, das Kreuz, das Quadrat, das Dreieck und die Mandorla (Mandelform). Die Mandelform hat Esther Hofmann, die Gründerin des Bildungsinstituts „Lebensausdruck durch Malen und Modellieren – LDM“, als weitere Urform im bildnerischen Zusammenhang erforscht. Die Urformen sind als geometrische Symbole nah verwandt mit den Grundzahlen. Als Strukturelemente unseres Lebens stehen sie für eine Vielfalt von Bedeutungszusammenhängen. Sie sind unausschöpfliche Quellen, die sich uns über Gestaltgewordenes am ehesten öffnen.

Hildegard Marcus drückt treffend aus, was die Ursymbole in ihr bewirken:

> *Meine Erfahrung ist, je mehr die Ursymbole in mir selbst zur Geltung kommen, ordnend, klärend und stärkend, um so strukturbewusster vermag ich meine Umwelt zu sehen, um so mehr komme ich bei mir selber an, im Menschlichen, auf der Erde und im Kosmischen: die Formen als Gestalt wahrnehmend.* (Marcus, 1998, S. 15)

Es ist eindrucksvoll mitzuverfolgen, wie strukturierend das Gestalten von Urformen und Urräumen in kunsttherapeutischen Prozessen wirkt.

Urformen finden wir in unserem Körper und in der Natur; sie entsprechen natürlichen Strukturen. Urformen sind den Gestaltenden als innere und äußere Formen erfahrbar und durchschaubar. Sie sind Grundlage unserer universellen Formensprache.

Die Vielschichtigkeit der Ursymbole lässt sich nicht einfach rational erklären. Ihre universale Sprache lässt immer auch Raum offen für die ganz persönliche Bedeutung und Erforschung. Die Wirkkraft dieser gestalteten elementaren Räume regt dazu an, unsere Gegenwart in ihrer Tiefe mit dem Ursprung verbunden zu erfahren.

> *Das Erfahren der Ganzheit des Wirklichen aber geschieht im Sichtbar-Unsichtbaren des Symbols. Im Symbol bleibt das Geheimnis des Seienden bewahrt. Zur symbolischen Erkennensweise scheint der Mensch des integralen Zeitalters herangereift und nun aufgerufen zu sein.* (Marcus,1998, S. 45)

Es würde den Rahmen dieser Arbeit sprengen, wollten wir detailliert auf die Bedeutungs- und Sinnzusammenhänge der Urformen und Ursymbole eingehen; überdies sprechen die Gestaltungen, in denen Urformen sichtbar geworden sind, für sich. So gebe ich zum Verständnis nur eine kurze Zusammenfassung, ergänzt mit Gestaltungen der entsprechenden Ursymbole, und verweise auf die Arbeiten von Hildegard Marcus (1998) und Ingrid Riedel (1985).

Der Kreis

Als vollkommen in sich gerundete unendliche Linie ist der Kreis das Runde schlechthin. Als ideale, harmonische Ganzheit bietet er Schutz und Abgrenzung gegen außen. Der Kreis vermittelt einerseits ein Gefühl der Geborgenheit, des Enthalten- und Umfangenseins, andererseits auch Umgrenzung. Er lässt uns nach innen konzentriert Mitte finden und erfahren. Wie die Kreislinie immer wieder zu ihrem Ausgangspunkt zurückkehrt, symbolisiert der Kreis die zyklischen Lebensabläufe, wie Geburt, Tod und Wiedergeburt. Zum Kreis gehört die uralte Vorstellung von der Zeit, die alles in sich zurücknimmt, um es neu zu zeugen und zu gebären. Die dreidimensionale Gestalt des Kreises, die Kugel, rotiert wie die Himmelskörper im All. Sie enthält den Keim des Lebens und wird in vielen kulturellen Zusammenhängen als Welten-Ei betrachtet. Kreistänze, Kugel- und Ballspiele sind uralte Formen, das zyklische Leben auszudrücken. Zum Kreis gehört ebenso das Mandala (Sanskrit für ‚heiliger Kreis'). Mandalas finden wir in vielen religiösen Traditionen, in Kunst und Architektur. Mit dem Mandala wird Einheitliches und Alles-Übergreifendes in eine klar gegliederte Ordnung gebracht. C. G. Jung hat über viele Jahre selber Mandalas gemalt, zunächst ohne näheres Wissen über die Bedeutung des Mandalas als Meditationsgegenstand.

> *Erst als ich die Mandalas zu malen anfing, sah ich, dass alle Wege, die ich ging, und alle Schritte, die ich tat, wieder zu einem Punkte zurückführten, nämlich zur Mitte. Es wurde mir immer deutlicher: das Mandala ist das Zentrum.* (Jung, 1962, S. 199 f.)

In der Integralen Gestaltungsarbeit entstehen die Mandalas spontan; sie werden nicht nach Vorlagen ausgemalt oder gestaltet. So entfalten sie ihre Kraft aus dem Inneren heraus.

Wichtig bei allen Kreisgestaltungen ist das Zentrum, die „Kon-Zentration" auf die Mitte. Oft gestalten Erwachsenen zuerst Kreise und Kugeln. Es ist, als öffneten sie damit einen Raum, der sie ankommen lässt, frei von Kritik und Leistungsdruck, sind doch Kreis und Kugel in sich vollkommen (s. Abb. 5-10).

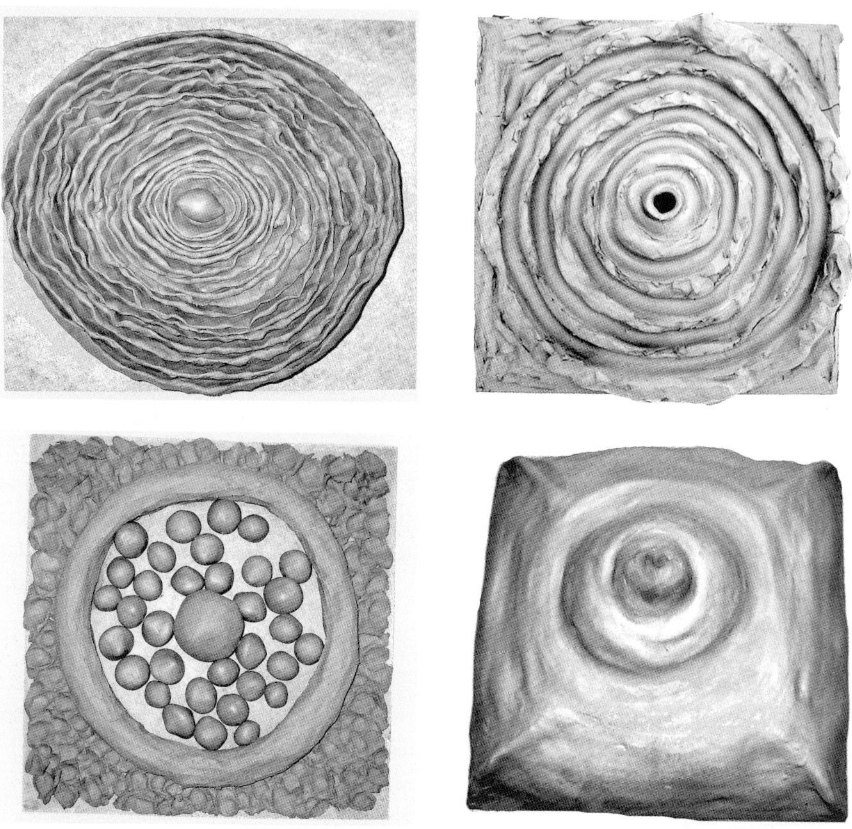

Abbildungen 5-10: Urräume mit Kugeln und konzentrischen Kreisen. Wichtig ist bei Kreisgestaltungen die Konzentration auf die Mitte. Oft erscheinen in ersten Gestaltungen Kreise und Kugeln. In ihrem Bedeutungsgehalt symbolisieren sie für die Gestaltenden Inhalte, die noch nicht in ihrer „realistischen" Form ausgedrückt werden möchten. So symbolisiert die Kugel oft den Menschen, die Gestaltenden selbst.

Die Spirale

Als dynamische Form ist die Spirale Symbol für Entwicklung und Lebensrhythmus. Mit jeder Drehung weist sie über sich selbst hinaus und lässt sich unendlich fortsetzen. Sie rollt sich auf und rollt sich ein. Mit diesen polaren Bewegungen, der Links- oder Rechts-, der Einwärts- oder Auswärtsdrehung, symbolisiert sie Werden und Vergehen, Leben und Sterben und zeigt auf, dass beide Qualitäten untrennbar zusammengehören. Als rechtsdrehende, von der Mitte aus im Uhrzeigersinn nach aussen drehende Spiralbewegung symbolisiert sie Entfaltung zu Leben und Zukunft, als links von aussen nach innen drehende Bewegung den sich einrollenden Weg zurück zum Ursprung. Als dreidimensionale Form aufsteigend oder absteigend, rechts oder links drehend, führt sie uns hinunter in die Erde, in die Verkörperung, oder über uns hinaus in geistige Bereiche. Ein wichtiges Wandlungssymbol ist das Labyrinth mit seinen Einwärts- und Auswärtswindungen. In Tanz und Bewegung ist die Spirale seit Urzeiten ein wesentliches Element. Somit ist die Spirale ein wichtiges Bewegungselement in Bild und Zeichnung. In der durch die Tonerde statischeren Gestaltung wird sie zum Weg oder zum Symbol des Weges. Aus ihr entstehen häufig Schlangen. Beim Legen von Spiralen wird immer wieder viel Sorgfalt verwendet. Der Gang in die Mitte oder aus der Mitte wieder hinaus kann rituellen Charakter erhalten. Über die Gestaltung, über den zu gehenden Spiralweg wird manchmal bewusst etwas losgelassen, in die Mitte gebracht, um dort gewandelt zu werden. Ebenso tiefe Erlebnisse können Labyrinth-Gestaltungen auslösen.

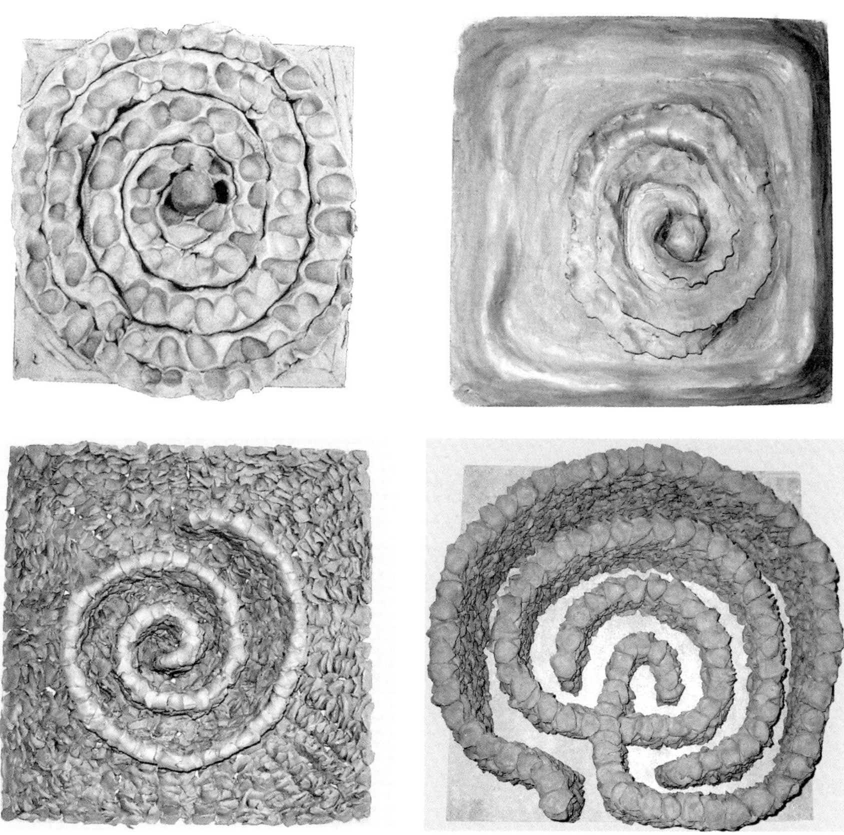

Abbildungen 5-11: Urräume mit Spiralspuren und Spiralen. Spiralen führen sowohl hinein ins Zentrum als auch vom Zentrum nach außen. Wie der Kreis ist auch die Spirale eine wichtige Form für Rituale und Tänze. Weitere Formen, die von der Spirale ausgehen, sind der spiralige Weg und das Labyrinth.

Das Kreuz

Mit der geraden Linie drückte schon der frühe Mensch sein Erleben und Erfahren von Richtung und Ausgerichtetsein aus. „Mit der geraden Linie wurde z.B. die Erkenntnis der Richtung geboren. Sie anzuwenden als sinnliches Zeichen für eine geistige Wegspur, war eine Sternstunde der Menschheit." (Marcus, 1998, S. 25.) Im Kreuz treffen eine senkrechte und eine waagrechte gerade Linie aufeinander. Im Oben und Unten, Rechts und Links, im Norden und Süden, Osten und Westen als Ordnungsstruktur richtet und spannt der Mensch sich aus, mit ausgebreiteten Armen steht er aufrecht da. Diese Haltung ist seit Urzeiten Ausdruck von Adoration und Hinwendung zum Göttlichen. In dieser aufrechten Haltung wird der Mensch selber zum Kreuz, er nimmt teil am Universalen. Das Kreuz ist Symbol für die Wirklichkeit des Lebens, eine Strukturformel für die Vereinigung von Gegensätzlichem und somit ein Lebenszeichen. Der Kreuzweg ist in vielen kulturellen Zusammenhängen ein wichtiger, symbolträchtiger Ort.

Wie keine andere Urform ist das Kreuz belastet und besetzt vom Christentum. Als Zeichen und Symbol ist es jedoch viel älteren Ursprungs. Als erstes Weltbild symbolisiert das Kreuz die Orientierung und auch die Aufrichtung des Menschen im Raum. Als Weltkreiskreuz diente das Radkreuz der Orientierung in der Zeit und wurde so zum Sinnbild der Jahreseinteilung.

> *Die christliche Perspektive der Welt muss sich von der Fixierung auf das Kreuz von Golgatha lösen und wieder kosmische Weite gewinnen. Sonst bleibt sie hinter dem zurück, was heutige Weltperspektive bedeutet: Mehr-Perspektivität.* (Riedel, 1985, S. 37)

Gerade übers Gestalten kann ein neuer, ursprünglicher, unbelasteter Weg zur Urform Kreuz gefunden werden. Die Auseinandersetzung mit dem Kreuz ist auch für viele unserer Studierenden eine Herausforderung, ein „Kreuzweg". Es braucht Zeit, um die Erfahrungen vom belasteten, schweren, dunklen Kreuz über den Weg des Gestaltens hin zum ursprünglichen Lebenskreuz, zum Aufstehen und Sichausrichten zu wandeln.

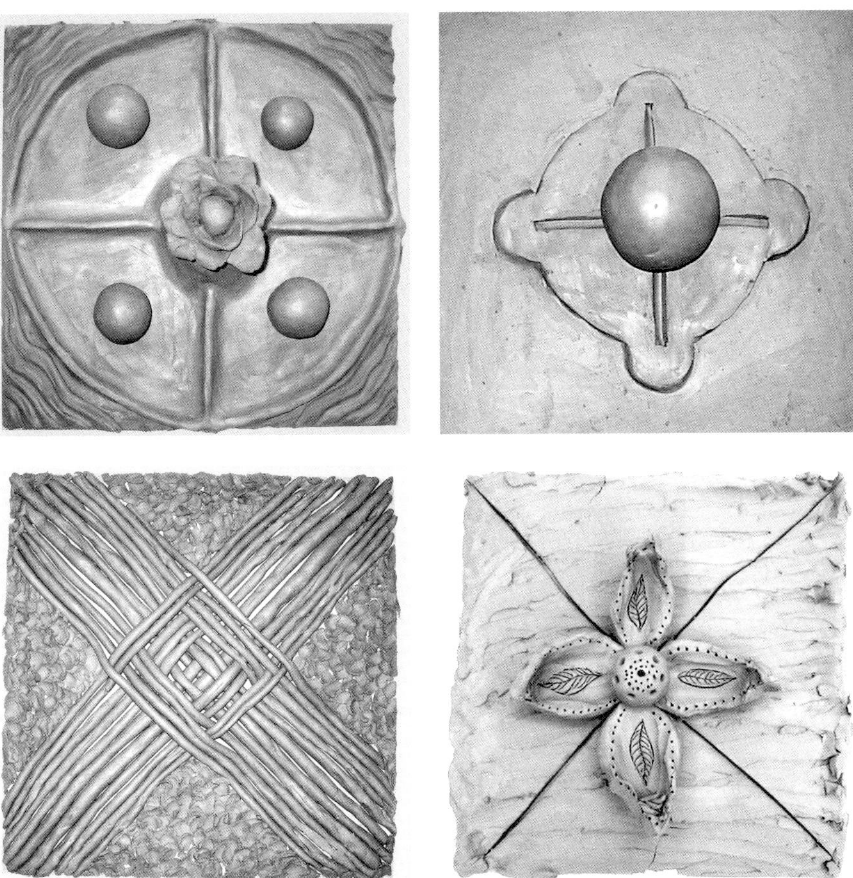

Abbildungen 5-12: Urräume mit Kreuzen. Mit dem Kreuz richtet der Mensch sich in alle vier Richtungen aus. Wichtig beim Kreuz ist die Mitte, wo sich die Linien überschneiden. Dieses Zentrum wird oft betont.

Das Viereck

Das Viereck symbolisiert begrenzte, messbare Endlichkeit. Als eckige, ruhende und überschaubare Form lädt es ein, sich niederzulassen. Alles Bewegte, Unruhige, Durcheinandergebrachte, findet im Geviert Halt und Ausdrucksmöglichkeit. Das Quadrat ist Symbol für die Erde, für den Lebensbereich des Menschen, den er nach außen abgrenzt und schützt. Mit seiner Viererstruktur finden wir das Viereck in vielen Bereichen irdischer Wirklichkeit. Es ist für den Menschen von existentieller Bedeutung. In steinzeitlichen Felszeichnungen wurden Menschen mit quadratischem Rumpf dargestellt. Wir finden das Quadrat, wie das Kreuz, besonders häufig als Ausdruck für die vier Weltgegenden, die Himmelsrichtungen, die Elemente, die

Jahreszeiten. Beim Bau von Behausungen, Tempeln, Altären, Städten, Plätzen ist das Quadrat als Grundform und Grundriss wichtig, ebenso zur Abgrenzung von Feldern, mit denen der Mensch die Erde in Besitz nimmt.

In Gestaltungen beginnt mit dem Viereck das Eingrenzen, Abgrenzen, das Bauen und damit auch das Messen und Abmessen. Oft erscheinen quadratische Elemente in Gestaltungen, wenn vereinnahmende Themen nach Ordnung und Halt rufen, so wie sich der frühe Mensch gegenüber der vereinnahmenden Umwelt ein Geviert geschaffen hat. Dieses Haltfinden ist gerade in der heutigen hektischen Zeit wichtig. Aus diesem Grund sind auch unsere Spielräume quadratisch oder rechteckig. Manche der folgenden Gestaltungen erinnern an Stufenpyramiden.

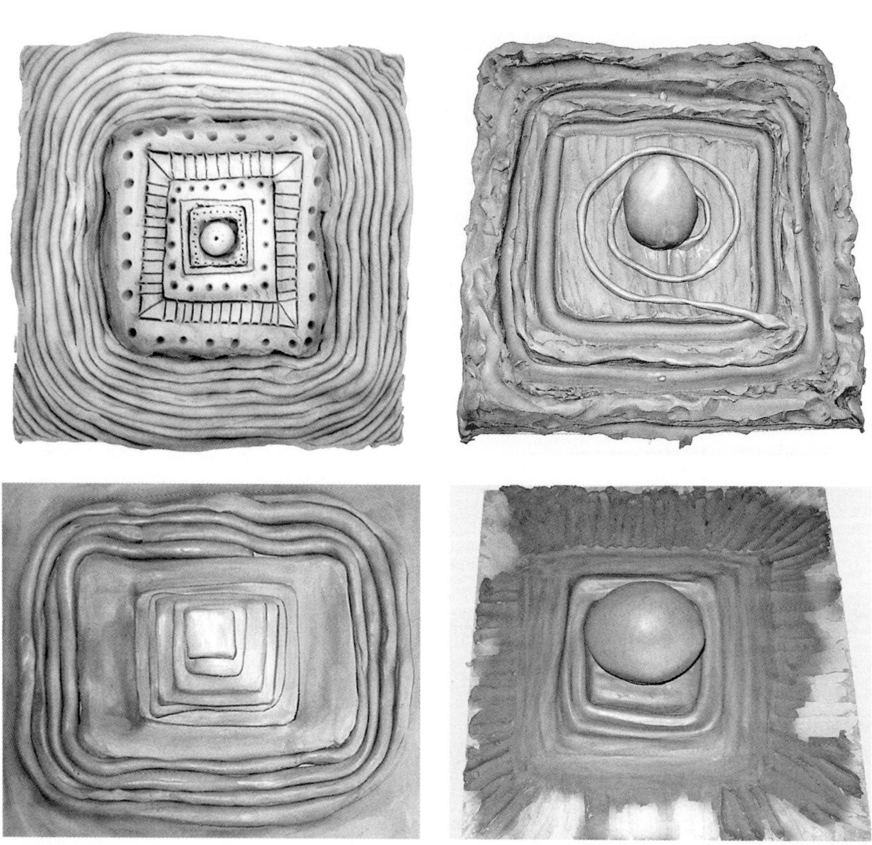

Abbildungen 5-13: Urräume, in denen das Quadrat eine zentrale Bedeutung erhält. Das Quadrat als Ursymbol bietet Halt und Schutz; es lädt ein, sich niederzulassen, sich einzulassen. Auch bei diesen Räumen ist das Zentrum betont. Vierecke werden aufeinandergelegt, es entstehen Stufenpyramiden.

Das Dreieck

Das Dreieck zeigt sich in einer Vielfalt von Varianten. Es gibt gleichseitige, gleichschenklige, stumpf-, recht- und spitzwinklige Dreiecke, die in ihrer Dynamik ganz verschieden wirken. Das Dreieck symbolisiert mit seiner dynamischen Form Bezogensein in Spannung. Im Dreieck stehen heißt in Beziehung stehen.

> *Das Dreieck zeigt uns jeweils in ein dynamisches Spannungsfeld zwischen drei Seiten gestellt, die uns zerreißen, die uns aber auch zugute kommen können, wenn wir sie auszubalancieren vermögen.* (Riedel, 1985, S. 67)

Mit seiner Spitze nach oben oder nach unten weist das Dreieck über sich selbst hinaus. Das männliche, spannungsgeladene Dreieck, wie das Feuerdreieck, das alte Feuerzeichen, zeigt mit der Spitze nach oben in männlich-schöpferische Bereiche, die sich in der Trinität von Vater, Sohn und Heiligem Geist symbolisieren. Das weibliche Dreieck mit der nach unten gerichteten Spitze, etwa das Wasserzeichen, weist von der Horizontale aus nach unten, hin zur Erde und in die Tiefe, hinein in die Erfahrung des Lebens. Der Raum des nach unten weisenden Dreiecks symbolisiert die Dynamik des weiblichen Kräftefeldes mit seinem Wandlungscharakter, der sich in der weiblichen Triade der jungfräulichen, der reifen und der alten weisen, dem Tod verbundenen Göttin ausdrückt. Die Pyramide als Sakralbau beeindruckt in ihrer harmonischen, ausgeglichenen, kosmisch bezogenen Form. Sie führt auf einer quadratischen Grundfläche vier Dreiecke oder auf einem dreieckigen Grund drei Dreiecke an der Spitze zusammen.

Das Dreieck finden wir, außer beim Bau von Pyramiden, in Gestaltungen seltener als in Bildern oder Zeichnungen. Beim Gestalten von Häusern erscheint es in der Konstruktion des Daches. In der Gestaltungsarbeit hat das Dreieck in seinem Raumaspekt eindeutig mit Aufrichtung und Ausrichtung zu tun.

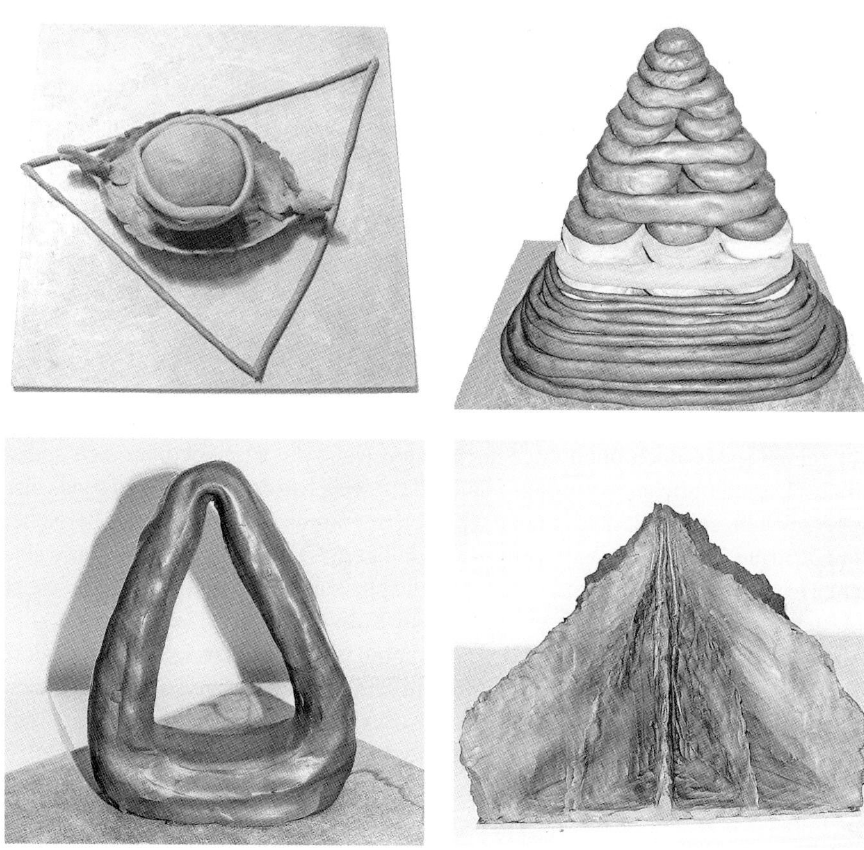

Abbildungen 5-14: Urräume mit Dreiecken. Aufrichtung und Ausrichtung sind wesentliche Aspekte des Dreiecks.

Die Mandorla

Die Mandorla (Mandel) als weibliches Ursymbol zeigt sich in verschiedenen thematischen Ausprägungen. Von Gestaltenden wird sie immer wieder als Lebensform umschrieben, als Urform des Lebens und Kern, als Eingang, Durchgang und Ausgang, als Tor zum Leben und Sterben, als Ort der Wandlung, als Auge, das nach innen schaut, hinein ins Leben, als Schiff auf dem Lebensfluss. Marie König (1996) hat die Mandelform als in Felsböden oder Felswände eingeritzte Vulva in verschiedenen französischen Kulthöhlen gefunden und belegt. In östlichen Kulturbereichen ist die Mandorla als Yoni häufig in heiligen Bezirken zu finden. In der christlichen Symbolik finden wir die Mandorla als Form, mit der Christus, Maria und Heilige ganz umgeben werden. Die enthaltende Form hat die Bedeutung einer Gloriole oder eines Heiligenscheins. Mandorlen treten in der sakralen Kunst Europas etwa seit dem 5. Jahrhundert nach Christus auf und gelten auch als Licht- und Heilssymbol einer göttlichen Figur (s. Abb. 5-15).

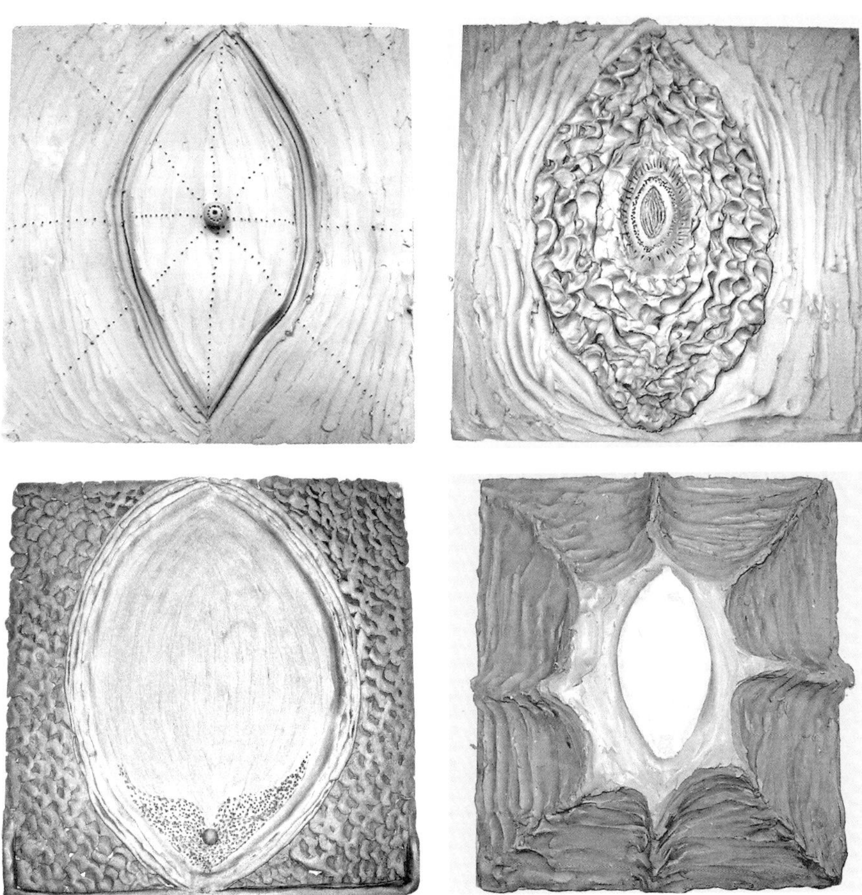

Abbildungen 5-15: Die Mandorla als Ursymbol kommt häufig in Gestaltungen von Frauen vor. Sie umschließt Themen von Eingang und Ausgang, Durchgang, Zeugen, Gebären, Wandlung, Leben, Sterben und Wiedergeburt. Die Mandorla wird oft als (innerer) Kern wahrgenommen, als Ort von Potenzial und Lebenskraft, als Ausgangspunkt inneren Wachstums.

5.1.3 Der organisch gewachsene Raum

In der Raumentwicklung unterscheiden wir zwischen Räumen, die wachsen, und Räumen, die konstruiert und gebaut werden. Organisch gewachsene Räume sind natürliche Räume. Ihr Wachsen vollzieht sich in elementaren, rhythmischen Bewegungen und Gesten, die oft den Anschein erwecken, als würden die Gestal-

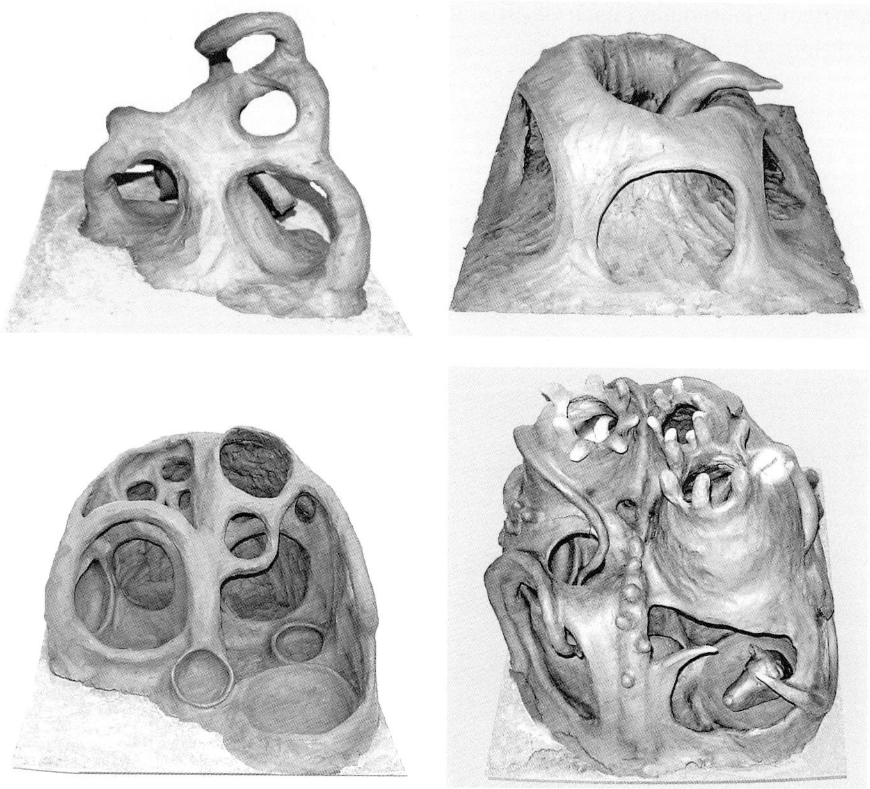

Abbildungen 5-16: Organisch gewachsene Räume. Auffallend sind die pflanzenartigen Formen, in denen sich das Wachsenlassen ausdrückt.

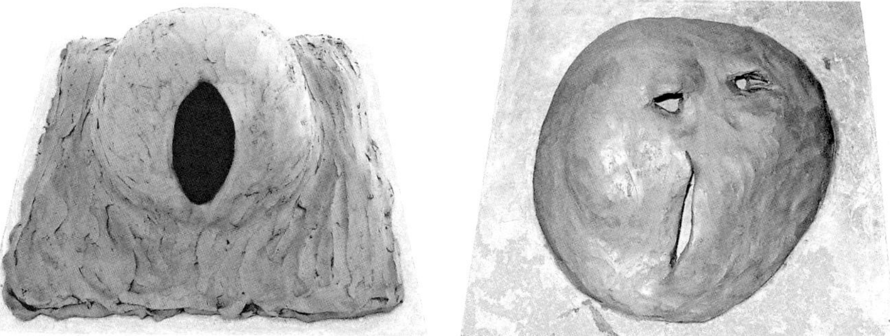

Abbildungen 5-17: Höhlen können zu ruhigen Aufenthaltsorten werden. Dunkelheit und Stille sind wesentlich. Es kann sein, dass solche Höhlen in ihrem Inneren etwas hüten, was geschützt werden möchte.

tenden inneren organischen Formen nachspüren und sie zum Ausdruck bringen (s. Abb. 5-16).

Beim Wachsenlassen organischer Räume tasten sich die Gestaltenden oft in verschlungene Höhlensysteme vor und machen dabei wichtige elementare Erfahrungen. Innen und Außen verbinden sich, Hell und Dunkel werden unmittelbar erlebt. Wieder lässt sich dabei das eigene Körperinnere spüren. Dieses Vorgehen ist meistens mit einem Gefühl von Zeitlosigkeit verbunden. Äußerer Stress fällt für Momente ab. Entspannung und Wohlsein stellen sich ein. In Einzelstunden löschen wir manchmal das Licht und lassen im Inneren eines gestalteten Urraumes ein Teelicht brennen (s. Abb. 5-17).

5.1.4
Der konstruierte, gebaute Raum

Langsam entwickeln sich aus dem organischen Raum heraus Elemente, die nun deutlich gebaut werden. Im Spielraum geschieht immer, bewusst oder unbewusst, Ausrichtung und Orientierung. Verschiedene Orte oder Plätze werden darin eingerichtet. Der anfangs neutrale, freie und offenliegende Raum erhält durch das Schaffen von eigenen Räumen und Orten Gefäße, die sich mit Bedeutung zu füllen beginnen. Diesen Prozess beschreiben Gestaltende oft als „Ankommen", als „Nachhausekommen". Das Boden- und Raumschaffen gibt Halt. Der Mensch braucht festen Boden unter den Füßen, um sich bewegen zu können, um sich sicher und getragen zu fühlen. In Zeiten von Umbruch, Unsicherheit und Angst wird dem Menschen der Boden entzogen. Gestaltende sprechen dann von „Absturz", von „Absin-

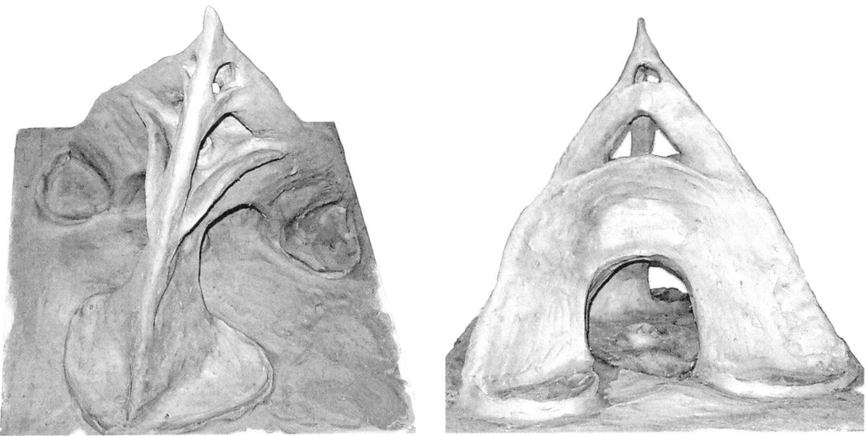

Abbildungen 5-18: In dieser Raumgestaltung können wir den Übergang vom gewachsenen zum gebauten Raum beobachten. Ist die eine Seite noch pflanzenhaft wachsend, wird die andere Seite schon gebaut.

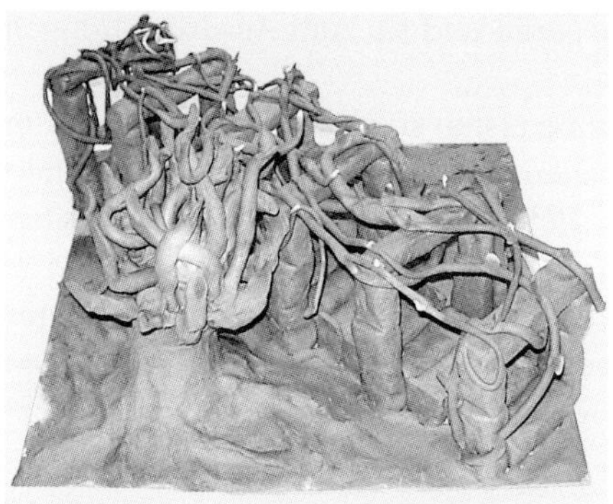
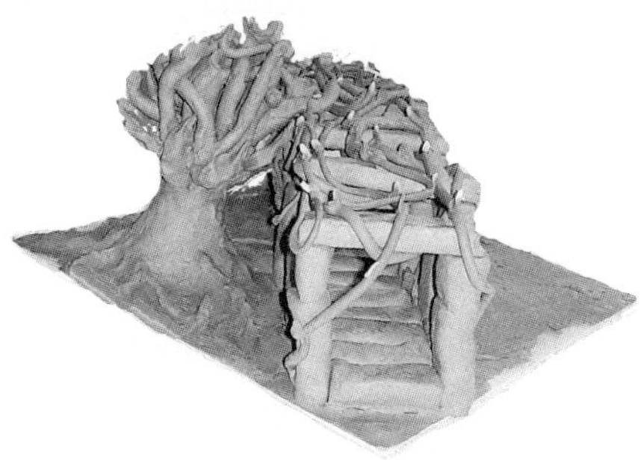

Abbildungen 5-19: In dieser Gestaltung sehen wir, wie sich gewachsene und gebaute Elemente verbinden. Die aufgestellten Quadrate werden überwachsen.

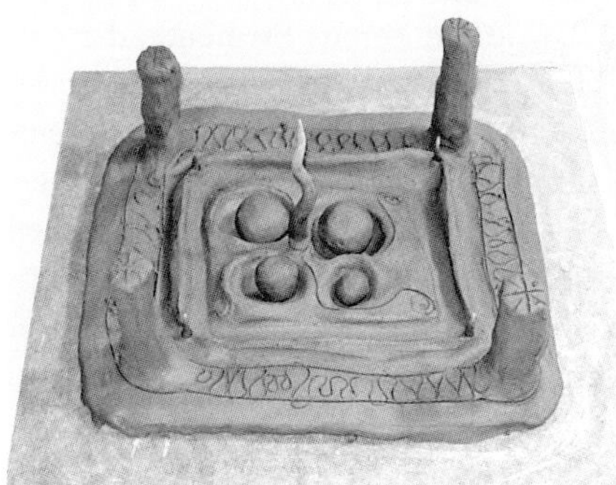
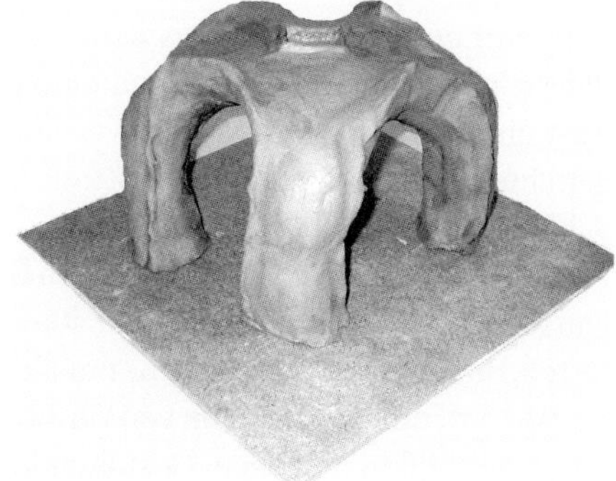

Abbildungen 5-20: Das quadratische Fundament wird in die Himmelsrichtungen eingeteilt. Säulen bilden erste Bauelemente. Ein Dach verbindet die Säulen miteinander. Eine quadratische Öffnung betont die Mitte des flachen Daches. Das Gewölbe hat immer noch Höhlencharakter.

ken" oder „Abtauchen" in dunkle Seinsbereiche. Sich einen Boden selbst zu schaffen, heißt Verantwortung übernehmen für das eigene Leben. Gestaltende üben sich darin. So kann eine Gestaltung zur „Landkarte" für verschiedene Lebensbereiche werden, zur Orientierungshilfe, die womöglich zu neuer Ausrichtung und Aufrichtung verhilft. Gerade Menschen, deren Leben sehr rational ausgerichtet ist, finden im Erdelement Ausgleich und Boden für ihre Gedanken.

> *Überall bietet das Räumliche die Grundlage zum Verständnis der geistigen Welt. Auch der eben im übertragenen Sinn verwandte Begriff der „Grundlage", ja allgemeiner des Grundes selbst in seiner logischen Bedeutung, ist von hier aus entwickelt und muss von hier aus begriffen werden. (Bollnow, 1997, S. 49)*

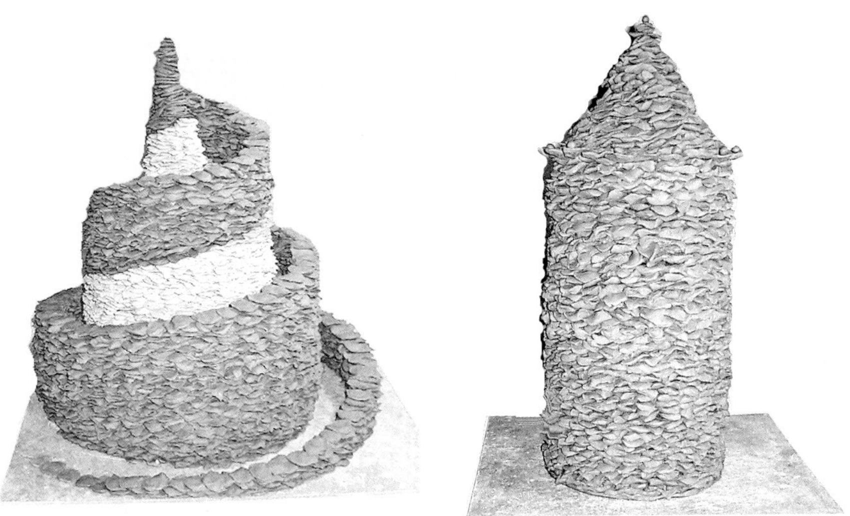

Abbildungen 5-21: Diese Räume sind aus rhythmisch zusammengefügten Tonstücklein aufgebaut. Immer noch ist das organisch wachsende Entstehenlassen zu spüren. Das Gestalten erhält einen deutlich meditativen Charakter.

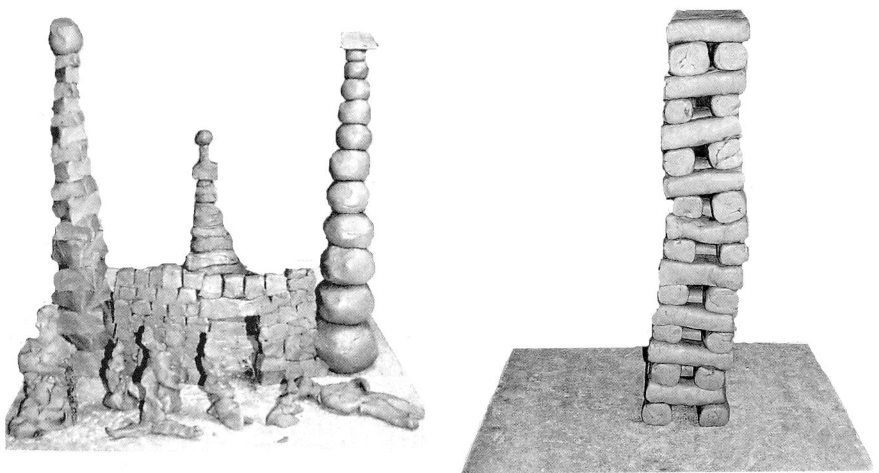

Abbildungen 5-22: Diese Türme sind aus vorbereiteten Bausteinen aufgebaut. Das Bauen von Türmen ist immer wieder ein Balance-Akt.

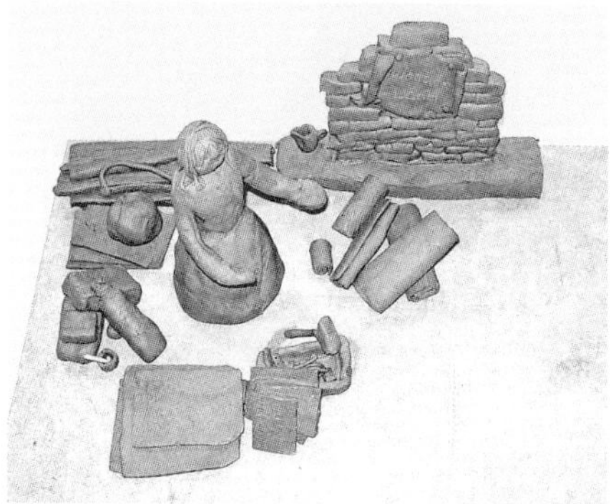
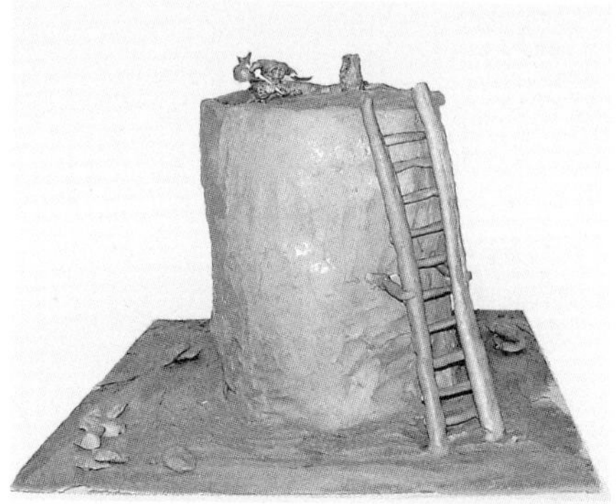

Abbildungen 5-23: Der Vorgang des Bauens wird gespielt. Der aus Bauelementen zusammengesetzte Turm wird „verputzt".

So wie der Mensch für sein Sichniederlassen vom natürlichen in den gebauten, der Natur mehr und mehr abgerungenen Raum einen Übergang fand, zeigen sich auch beim Gestalten in der Raumentwicklung Übergänge vom natürlichen zum konstruierten Raum.

Ein Merkmal des Bauens ist das Formen oder Zuschneiden von Bausteinen, aus denen man das Gebäude zusammensetzen kann. Dem voraus geht oft das rhythmische Aneinanderreihen von abgerissenen flachen Tonstücklein als Tonspur auf dem Spielraumboden. Diese werden übereinandergelegt oder -gedrückt. Dadurch entstehen Mauern, ähnlich den Trockenmauern.

Es geht um Aufrichtung und Stabilität. Die äußere Aufrichtung wirkt sich positiv auf die innere Aufrichtung der Gestaltenden aus (s. Abb. 5-23).

Der Spielraum, in dem gestaltet wird, ist im übertragenen Sinne Wohnraum für innere Bilder, die sich in ihm ausdrücken und niederlassen können. Die Gestaltenden kommen über diesen Raum zu sich und in sich nach Hause. Wie Otto F. Bollnow aufzeigt, sind Haus und Wohnung für den modernen Menschen immer noch, wie in frühen Kulturen, das Zentrum der Welt. Dieses Zentrum ist gerade in unserer heutigen rational betonten Gesellschaft besonders wichtig. Immer mehr Menschen verlieren den Bezug zu ihren Wurzeln. Die Mitte ist dem heutigen Menschen nicht einfach gegeben, er muss sie sich selber schaffen. Jede menschliche Raumschaffung, jede Raumordnung ist, wie Bollnow darlegt, der sich auf ein reiches völkerkundliches Material bezieht, im Grunde genommen eine Wiederholung der Weltschöpfung, ein Nachvollzug, eine „weltschaffende und welterhaltende Tätigkeit" (Bollnow, 1997, S. 144). Die Wohnung ist das Universum, das der Mensch sich baut. So spiegelt sich die Welt als Ganzes in der menschlichen Behausung. Jeder Hausbau hebt Raum heraus aus dem Chaos, grenzt ihn ab, hält und schützt so den Innenraum für den Menschen gegenüber der Weite eines oft vereinnahmenden Außen. Die Erschaffung der Welt ist ein Archetyp für jedes menschliche Schöpfungswerk. Gestaltende schaffen sich ihrem Bedürfnis entsprechende Räume.

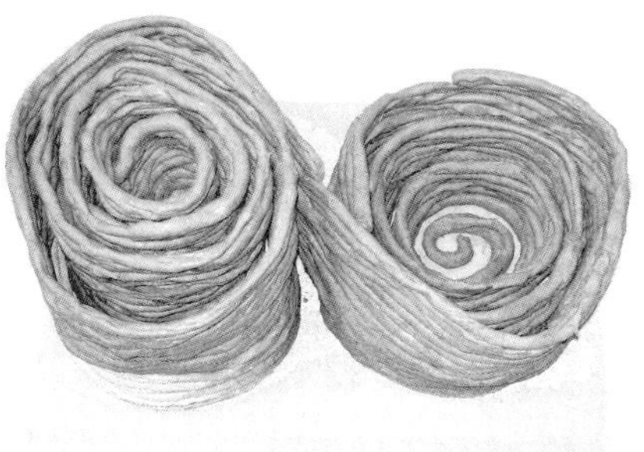

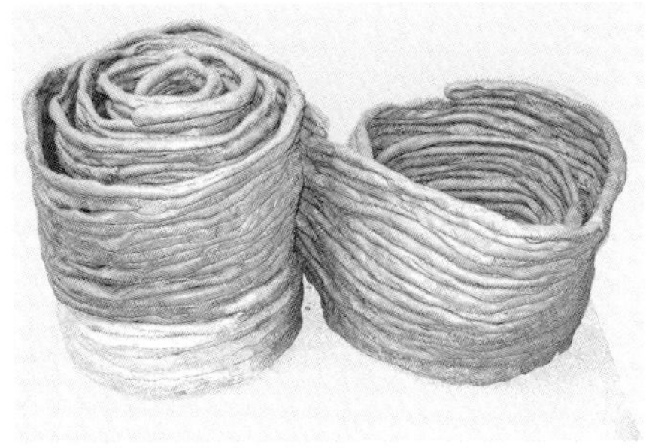

Abbildungen 5-24: Der Doppelspiralraum führt sowohl in die Tiefe als auch in die Höhe. Bauen und Wachsen verbinden sich auch in diesen Spiralräumen. Die Spirale wird räumlich erlebt und erfahren. Der Gestalter erforscht die Möglichkeiten verschiedener Bauweisen.

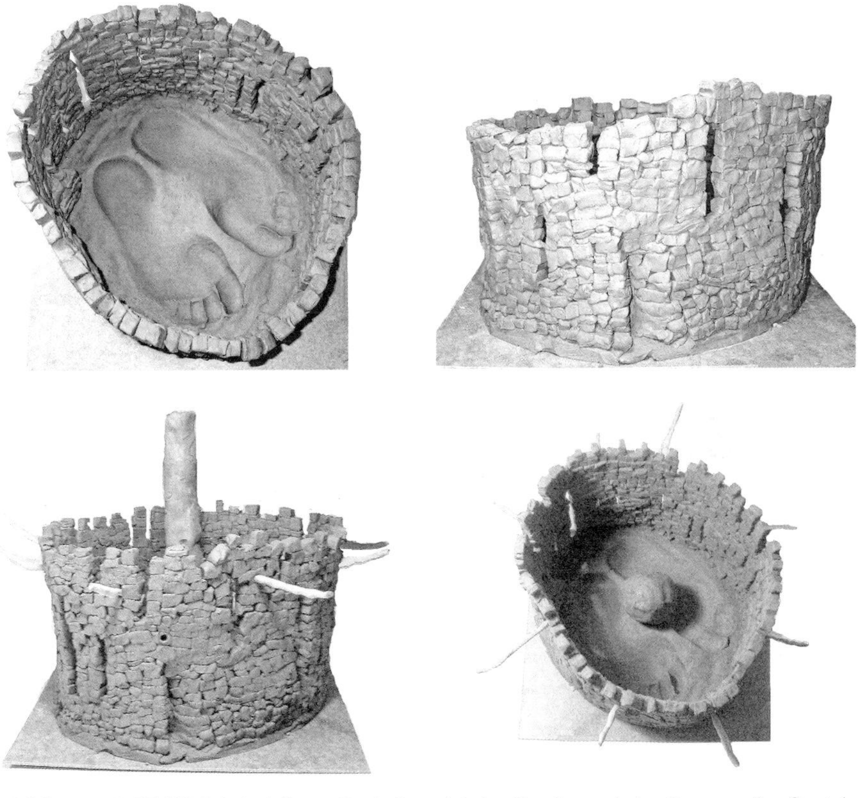

Abbildungen 5-25: Wichtig bei dieser Gestaltung ist das Fundament des Raumes. Der Gestaltende steht auf dem weichen, glatt gestrichenen Ton und hinterlässt Fußabdrücke. Der Turm wird aufgebaut, Stein auf Stein gelegt. Das Objekt im Zentrum der dritten Abbildung kann der Gestaltende als „Fernrohr" oder auch als „Trompete" benützen. In den fertig gebauten Raum legt er eine Kugel.

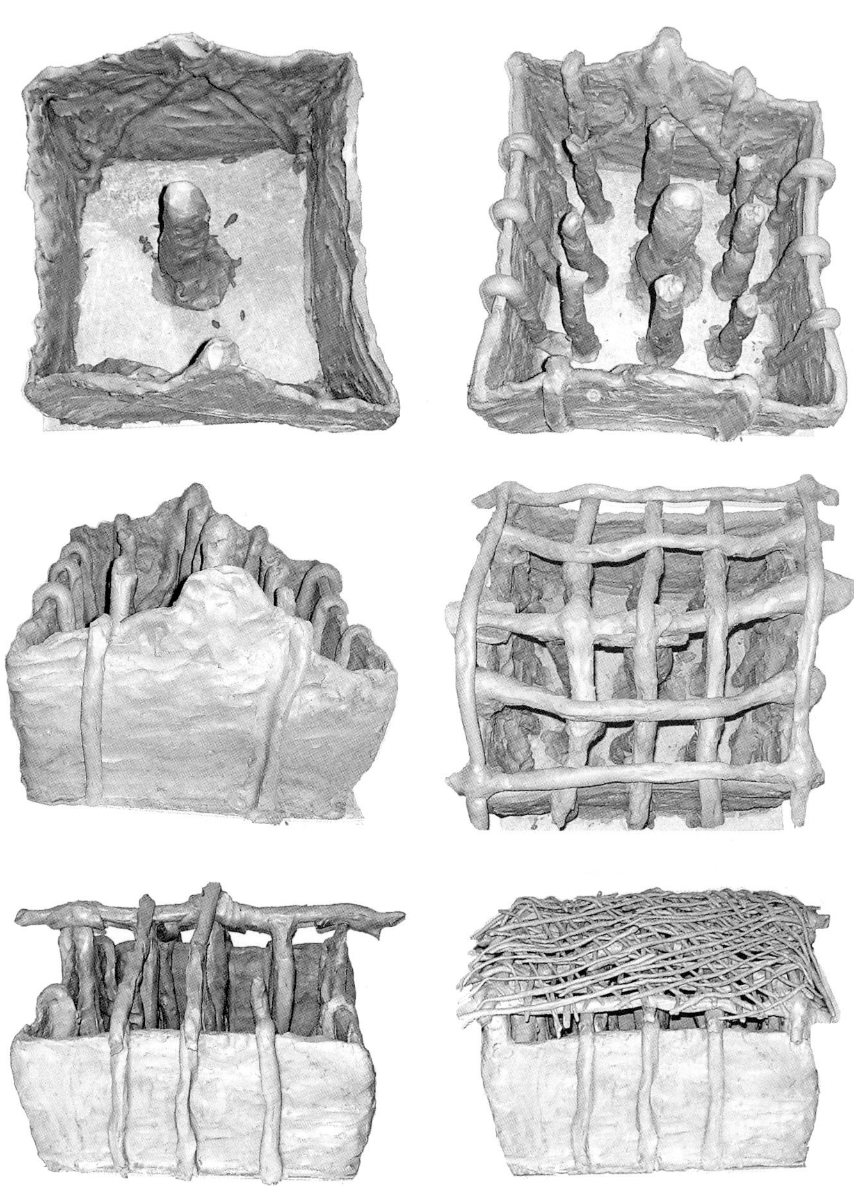

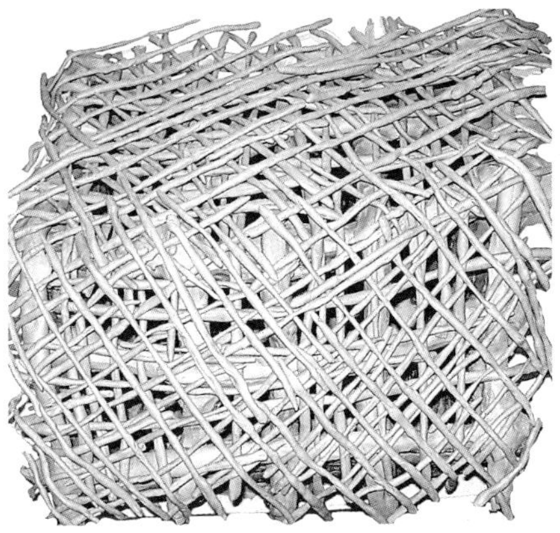

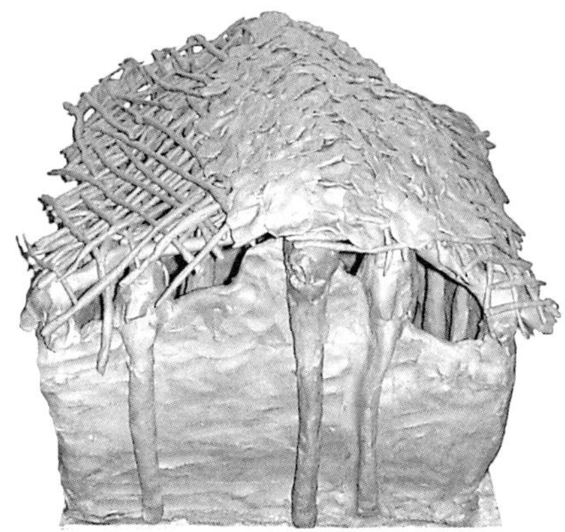

Abbildungen 5-26: Prozess eines Hausbaus. Die zentrale Säule wird um acht weitere Säulen ergänzt, welche die Dachverstrebungen tragen. Die einzelnen Bauetappen bleiben beim fertigen Haus sichtbar. Jede Etappe des Hausbaus hat ihre besondere Bedeutung.

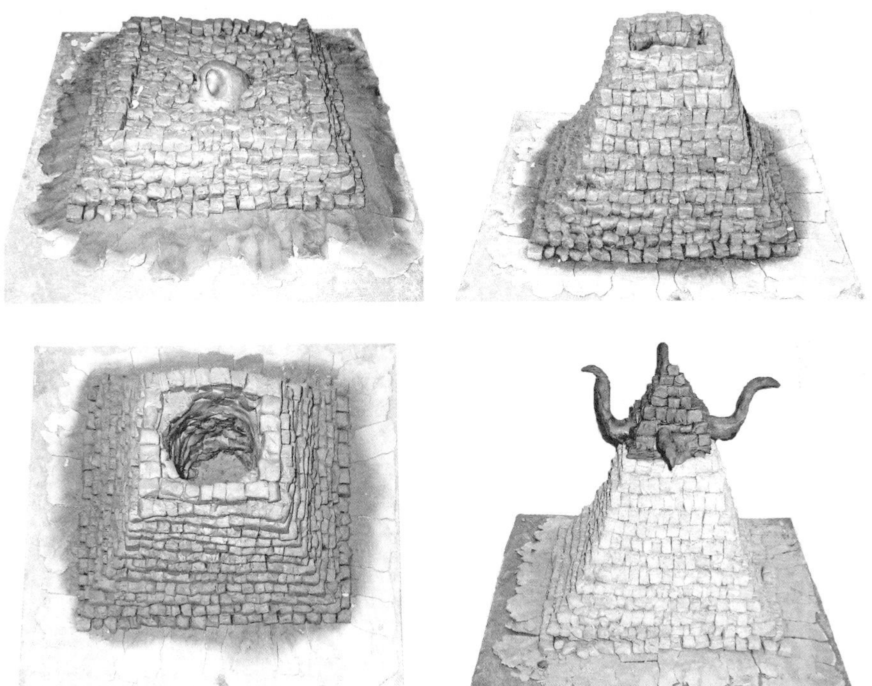

Abbildungen 5-27: Ausgehend von einem quadratischen Grundriss wird ein Pyramidenraum gebaut, das „Grabmal für den Vater". Stein auf Stein wird geschichtet. Der Gestalter arbeitet rhythmisch und sehr konzentriert. In das Fundament mauert er eine organische Form ein. Das Bauwerk strahlt hohe Intensität aus. Verschlossen wird es mit dem spitzen oberen Teil, an dem Hörner befestigt werden. Diese Pyramide hat die Eigenschaften eines sakralen Raumes.

> *Haus und Welt entsprechen einander. Für das kleine Kind ist das Haus noch die ganze Welt, und nur weil es im Haus verwurzelt ist, kann es in die Welt hinein wachsen. Nur weil der Mensch im Hause wohnt, kann er dann auch in der Welt zu Hause sein, auch in der Welt wohnen.* (Bollnow, 1997, S. 148)

Nach den vielen Jahren meiner kunsttherapeutischen Arbeit wird mir bewusst, wie wichtig selbst gestaltete Räume zur Stabilisierung des inneren Gleichgewichtes sein können. Hinzu tritt das Bewohnen und Beleben dieser Räume. Unsicherheit und Angst können darin nach Hause finden.

Im Folgenden zeige ich zum Thema Raum Ausschnitte aus einem Gestaltungsprozess, der über drei Jahre dauerte. Eindrucksvoll sind die Experimentier- und Forscherfreude des Gestaltenden, die große Geduld und die Konsequenz im Dranbleiben.

5.1.5 Der sakrale Raum

Zum Lebensraum gehört auch der sakrale Raum. Ebenso wie wir in gestalteten Urräumen eine besondere Kraft wahrnehmen können, geschieht dies ungeplant und überraschend in räumlichen Zusammenhängen, in die sich Gestaltende vertiefen. Nachdem sie aus selbstvergessenem, vertieftem Gestalten, das wir der magischen oder mythischen Bewusstseinsstruktur zuordnen können, zurückgekommen sind, werden diese Räume in der Nachwirkung noch einmal „besucht" und wahrnehmend erforscht: Wie ist die Wirkung? Was strahlt der Ort aus? Was geschieht mit dir? Hörst du etwas? Was spürst du? Oft wird aus der Tiefe etwas mitgebracht, das ausgleichend in den Alltag hinein wirken kann. Immer wieder staunen wir über die Veränderung in der Befindlichkeit, die in diesen tiefen Bereichen geschieht, insbesondere im Hinblick auf Schmerz- und Angstthemen und bei mangelndem Vertrauen. Diese Momente werden manchmal als Gebete betrachtet, als freie, nicht an bestimmte Dogmen gebundene Gebete. Jean Gebser formuliert diesen Moment sehr stimmig: „Taucht der Betende dann aus der Versunkenheit wieder auf, erwacht er wieder zu seiner rationalen Alltagswachheit, so bringt er aus der magischen Tiefe die Gesundung mit herauf" (Gebser, 1986, GA VII, S. 236).

Wie sehen nun die Räume aus, in denen solch intensive Prozesse geschehen können? Immer sind es Räume, die in besonderer Weise herausgehoben werden aus dem Alltag, aus der momentan herrschenden Stimmung und Verfassung der Gestaltenden. Das lateinische Wort *templum,* für Tempel, bezeichnet wörtlich ‚das Herausgeschnittene'. Das Herausheben, Herauslösen oder Abgrenzen dieser besonderen Orte konzentriert und kanalisiert Energie und Aufmerksamkeit der Gestaltenden. Sie treten ein in Ort und Zeit außerhalb ihrer alltäglichen Wahrnehmung. „Es ist dann, als würde ich immer kleiner, so dass ich durch den gestalteten Eingang in den besonderen Raum eintreten kann." „Die dort wirkende Kraft zieht mich an, lässt mich nicht mehr los." „Meine Hände können dort alles gestalten, was sein möchte." Das sind Aussagen über das besondere Raumerleben.

Die folgenden Gestaltungen zeigen sakrale Räume aus einem Gestaltungsprozess. Deutlich wird in ihnen die stark zentrierende, kanalisierende Wirkung. Diese Räume und deren besondere Stimmung lassen in ihrer symbolischen Vielschichtigkeit immer auch ein Geheimnis offen. Diese Räume führen über das Räumliche, also über sich selbst, hinaus in Bereiche, die eine große Kraft bergen können, wenn wir uns erlauben innezuhalten, sie innerlich zu betreten - was letztlich bedeutet, unser eigenes Inneres aufzusuchen und zu ergründen. Dazu Jörg Purner über seine Forschungen und Erfahrungen zur Standortsituation heiliger Stätten:

> *Der wesentlichste „Ort der Kraft", den es zu finden und zu erschließen gilt, ist der Mensch selbst, unabhängig davon, auf welcher Bewusstseinsstufe er sich – etwa im Gebser'schen Sinne – befindet. Jeder ist sein integraler Ansatzpunkt dazu, sich als „Ort der Kraft" in Erfahrung zu bringen. Ein „offizieller" heiliger Ort – etwa in Form einer „funktionierenden" Wallfahrtsstätte – mag eine gewisse Hilfe sein, um sich selber in diesem Sinne zu entdecken und dafür aufzuwachen, dass in uns in sehr konkreter Weise so etwas wie ein göttlicher Funke lebt. Es kann aber auch sein, dass „offizielle" Pfade und Orte nicht das richtige für Sie sind und Sie dafür Ihren ganz privaten, persönlichen Ort benötigen.* (Purner, 1998, S. 83)

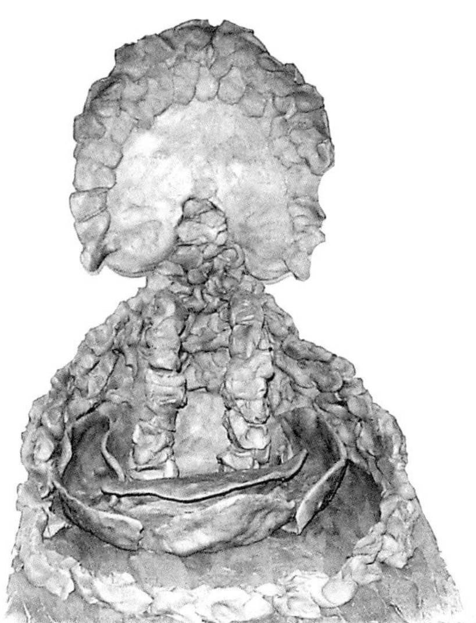

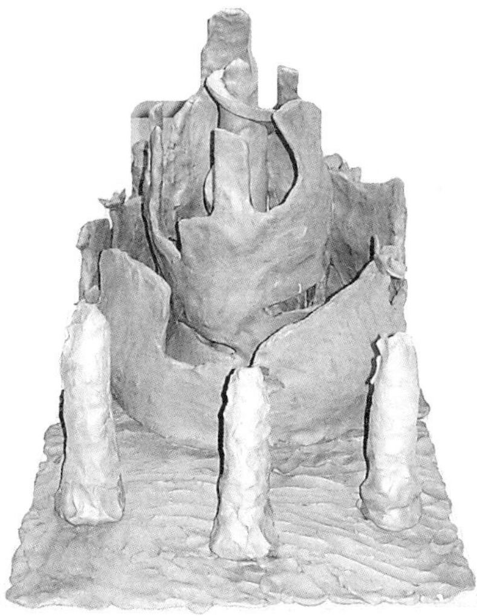

Abbildungen 5-28: Sakrale Räume, die sich in regelmäßigen Abständen im Gesamtprozess der Gestalterin spontan anmelden und die sie nach ersten Anzeichen differenziert und ausgestaltet. Immer wieder ruhen ihre Hände an bestimmten Stellen. Die Räume strahlen Ruhe aus und konzentrieren Aufmerksamkeit und Energie der Gestalterin.

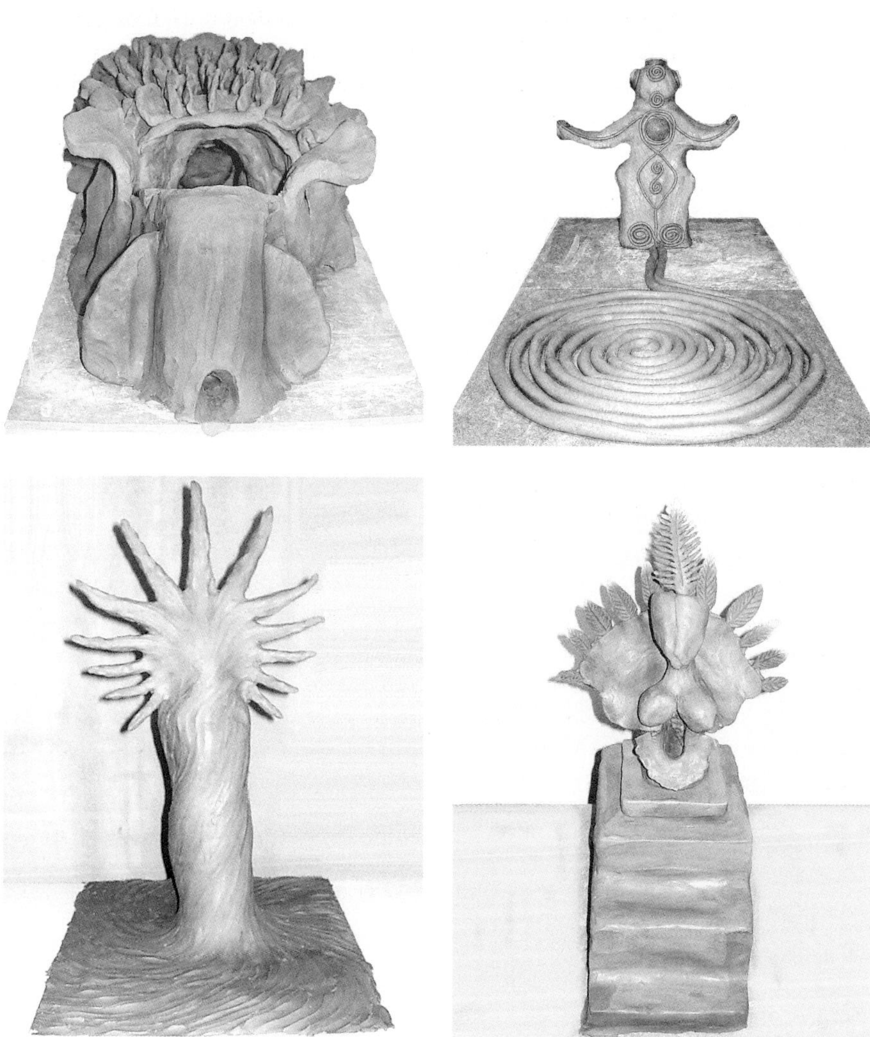

Abbildungen 5-28: Fortsetzung

Im sakralen Raum steht der Mensch Numinosem gegenüber, einer Kraft, einem Vor-Bild. Eine Gestaltung kann Eigenes, Inneres spiegeln. So auch Kraft, die aufscheint und sich ausdrückt, selbst wenn sich Gestaltende nicht kräftig fühlen. Wie oft sind sie erstaunt über die Kraft, die ihnen aus ihrer Gestaltung entgegenkommt. „Ich glaube, ich mache mir etwas vor", höre ich sie manchmal sagen, „die Realität ist doch anders, das stimmt doch nicht so. Schön wär's!" Wie wäre es, wenn wir die Einbildung einmal ganz anders betrachten würden? Und zwar als willkommene Qualität und nicht, wie sonst, als ein möglichst zu vermeidendes Verhalten. Da kommt mir Jean Gebser zu Hilfe: „Was heute noch eingebildet ist, wird morgen ausgebildet sein. Das will sagen, dass alles nur eine Frage der Sichtbarwerdung ist." (Gebser 1986, GA VII, S. 289.) „Einbilden" kann bedeuten, dass Gestaltende etwas in sich bilden, indem sie es als Bild oder in unserem Fall als Gestaltung sichtbar werden lassen. Diese Gestaltung wird dann zum „Vor-Bild", an dem sie sich orientieren können.

Oft führen diese Räume über die individuelle Bedeutung, die sie für die Gestaltenden haben, hinaus in archetypische und transpersonale Bereiche. Dies zeigt die anziehende und anregende Wirkung, die sie auf andere Gestaltende in der Gruppe ausüben können.

Interessant ist, dass in vielen dieser kraftvollen Gestaltungen (inneres) Licht wahrgenommen wird. Etwas Unsichtbares beginnt auszustrahlen und über Urformen transparent zu werden. Weil sich die Urformen und Ursymbole nie ganz festlegen und analysieren lassen, eignen sie sich zum Ausdrücken von Unsichtbarem, Unbekanntem - sie sprechen für sich. Wenn sakrale Räume entstehen, können darin Momente von Ganzheit und Ganzsein erfahren werden. Im Grunde genommen ist es die Teilhabe am Unbekannten, die über das Berühren und Formen erfahren wird. „Das Einfache ist in uns. Es ist die Teilhabe. Teilhabe am uns Unbekannten, aber Evidenten." (Gebser, 1986, GA V/II, S. 11.)

Als Begleiterin beobachte ich, dass diese Prozesse weder spektakulär noch auffällig, weder planbar noch machbar sind. Sie geschehen aus der Stille heraus - „einfach so", bemerkt eine junge Frau dazu. Ihre Kraft kann aus der einfachsten Form heraus aufscheinen, ohne viel Aufhebens. Begleitet werden sie von Staunen, tiefer Berührung bis hin zu Erschütterung und großem Respekt. So führt uns dieses Kapitel durch das Räumliche hindurch über den Raum hinaus.

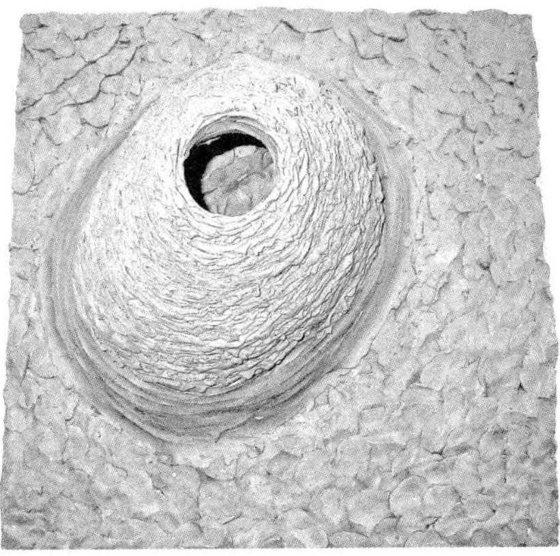

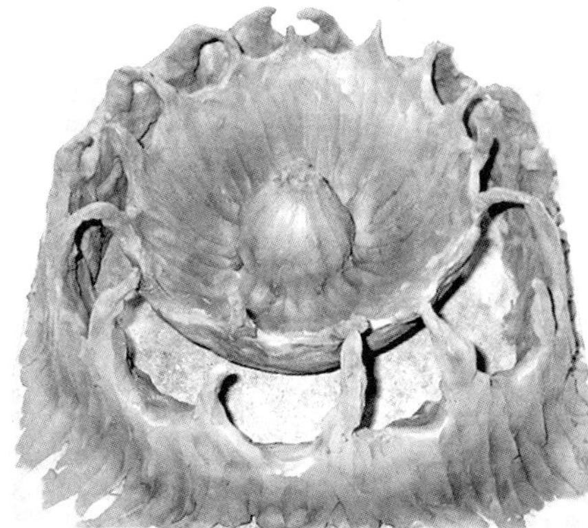

Abbildungen 5-29: Wie der Mensch der Vorzeit Orte in der Natur aufsuchte, die gefäßhaft sind, so entstehen in Gestaltungen Orte mit natürlich gewachsenen Gefäßen, Vertiefungen und Hohlräumen, die zum Verweilen einladen.

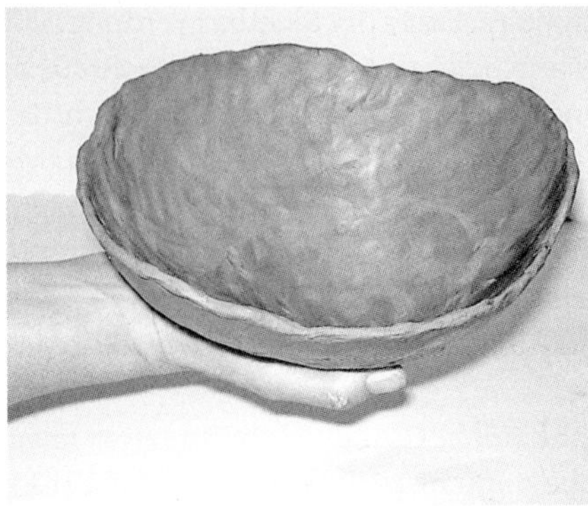

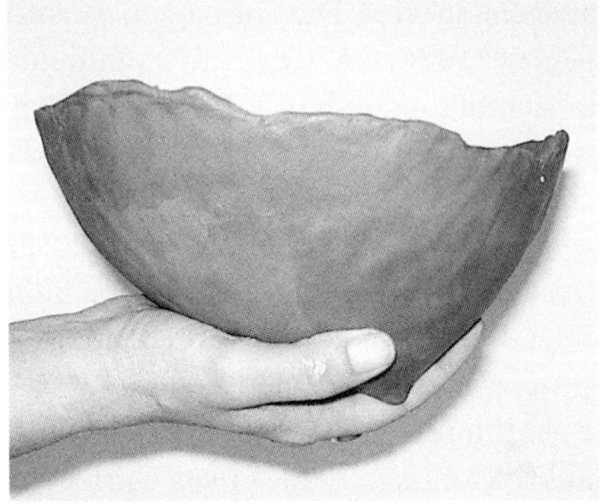

Abbildungen 5-30: Der Hohlraum der Handinnenfläche dient der Gestalterin als Vertiefung, in der die Schale entsteht. Die rhythmischen Bewegungen ziehen die Schalenform aus einer Kugel heraus.

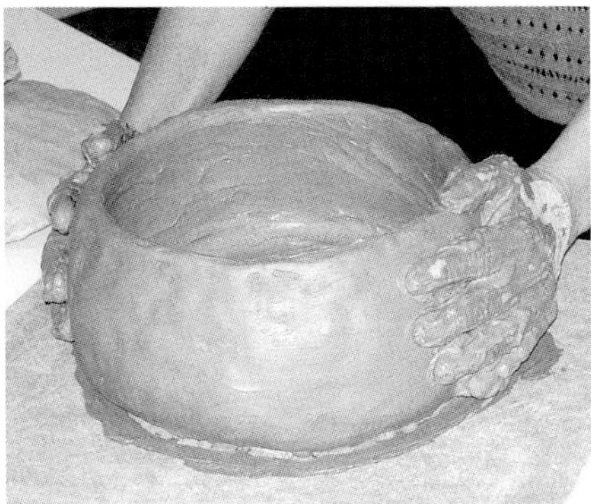

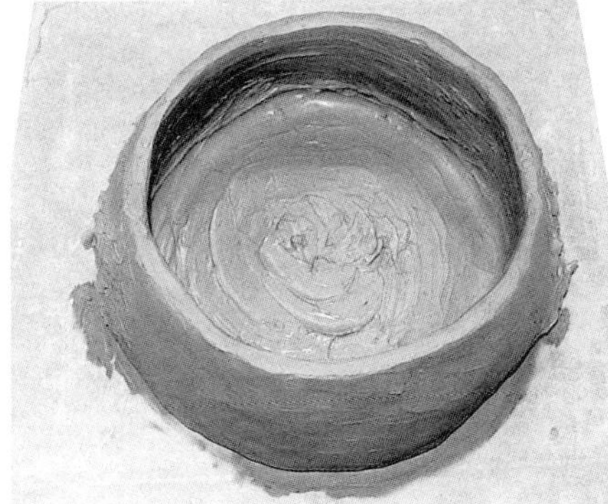

Abbildungen 5-31: Über die Hände verbindet sich die Gestalterin mit ihrem Gefäßraum. Die intensive Verbindung mit dem äußeren Gefäß wird energetisch auch im Körperinneren spürbar. Innen und Außen verbinden sich. Am Ende des Gestaltungsprozesses bleiben Spuren der Handbewegungen sichtbar.

5.1.6 Das Gefäß

Eine der am häufigsten vorkommenden Formen in der Integralen Gestaltungsarbeit mit Tonerde ist das Gefäß, der Behälter. Selbst wenn es vom Thema her nicht um das bewusste Schaffen eines Gefäßes geht, weisen viele Elemente oder die gesamte Gestaltung Gefäßcharakter auf. Wenn wir die Hände zusammenhalten und nach oben öffnen, erscheint eine natürliche Schale. Unser Körper bildet mit dem Brustkorb und dem Becken eine Schale für innere Organe. Archäologische Funde belegen das Vorkommen von Tongefäßen bereits in der Wiege der Menschheit, weit zurück in der Vorzeit.

Hohlräume und Gefäße zu gestalten, ist heute immer noch ein Bedürfnis, gerade in unserer hektischen und – auf anderer Ebene als in der Vorzeit – vereinnahmenden Zeit. In der offenen Schale finden Gedanken zur Ruhe, die Leere kann wohltuend sein. Die leere Schale ist Symbol für Offenheit, für Öffnung, für das Weibliche, das Empfangende, für das Nährende auch. In die Schale kann etwas „einfallen", im offenen Gefäß lässt sich etwas fassen. Das Gefäß kann Raum sein für Wandlung und Transformation.

Gefäße sind Räume, die aufnehmen und abgeben können. Sie werden zum Umraum, wenn etwas in sie hineingelegt wird oder sich darin aufhält. Gefäße können offen oder geschlossen sein. Wichtig ist, dass die Gestaltenden leere Gefäße nur füllen, wenn sie wirklich etwas enthalten sollen. Immer wieder ist Leere und offener Raum ein Thema. Die Gefäße werden manchmal als „Atem-Raum" bezeichnet.

Die nun folgenden Abbildungen zeigen einen Ausschnitt aus Raumexperimenten, hier das Erforschen der Gefäßform. Die Gestalterin entdeckt vielfältige Möglichkeiten von Gefäßformen und deren Qualitäten. Wichtig in ihren Experimenten ist immer der Hohlraum, die Leere. Gefäße werden ineinandergefügt, miteinander verbunden, geöffnet oder verschlossen bis hin zum transparenten Gefäß. Alle Gefäße sind aus Tonstücklein rhythmisch zusammengefügt. Wichtige Erfah-

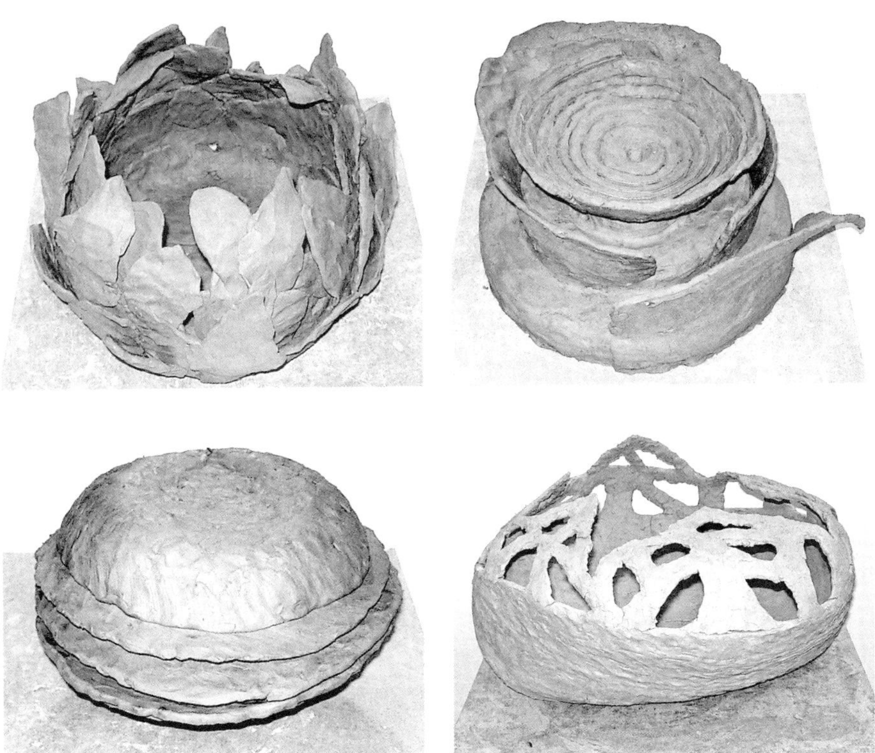

Abbildungen 5-32: Gefäß-Experimente, an denen die Gestaltende über längere Zeit arbeitet.

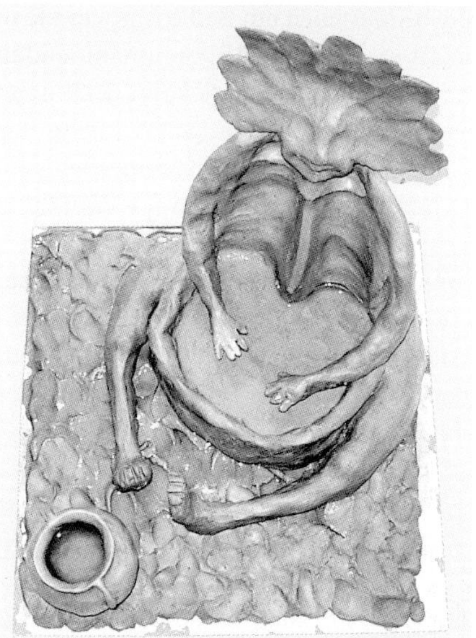

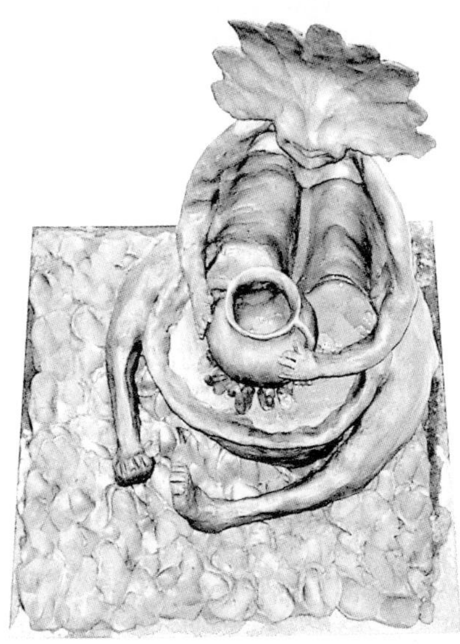

Abbildungen 5-33: Der Körper des sitzenden Wesens wird zum Gefäß, in das die Gestaltende aus dem kleinen Gefäß Wasser gießt. Zum Wasser kommt das Feuer hinzu. Das kleine Gefäß wird darübergehalten. Die Gefäßform wiederholt sich in der Haltung der Arme und Beine.

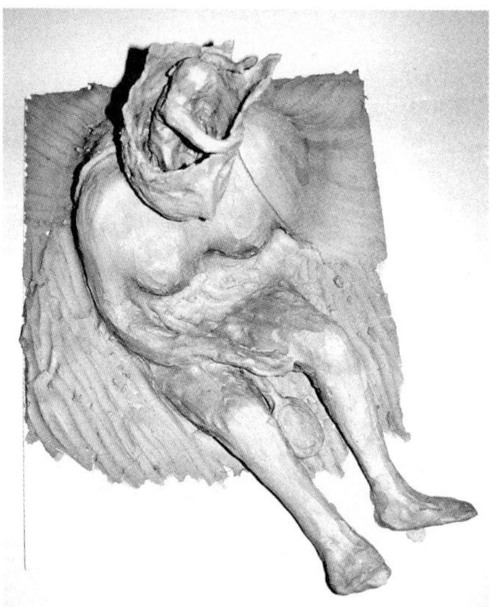

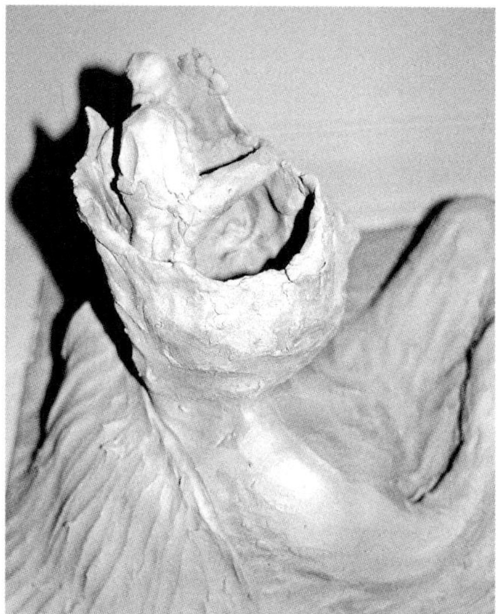

Abbildungen 5-34: Der Kopf der Frau öffnet sich zum Gefäß, aus dem die kleine Frauenfigur herausschaut. Dies erinnert an Mythen von Kopfgeburten wie die von Athene aus dem Kopf des Zeus.

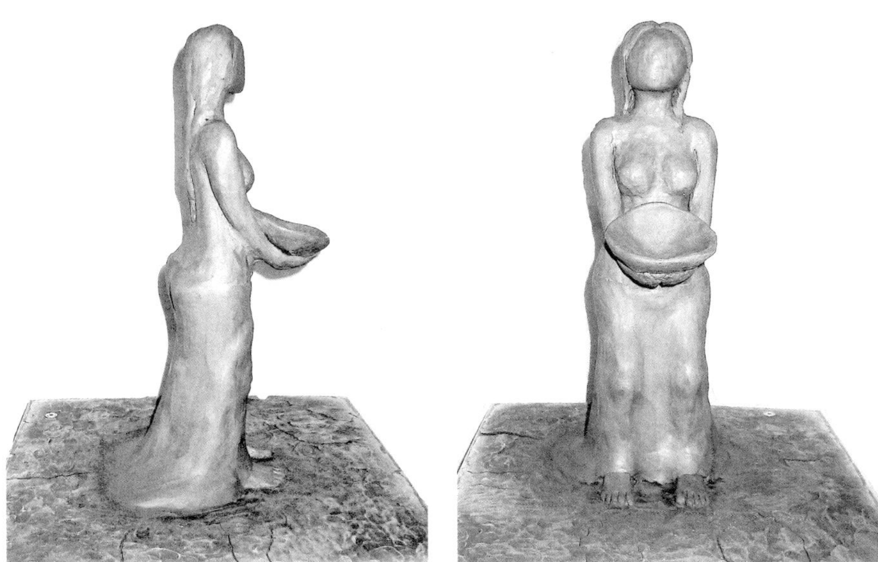

Abbildungen 5-35: Die Frau als Gefäßträgerin. Die Frau hält das Gefäß vor ihrem Becken, das ebenfalls Gefäßform hat.

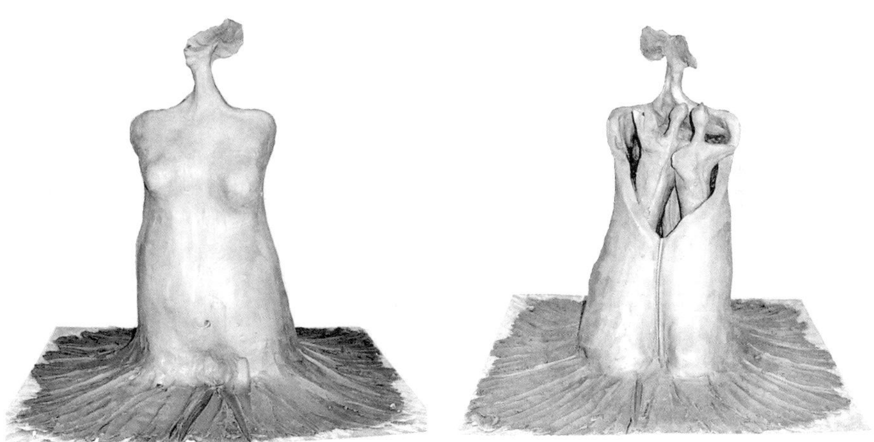

Abbildungen 5-36: Das große weibliche Gefäß trägt ein Paar in seinem Innenraum.

rungen sind dabei das Erleben von Geschlossenheit, von Öffnung, Transparenz und Leere, das Erleben des Hohlraumes.

Wie wir in den Gefäßgestaltungen beobachten können, gibt es einen naheliegenden Zusammenhang zwischen Gefäß und Körper. Das anthropomorphe Gefäß drückt in seiner Offenheit den Aspekt des Aufnehmens ebenso wie die Möglichkeit des Gebens, Spendens, Nährens aus.

5.2 Der Mensch als Werdender

> *Die Landschaften der Seele sind weit und geheimnisvoll. Wer sich aufmacht, sie zu durchstreifen, statt sich irgendwo niederzulassen, wird durch fruchtbare Ebenen und steinige Einöden, durch frische Gewässer und faulige Sümpfe, durch grüne Täler und zerklüftete Schluchten ziehen. Sein Aufbruch ist ein Wagnis und seine Wanderung die Menschwerdung.* (Fahr & Spring, 1990, S. 5)

Als Menschen sind wir zeit unseres Lebens Werdende. Dies drückt sich auch in Gestaltungen aus. Werden ist ein Prozess, sprechen wir doch von Werdegang. Dass Gestalten immer ein Werden einschließt, wird vergessen oder ausgeblendet, wenn das Resultat im Vordergrund steht. Die Integrale Gestaltungsarbeit widmet sich dem Werden und dem Werdenden, beachtet die Schritte unterwegs. Gestaltende lernen es werden lassen.

Ganz nah und direkt erleben wir das Werden, wenn ein Mensch gestaltet wird. Es ist, als würden Gestaltende ihr Werden und Wachsen formend nachvollziehen. Diese Momente der gestaltenden Begegnung mit sich selbst sind wirkungsvoll. Werden ist Schöpfen. Menschen, die ihr Leben schöpferisch leben, gestalten es von innen heraus aktiv mit. Dadurch werden sie weniger von außen geformt und geprägt. Wo im Werdegang eines Menschen Lücken, Verletzungen und Krankheiten entstanden sind, wird es möglich, gestaltend zu ergänzen, zu berühren, zu „be-handeln“. Das Wort „ergänzen“ hat etwas mit ganzmachen zu tun. Jean Gebser spricht von „Gänzlichung“. Wir haben die Möglichkeit, gestaltend an uns – und dadurch an unserer Wirklichkeit – zu wirken.

5.2.1 Schöpfungsmomente

In vielen Mythen wird der Mensch aus Erde geschaffen. In Gestaltungsprozessen von Erwachsenen, in denen der Mensch erscheint, sind diese archetypischen Bilder des Schöpferischen wieder ganz nah. Der Mensch ist die uns naheliegendste Ausdrucksform, der deutlichste Spiegel unseres Daseins. Umso mehr Mut braucht es

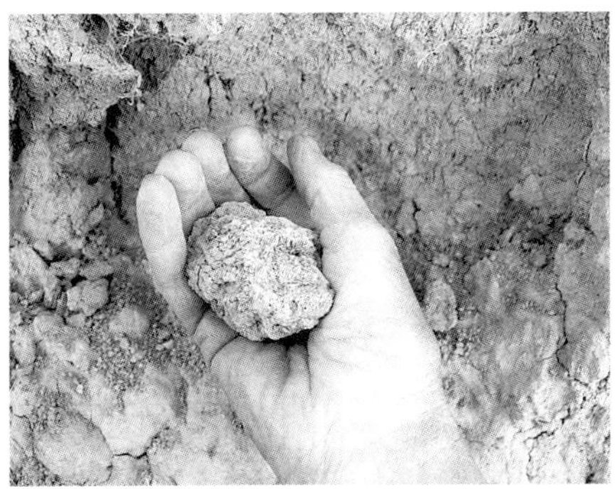
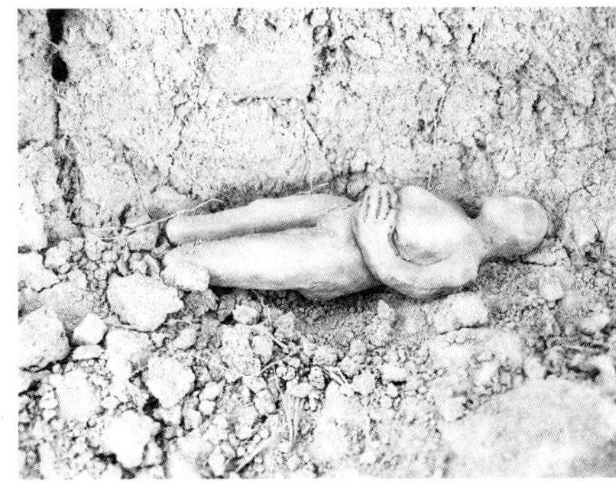

Abbildungen 5-37: Schöpfungsmomente in der Natur. Der Mensch, aus Tonerde geschaffen, wird auf die Erde gelegt. Moderne Menschen fühlen sich oft entwurzelt. Tonerde ermöglicht Gestaltenden, sich zu erden.

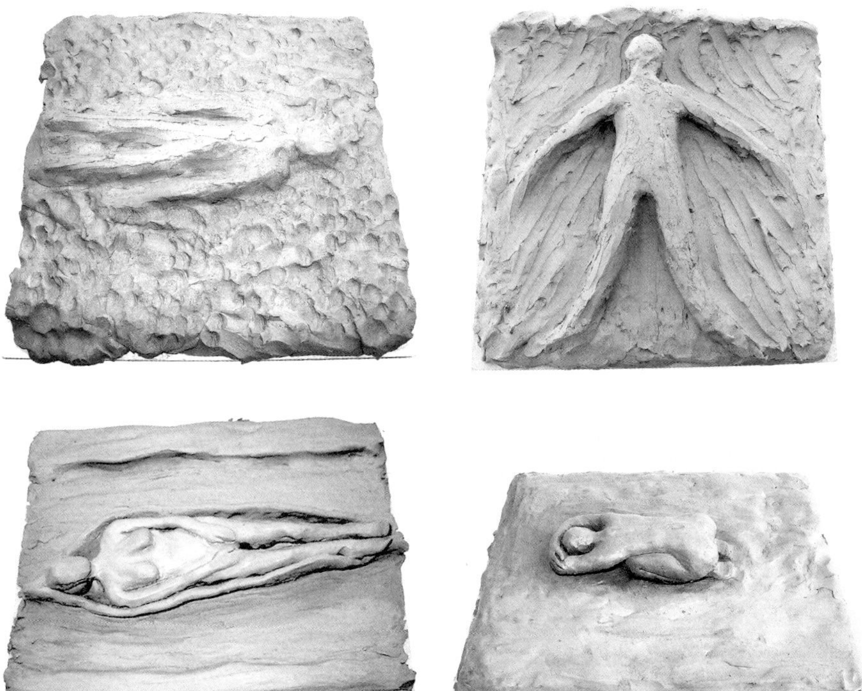

Abbildungen 5-38: Der Mensch wird aus dem Erdboden heraus geschaffen. Die Form wird in Verbindung mit dem Boden erspürt, sie lässt sich jederzeit verändern. Immer deutlicher wird die Frau herausgearbeitet, die Form differenziert. Sie bleibt noch verbunden mit dem Boden, aus dem sie geschaffen wurde.

für viele Gestaltende, gerade in den Anfängen ihres Gestaltungsweges, sich an die menschliche Gestalt zu wagen. Zu ideale Vorstellungen, schlechte Gestaltungsnoten in der Schule, hohe Ansprüche an sich selbst, Vergleiche mit erfahrenen Gestaltenden in der Gruppe können verhindernd wirken. Der Mensch wird vorerst ausgelassen oder als Symbol geformt. Und trotz allem: Wenn es Zeit ist, dass ein Mensch eine Gestaltung beleben und bewohnen soll, dann gibt es immer einen Weg. Die Tonerde ist ein hilfreiches Ausdrucksmittel, sie lässt sich bewegen und umformen. Die behutsam tastende Annäherung an die Menschengestalt erlaubt ein allmähliches Finden lebendiger Form.

Wie in den Schöpfungsmythen wird der Mensch in Gestaltungsprozessen oft aus dem Boden heraus geformt. Die bereits vorhandene Tonerde verdichtet sich langsam zu einem Körper.

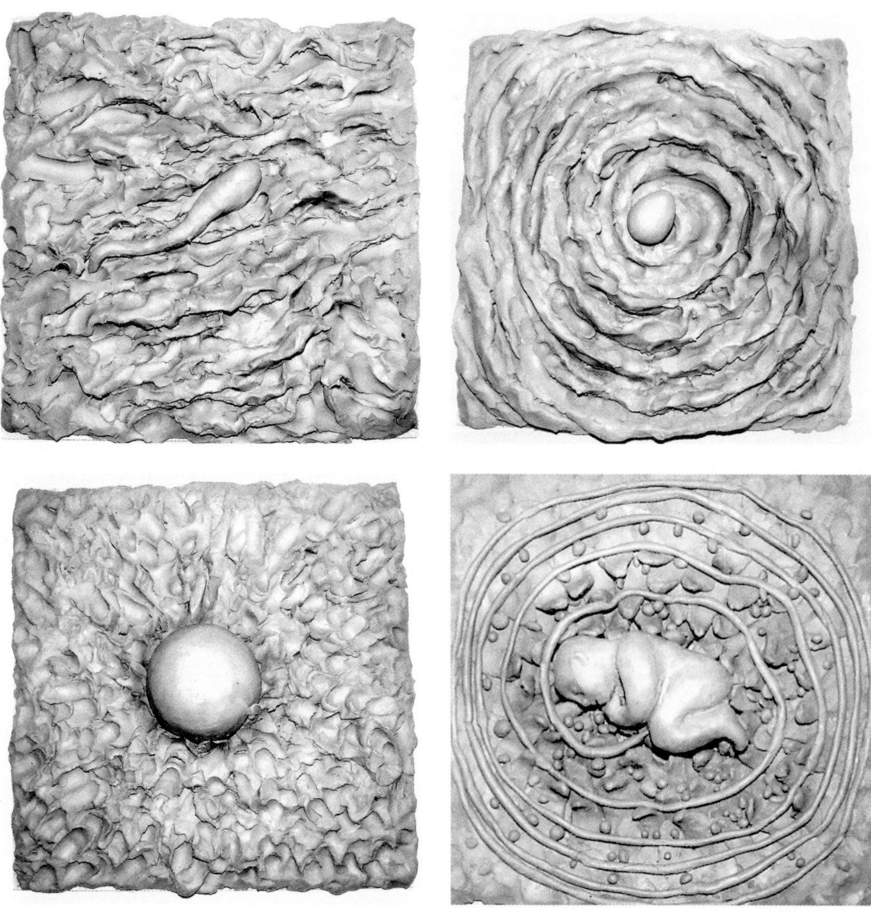

Abbildungen 5-39: Gestaltungsprozess einer Menschwerdung. Wichtig ist die Konzentration der Gestalterin auf die Mitte des Spielraumes, die zugleich ihre eigene Mitte ist. Hier entsteht der Mensch.

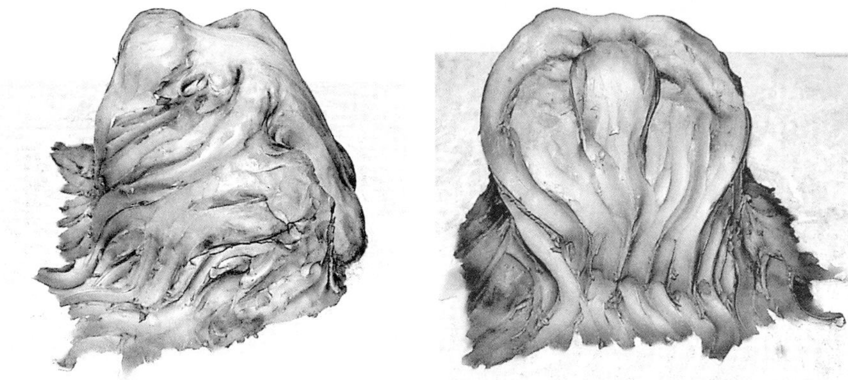

Abbildungen 5-40: Der Mensch wird aus der Erde geschaffen. Zuerst entsteht ein Hügel. Langsam hebt sich die Form vom Grund ab, bleibt jedoch noch damit verbunden.

„Wenn ich einen Menschen schaffe, mich selber schaffe, habe ich großen Respekt vor der Schöpfung – ich bin tief berührt." Diese Worte einer Gestaltenden zeigen, wie durch die schöpferische Arbeit Nähe zu sich selbst und zur Erde, die uns Boden ist, entsteht. Die tiefe Berührung, wenn der geschaffene Mensch in den eigenen Händen liegt, wirkt sich unmittelbar auf die Gestaltenden aus.

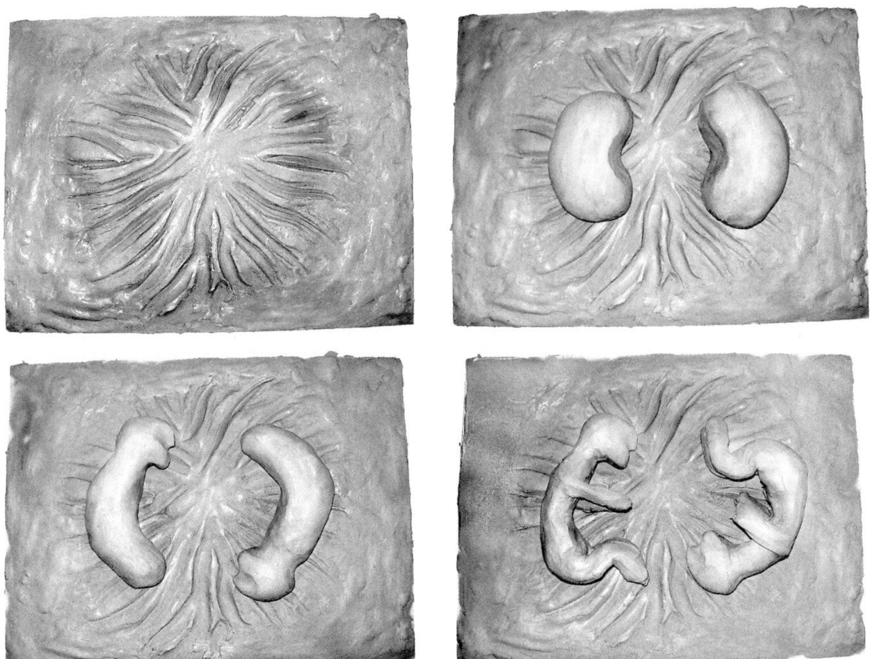

Abbildungen 5-41: In diesem Gestaltungsprozess können wir die Differenzierung des Menschen am zentralen kleinen Hügel im Spielraum beobachten. Mann und Frau entstehen.

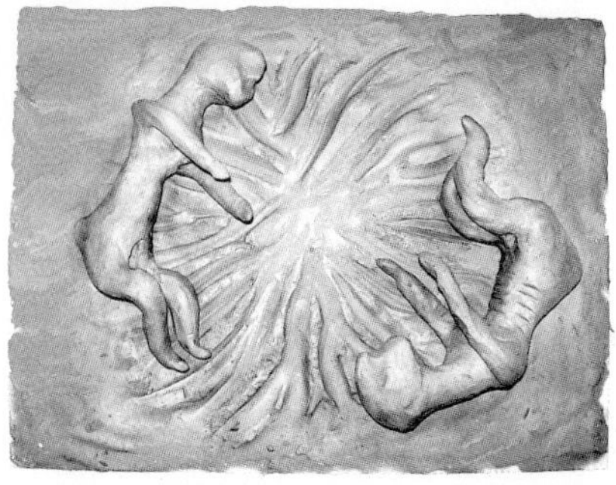

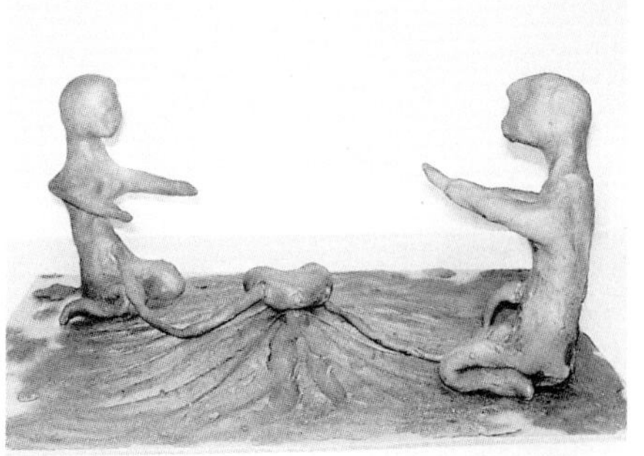

Abbildungen 5-41: Fortsetzung

Langsam unterscheidet sich die wachsende Form des Menschen vom Urgrund, aus dem er geschaffen wird. Die Verbindung bleibt. Der Mensch ist ein Teil der Matrix. Dieser Zustand entspricht einer frühen Erfahrung der Menschheit und des Menschen in seiner Individualentwicklung (magische Bewusstseinsstruktur).

Der nächste Gestaltungsprozess zeigt die Phasen einer Menschwerdung auf. Zuerst noch wässrig fließend, konzentriert sich die Bewegung hin zur Mitte, woraus der Mensch nun wächst. Dieses Zentrum ist für die Gestalterin zugleich die eigene Mitte.

Im nächsten Gestaltungsprozess können wir die Differenzierung des Menschen am zentralen kleinen Hügel im Spielraum beobachten. Aus den Embryos heraus entstehen Mann und Frau. In der letzten Phase des Gestaltungsprozesses richten sich die beiden auf. Durch eine Nabelschnur sind sie mit dem Herzen im Zentrum verbunden (s. Abb. 5-41).

Das gestaltende Nachvollziehen des eigenen Werdeganges ist kraftvoll und wirkt ausgleichend. Gestaltende, die als Kind nicht willkommen waren, die sich nicht angenommen fühlen, üben, sich selbst gestaltend anzunehmen.

5.2.2 Geborgenheit und Öffnung – Geburtsprozesse

In den Wörtern „Geborgenheit“ und „Öffnung“ finden wir verschiedene Aspekte und Qualitäten von Lebensraum. „Lebensraum“ kann als Raum verstanden werden, in dem wir leben: die Außenwelt, das Umfeld, die Umgebung, also die Lebenslandschaft und die Mitmenschen. Überdies haben wir einen Innenraum, in dem unser inneres Leben verläuft: das Innere unseres Körpers, unsere Organe, unser Wesenskern, unsere Seele, unser Ich und unser Selbst.

Zwischen Außenraum und Innenraum liegt der Raum der Schwelle. Innehaltend im Raum der Schwelle können wir uns beiden Räumen zuwenden und je nach Bedürfnis den einen oder den anderen Raum betreten. Der Gestaltungsraum kann eine Art Schwellenraum sein: Im Gestaltungsprozess geschehen Bewegungen nach innen wie auch nach außen.

In Bezug auf das Thema Geborgenheit und Öffnung beobachten wir in der Integralen Gestaltungsarbeit keine linear fortschreitende Entwicklung, die bei der Geborgenheit beginnt und Öffnung zum Ziel hat. Vielmehr geht es um eine Balance beider Lebensqualitäten. Je nach Befindlichkeit steht den Gestaltenden die eine oder die andere Möglichkeit zur Verfügung. Öffnung wird nicht provoziert. Als Begleiterin bin ich mit den Gestaltenden anwesend in beiden Räumen, dem Innenraum und dem Außenraum.

Geborgenheit und Öffnung sind elementare Qualitäten unseres Lebens. Sie können uns zurückführen zu unserem Wachsen im Mutterleib und zu unserer Geburt. Bei Geburtsprozessen in der Gestaltungsarbeit mit Erwachsenen geht es zum einen um die eigene reale Geburt in dieses Leben sowie um ein symbolisches Geborenwerden in neue Lebensabschnitte hinein. Zum anderen geht es darum, selbst etwas zu gebären. Unser Leben besteht aus vielen Geburten. Dazu Peter Schellenbaum:

> *Die zweite Geburt im Erwachsenen hat dieselbe Bedeutung wie die Entstehung der Urzelle, nämlich das Empfangen des eigenen Lebens. In der Entstehung der Urzelle ist dieses Empfangen biologischer, in der zweiten Geburt existentieller Art. Deshalb ist der biologische Moment der Empfängnis das prägende Urmuster für den existentiellen Moment der Empfängnis. Die zweite Geburt ist Vollzug des in der biologischen Entstehung der Urzelle Grundgelegtem.* (Schellenbaum, 1996, S. 154)

Dieses Grundgelegte, von dem Schellenbaum spricht, birgt das innere, das heile Kind oder den Archetyp des göttlichen Kindes in sich. Darauf können die gestalterischen Geburtsmomente von Erwachsenen hinweisen. Das innere heile Kind drückt Lebendigkeit, Beweglichkeit und schöpferische Energie aus. Es ist als bewegende Kraft offen für stetige Wandlung, für das Loslassen und Aufbrechen in Neues. So symbolisiert das Kind aus der zweiten Geburt die grundlegende Eigendynamik, die Gestaltende in allen Neuanfängen erleben und erfahren können. Zu ihm gehören die Wachheit und das Staunen darüber, was ihnen auf ihrem Lebensweg begegnet. Gerade in Schwellensituationen des Lebens, wenn Neues ansteht, wenn Gestaltende noch in Altem festsitzen, können sie sich in ihrem Spielraum an diese Schwelle oder Grenze herantasten. Nicht selten begegnen sie dort, wie auch in Träumen, dem inneren Kind. Es ist bereits da oder wird gerade geboren. Der Kontakt mit dem Kind in sich lässt Gestaltende die verborgenen oder zugedeckten Lebensimpulse wahrnehmen und spüren. Diese können als Wegweiser wirken. So birgt jeder

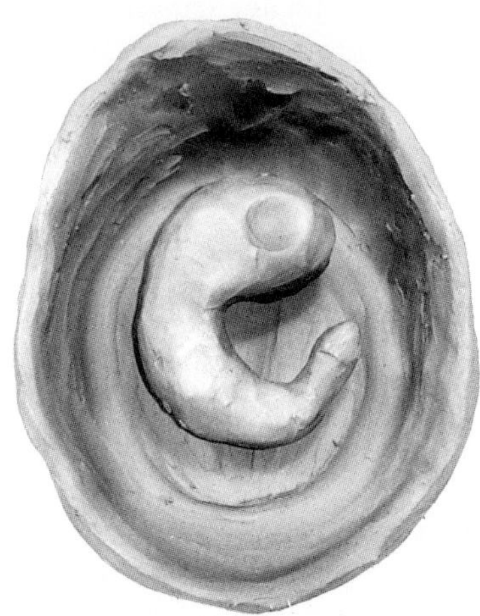

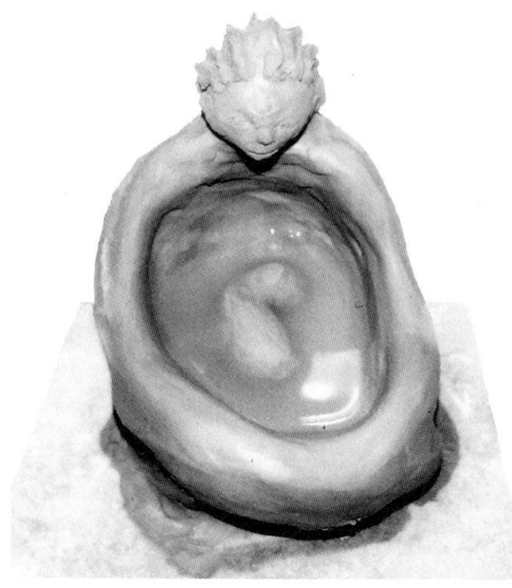

Abbildungen 5-42: Gestaltungen, die den Urzustand und die Geborgenheit des Embryos ausdrücken. In der Gestaltung rechts schwimmt der Embryo im Fruchtwasser.

Mensch, wie Peter Schellenbaum so schön sagt, „in sich ein entscheidendes Geheimnis, das Geheimnis seiner das ganze Leben fortdauernden Schöpfung – [...], das aus seinem noch ungestalteten Keim stammt" (Schellenbaum, 1996, S. 50).

Indem sie an diesem Keim wirken, öffnet sich den Gestaltenden der Zugang zu ihrem Potenzial.

Unser Ursprung als individuelles Wesen ist im Idealfall Geborgenheit. Der Mutterleib als runder Raum begrenzt und schützt das werdende Leben. Das kleine Kind, dem Beginn seines Lebens noch näher als wir, drückt diesen Urzustand in seinen Kritzeleien und ersten Gestaltungsspuren aus. Es vergegenwärtigt diese grundlegende Erfahrung gestaltend als gezeichnete Spur oder als gegriffene Gestalt. Auch Erwachsene brauchen in bestimmten Situationen das Eintauchen in dieses Urgefühl. Sie brauchen den Rückzug in die Geborgenheit, um davon ausgehend gestärkt wieder nach außen treten zu können. Wie wichtig es gerade für Erwachsene ist, sich selber Geborgenheit zu geben, sie nicht von außen einzufordern, zeigen die unzähligen Beispiele von Gestaltungen, die diesem Urgefühl Ausdruck geben (s. Abb. 5-42).

Für Menschen, die Geborgenheit, Schutz und Aufgehobensein entbehren mussten, kann das Gestalten mit Tonerde zur Möglichkeit werden, Geborgenheit in den eigenen Gestaltungen zu erleben, sich das fehlende Aufgehobensein selbst zu schaffen und damit zu geben. Diese Prozesse brauchen Zeit. Sie sind verbunden mit Gefühlen des Schmerzes, in denen der Mangel betrauert und ausgedrückt werden kann, bevor sich die Hände öffnen, um sich gestaltend selber zu halten. Dieses Finden von längst verloren Geglaubtem kann zugleich erschütternd und berührend sein. Eindrucksvoll ist immer wieder, wie wohltuend und beruhigend dieses Aufgehobensein auf die Gestaltenden wirken kann (s. Abb. 5-43).

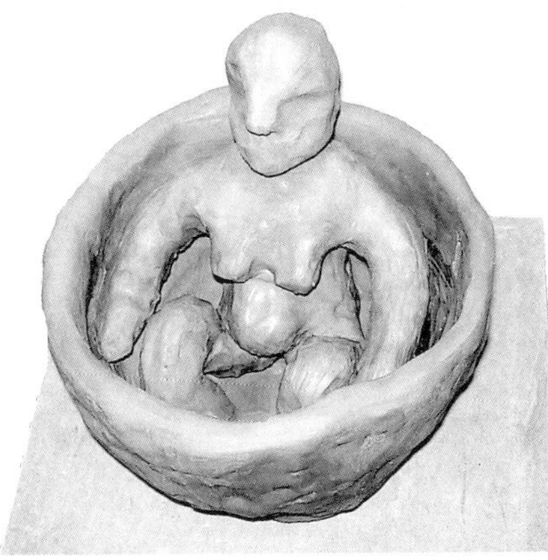
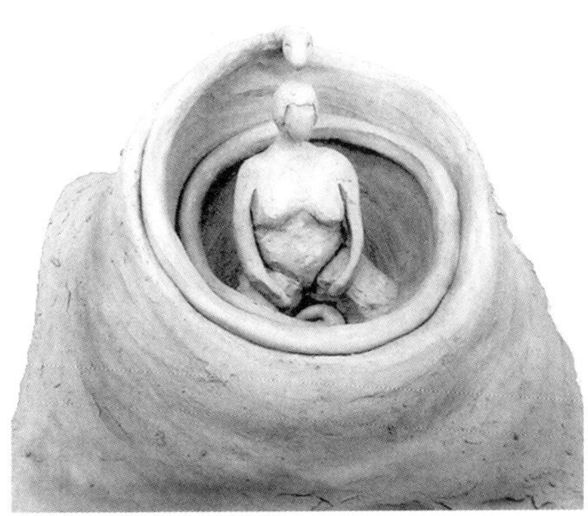

Abbildungen 5-43: Die Höhle wird deutlicher zum Gefäß, in dem nun nicht mehr das Kind, sondern die Frau geborgen ist.

Auffallend ist der Gefäßcharakter der Formen, die Geborgenheit ausdrücken. Das Gefühl des Enthalten- und Aufgehobenseins kommt deutlich zum Ausdruck. In diesen Gestaltungen wird der Mensch in den Mittelpunkt gesetzt, als Embryo, als Kind oder als Frau. Sich wieder einmal ins Zentrum setzen dürfen, mitten hinein in den Raum der Geborgenheit, zentriert die Gestaltenden und lenkt ihre Aufmerksamkeit nach innen. Gestaltend drücken sie Innenraum aus. Ganz besonders berührend kann es sein, das kleine, eben gestaltete Wesen, das innere Kind, in den Händen zu halten, es zu wärmen. Es fühlt sich an, als wäre das durch die Berührung warm gewordene, noch bewegliche Wesen lebendig. „Jetzt habe ich mich wieder gefunden!“, sagt eine Gestaltende, die sich in ihrer Lebenssituation „ganz verloren“ vorgekommen ist.

Die Worte von Rainer Maria Rilke (1929, S. 19) an einen jungen Dichter über die Geduld regen an und machen Mut, den Dingen die eigene, stille, ungestörte Entwicklung zu lassen, die tief von innen kommt und durch nichts gedrängt oder beschleunigt werden kann: „Alles ist austragen und dann gebären.“ Gestaltende lernen auszutragen und auszuhalten, sie lernen, dass der Prozess des Sichöffnens Zeit braucht, eine Zeit des „Schwangergehens“ mit dem Werdenden. Die Tonerde beruhigt und bremst allzu hastiges Vorwärtsdrängen durch ihre Konsistenz. Wenn die Bereitschaft da ist, kann Öffnung geschehen (s. Abb. 5-44).

Ein Sichöffnen kann harmonisch und ruhig geschehen. Wenn der Druck von innen jedoch zu groß ist, wenn sich Energie anstaut, wird die Öffnung zum Ausbruch. Immer hat Öffnung Geburtscharakter. Öffnung braucht Schutz. Im geborgenen Gestaltungsraum ist Öffnung möglich.

Im folgenden Gestaltungsprozess sehen wir eine in sich zurückgezogene Frau im leeren Spielraum sitzen. Ihre Haltung erinnert an die eines Embryos. Weil sie

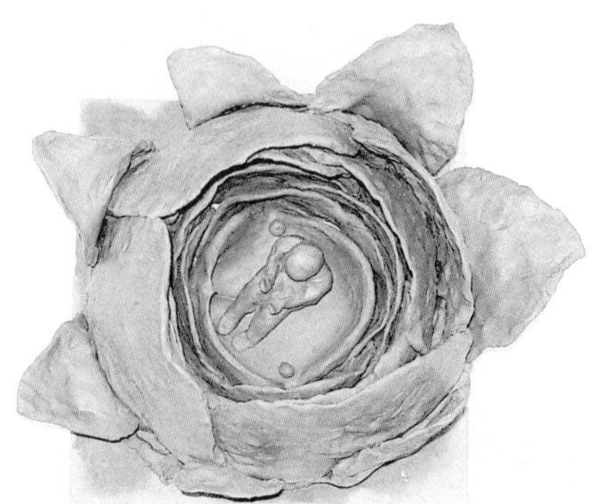
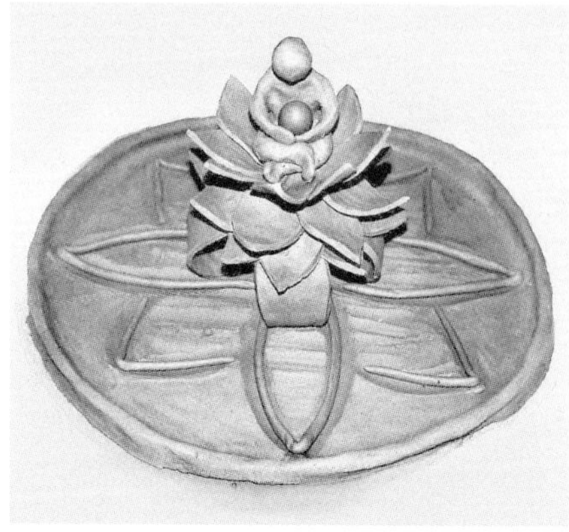

Abbildungen 5-44: Gestaltungen, in denen sich der Raum vom Zentrum aus blütenförmig öffnet. Blüten sind natürliche Vorbilder für Öffnung und Entfaltung. Auch in der Öffnung wirkt der Raum noch geborgen. Wenn Geborgenheit Ausgangslage ist, kann Öffnung geschehen.

der Gestalterin zu schutzlos vorkommt, wird sie mit einem eiförmigen Raum umgeben, der sich langsam, bis auf eine kleine Öffnung, um die Frau herum schließt. In der nächsten Gestaltungssequenz wirkt dieser Raum auf die Gestalterin zu eng. Langsam und behutsam öffnet sie ihn. Die Frauengestalt erhält eine blattartige Decke auf den Rücken gelegt. Langsam hebt sie den Kopf, öffnet sich ein wenig, damit sie die Kugel an sich nehmen kann, die ihr Kraft spendet. Der Raum ist offen, die Frau wird ihn, wenn es an der Zeit ist, gewandelt verlassen. Die Phasen der Öffnung werden konkret, körpernah und begleitet von Gefühlen und Emotionen erlebt (s. Abb. 5-45).

Selbst gestalteter Schutz kann sich auf den Alltag der Gestaltenden auswirken. Sie haben erlebt, dass sie sich selbst Geborgenheit geben können, und dies kann in schwierigen Momenten Selbstständigkeit und Unabhängigkeit fördern. Manche Gestaltenden tragen eine kleine Karte mit dem Bild der gestalteten Geborgenheit mit sich als Erinnerung. Wichtig ist das Körpergefühl, das sich im Gestaltungsprozess verändern konnte. Diese Körpererinnerung ist in schwierigen Situationen abrufbar. Gestaltend konnte eine ausgleichende Bewegung stattfinden.

Gestaltende üben, sich selbst in die Hand zu nehmen. In der Erschütterung, die geschieht, wenn der einsame, verlassene oder ausgesetzte gestaltete Mensch berührt, beschützt und wieder ins Leben „gegriffen“ wird, geschieht Wandlung. Lange andauernde Bewegungslosigkeit und Erstarrung beginnt sich aufzulösen. Dabei holen sich die Gestaltenden in ihrem schwierigen Zustand ab und führen sich näher hin zu sich selbst. Dies wird möglich, weil sie in diesem Prozess selber Begleitung erfahren. Wenn Geborgenheit spürbar wird, ist es möglich, den Innenraum zu öffnen und sich auf den Weg zu begeben. Dies wird in Gestaltungen sichtbar, in denen sich Räume, Türen, Fenster öffnen. So lässt sich eine Verbindung von Innen und Außen schaffen (s. Abb. 5-46, Abb. 5.47 u. Abb. 48).

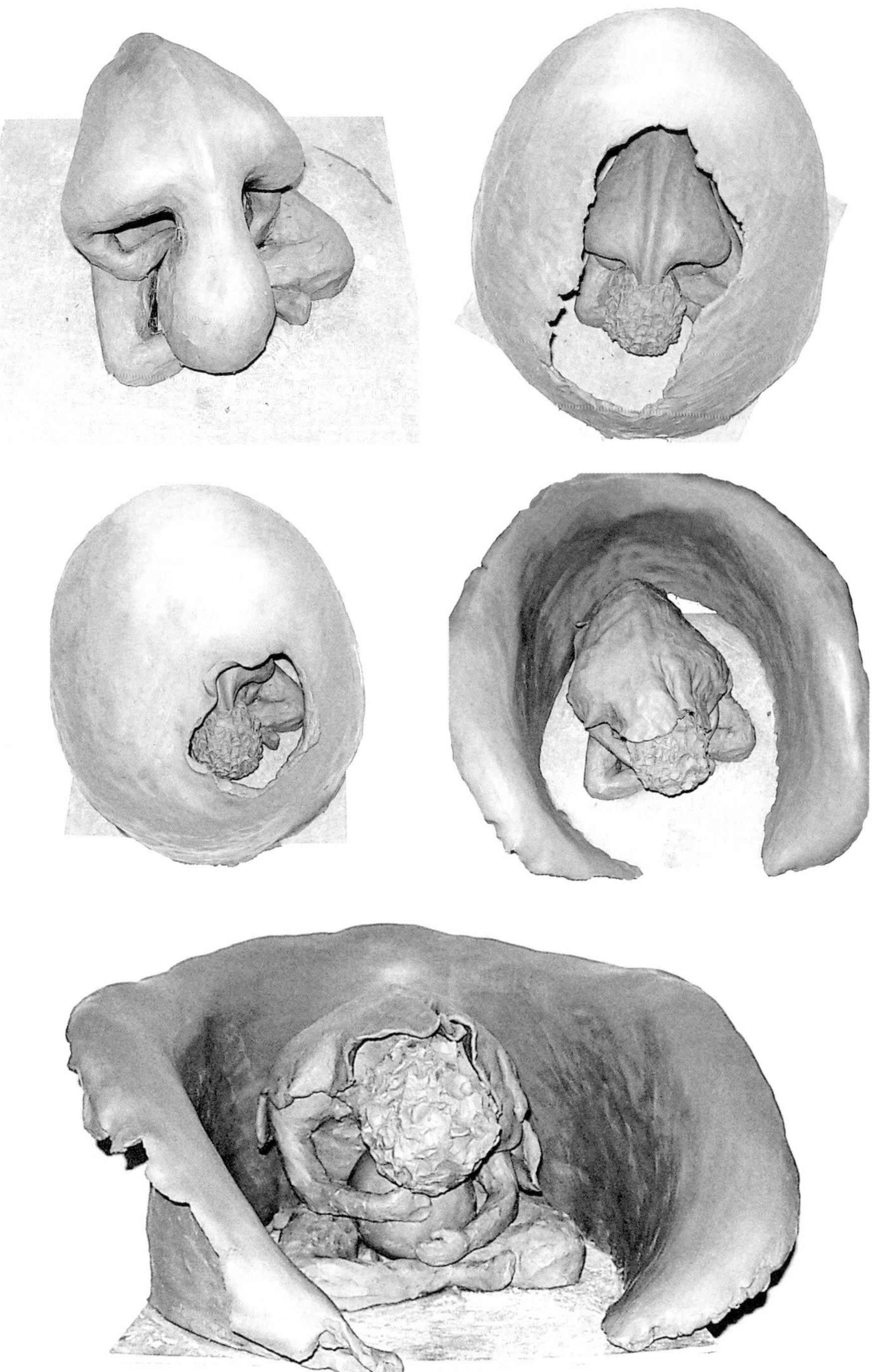

Abbildungen 5-45: Gestaltungsprozess von Rückzug über Wandlung und Schutz zu allmählicher Öffnung.

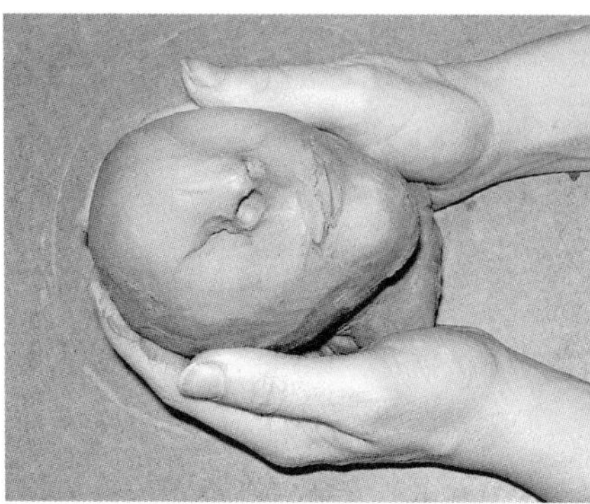

Abbildung 5-46: Die Gestalterin hält das Gesicht ihrer früh verstorbenen Mutter in den Händen. Wenn Halten und Halt gespürt werden kann, wird das Loslassen leichter.

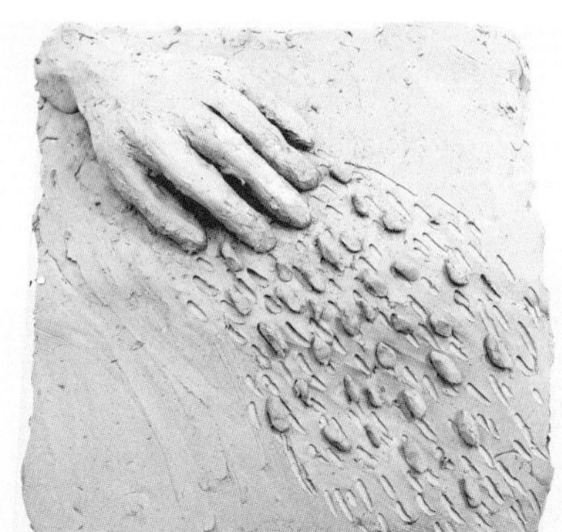

Abbildung 5-47: In einem Trauerprozess öffnet sich die Hand, und Tränen beginnen zu fließen.

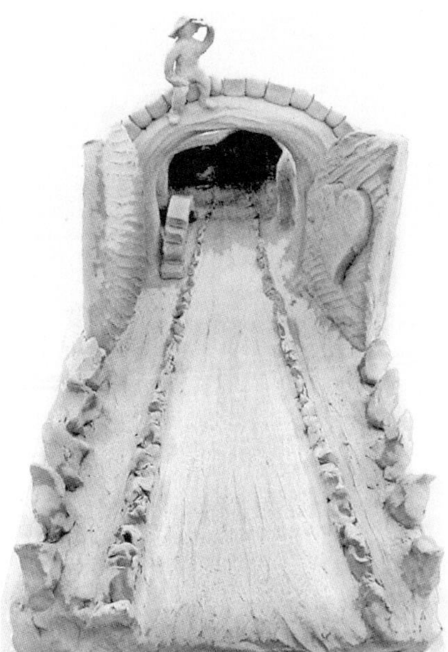

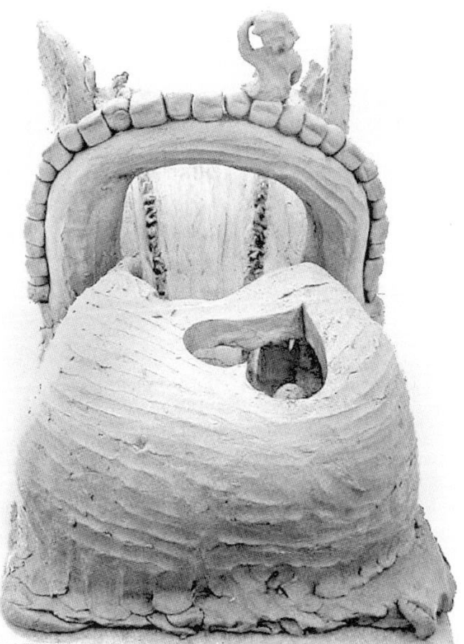

Abbildungen 5-48: Der geborgene Herz-Raum öffnet sich, der Weg nach außen wird frei. Der Mensch sitzt auf einem Bogen zwischen Geborgenheit und Öffnung und hält Ausschau.

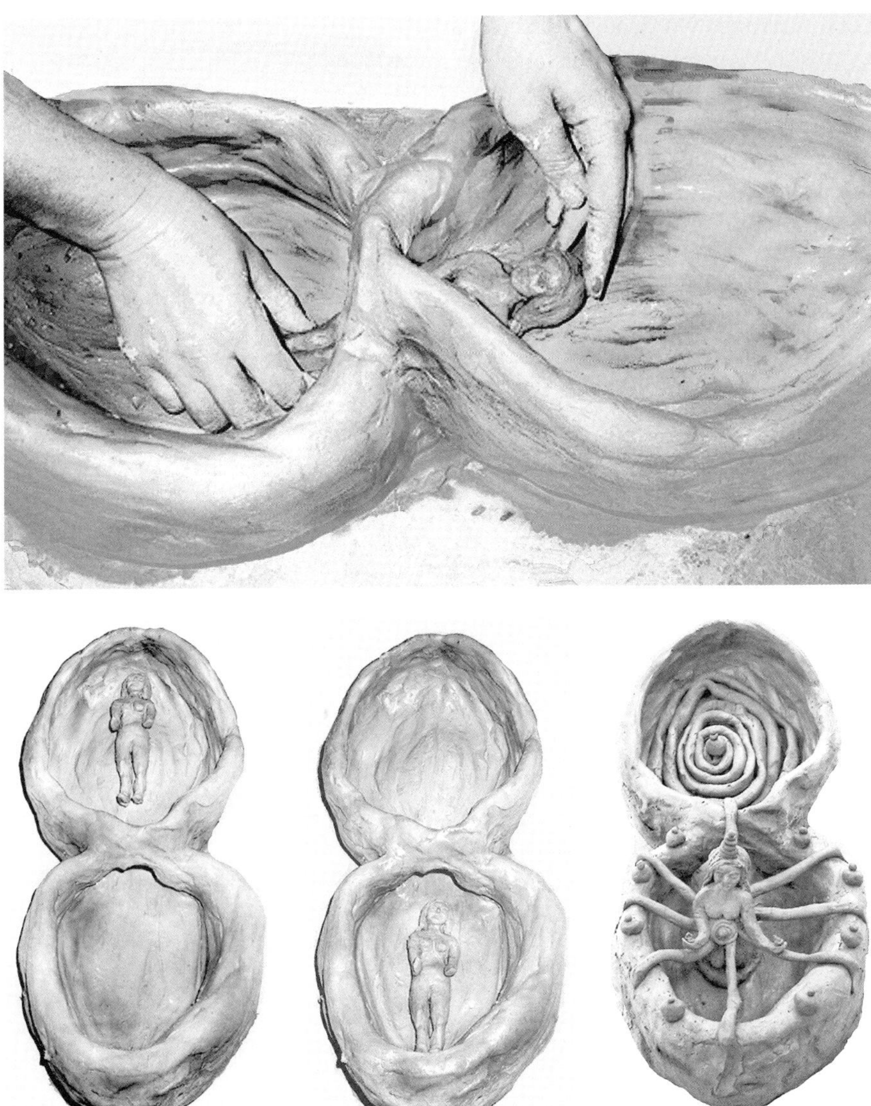

Abbildungen 5-49: Geburtsprozess, in dem sich die Gestaltende selbst Geburtshelferin ist. Der Geburtsprozess wird vollzogen: Die Frau verlässt den Raum, in dem sie geworden ist. Sie wird durch die enge Öffnung geschoben. Im Zentrum des neuen Raumes angekommen, steht sie auf. Über die Spirale bleibt sie verbunden mit dem Ort ihres Ursprungs.

Erich Neumann betrachtet den schöpferischen Prozess als Zeugung und Geburt, ebenso als Wandlung und Wiedergeburt. Geburt und Tod als Übergänge gehören zu unserem Leben. Sie werden auch als solche gestaltet. Dabei erleben und erfahren sich Gestaltende als Geburtshelferinnen für das Eigene, letztlich für sich selbst. Dazu Erich Neumann: „... so erfährt sich der schöpferische Mensch dauernd als Durchgang seiner selbst und als Durchgang der inneren und äußeren Welt zugleich" (Neumann, 1995, S. 110) (s. Abb. 5-49).

Zum Thema Geborgenheit und Öffnung gehören auch Innenschau, Durchblick und Ausblick. Gestaltungsprozesse ermöglichen, Wandlungsimpulse wahrzunehmen, sie anzunehmen, sie auszuhalten, indem man sie sichtbar macht. Gestaltende lassen sich von diesen Impulsen bewegen und gestalten sie aktiv mit.

In einem Geburtsprozess wird der Energie eine Richtung gegeben. Neue Wege öffnen sich. Die eigenen Hände nehmen in Empfang und begleiten das neu Werdende. „Die menschliche Hand scheint eine eigene Intelligenz zu haben. Sie wurde ‚das fließende Moment der Schöpfung, die niemals endet' genannt." (Nichols, 1984, S. 66.)

So leisten Gestaltende Geburtshilfe an sich selbst, an ihrem Selbst. Was dabei geboren wird, sind sie selbst und als Symbol das innere Kind mit seinem erneuernden, erlösenden Charakter.

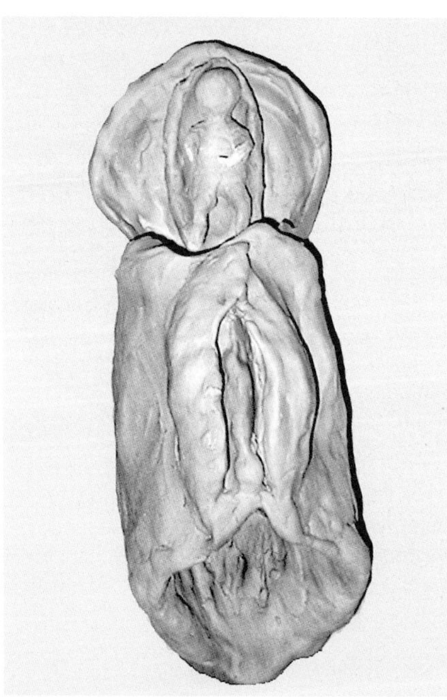

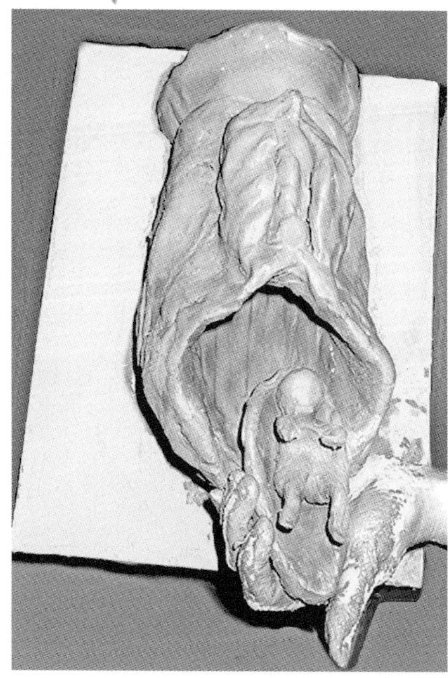

Abbildung 5-50: Geburt eines Kindes, hier symbolisch für die Geburt des Selbst. Das Kind als Symbol der Erneuerung wird in Empfang genommen.

Prozesse der Öffnung brauchen Zeit, Sorgfalt und Pflege. Bei Themen wie Wandlung, Übergang und Durchgang wirkt der Halt gebende, kanalisierende Rahmen unserer Arbeit unterstützend auf das Geschehen. Gewandeltes und Neues erscheint oft in Gestalt eines Kindes.

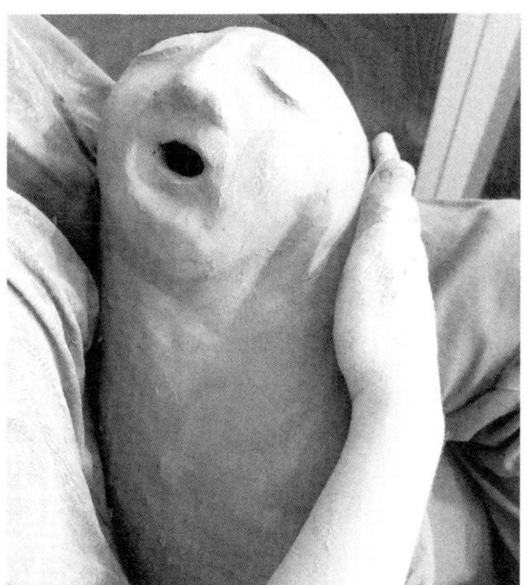

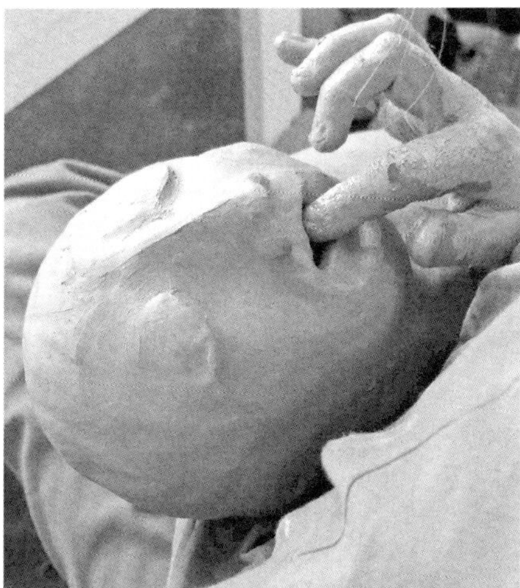

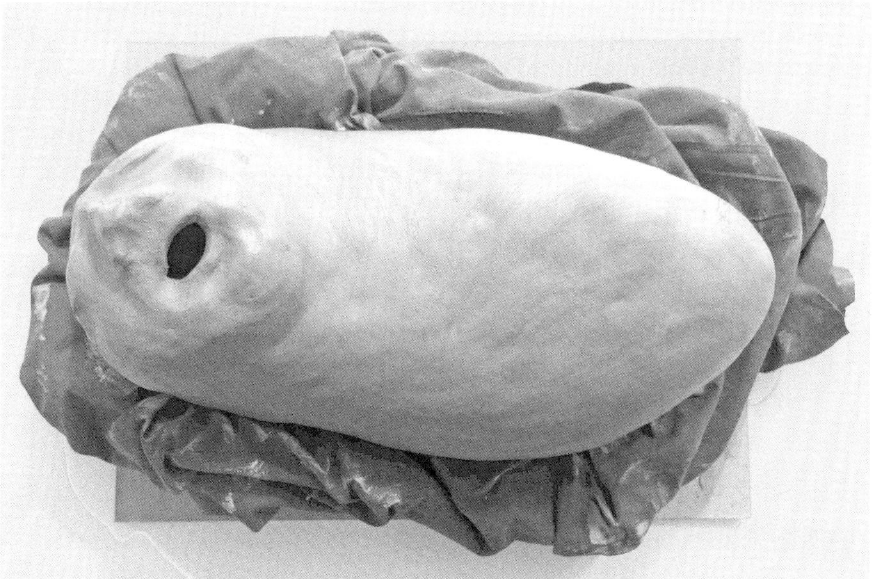

Abbildungen 5-51: In diesem Gestaltungsprozess erhält das lebensgroße Kind intensive Pflege und Zuwendung. Dabei wird es immer lebendiger. Die ganze Gestaltungsgruppe nimmt Anteil. Es ist, als hätten wir ein lebendes Kind bei uns im Gestaltungsraum. Das Kind wird jeweils nach dem Gestalten in ein Tuch eingewickelt.

Wenn Gestaltende sich selbst in Empfang nehmen und sich im Leben willkommen heißen, geschieht meistens zuerst Erschütterung und starke Rührung. Dieser Moment kann sich anfühlen, als würde die eigene Geburt nacherlebt. Als Begleiterin und Zeugin bin ich ganz präsent und schütze den „Geburts-Raum“. Manchmal legen sich Gestaltende einen Moment neben dem „Geborenen“ hin. Sie lassen sich zudecken, um ganz geborgen zu sein.

Zum Prozess der Selbstgestaltung gehört die Geburtskarte, mit der die Gestalterin sich selbst willkommen heißt. Sie holt sich ab in einem gefühlsmäßigen Defizit, das sie immer wieder empfindet. Für sie gab es aus verschiedenen verhindernden Gründen keine Geburtskarte. „Früher war eine Geburtskarte nicht gang und gäbe“, sagt sie im darauf folgenden Gespräch. „Meine Geschwister sind aber alle an einem fixen Familienwohnort auf die Welt gekommen und kriegten eine Geburtskarte von meinen Eltern. Da noch kein passendes Eigenheim gefunden worden war, lebte der Großteil der Familie seit Kurzem bei meiner noch nicht lange verwitweten Großmutter. Ich bin somit zwischen Stuhl und Bank als viertes Kind auf die Welt gekommen. Die Eltern hatten immer ihr Bestes gegeben und waren sich der Situation und der möglichen seelischen ‚Verletzungen‘ für mich nicht bewusst. Meine Bewusstheit kam auch erst mit den kunsttherapeutischen Arbeiten zum Vorschein. Die gezielten Impulse von außen und deren Themenbearbeitung von außen und innen haben mich zu dieser Gestaltung geführt. Die Impulse, die von außen gesetzt werden, finde ich für die Kunsttherapie sehr wichtig. Sie sind eine Möglichkeit, ein abgekapseltes Thema wahrzunehmen und selber für sich öffnen zu können.“

Als Begleiterin bin ich Zeugin dieses Prozesses. Hier wird auch die Gestaltungsgruppe mit einbezogen. Ich kopiere die Karte und drucke sie in der gewünschten Anzahl aus. Nun kann die Gestalterin sie weitergeben. In solch einem Moment ist Zeugenschaft wichtig. Die Gestalterin wird gesehen – und sie sieht sich selbst.

Geborgenheit und Öffnung, Halten und Loslassen drücken sich über die gestaltenden Hände aus. Das Wort „loslassen“ erhält eine andere Bedeutung, einen anderen Stellenwert, wenn man etwas, das losgelassen werden möchte, zuvor halten und noch einmal spüren kann. Aus dem Halten heraus wächst der Impuls, loszulassen. Die sinnliche, körperhafte Erfahrung dieses Prozesses erlaubt den Gestaltenden, jeden Moment zwischen Halten und Loslassen direkt zu spüren. Loslassen ist dann kein Zwang, sondern eine Entscheidung.

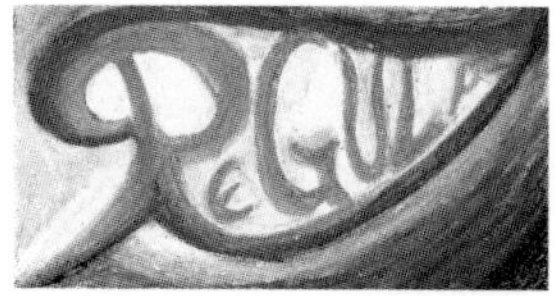

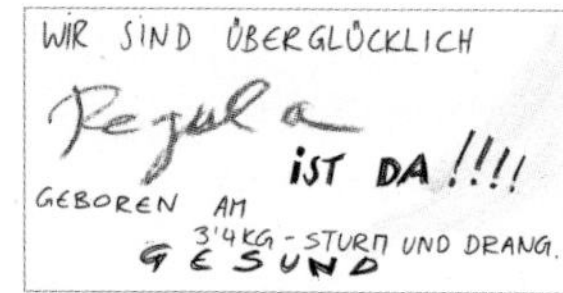

Abbildungen 5-52: Selbst gestaltete Geburtskarte zu einem Gestaltungsprozess.

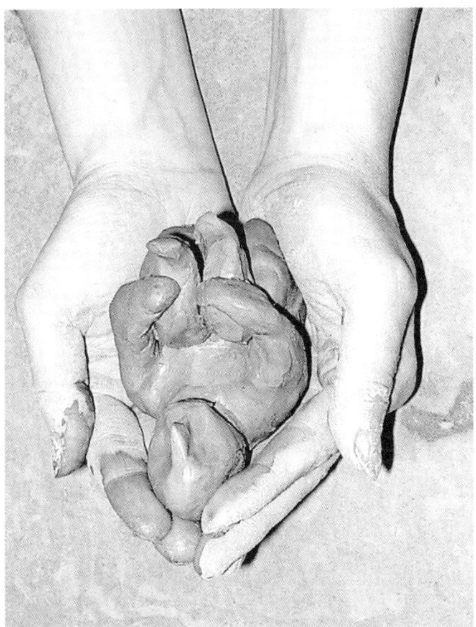

Abbildung 5-53: Das Geborene in Empfang nehmen, es halten, bis sich die Hände öffnen, um es wieder loszulassen, ist eine wichtige Erfahrung.

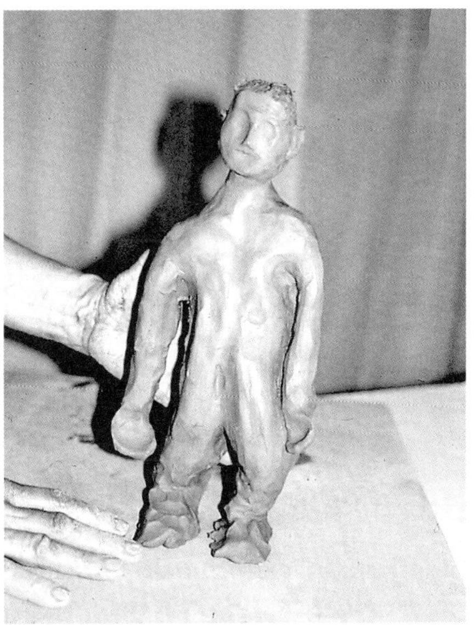

Abbildung 5-54: Der Flüchtling, den die Gestalterin begleitet und für den sie sich intensiv eingesetzt hat, wird losgelassen, wird sich selbst und seinem Weg übergeben.

5.3 Körper-bewusst-sein

Tonerde als körperhaftes Material lässt sich ohne große Anstrengung ausgehend von den einfachsten elementaren Formen zu Körpern greifen. Anmutungserlebnisse beim Betrachten der durch die Bewegung der Hände gewordenen Körper lassen Fantasie und Intuition freien Lauf. Bereits in einer rudimentär geformten Gestalt werden Entsprechungen zu inneren Themen wahrgenommen. Die Spur ins gestaltende Erleben ist gelegt.

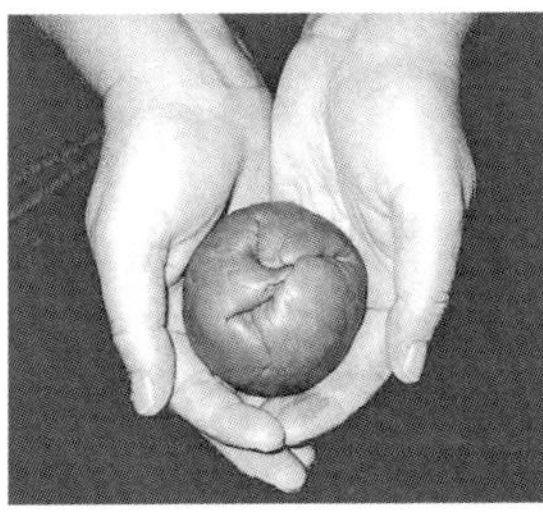

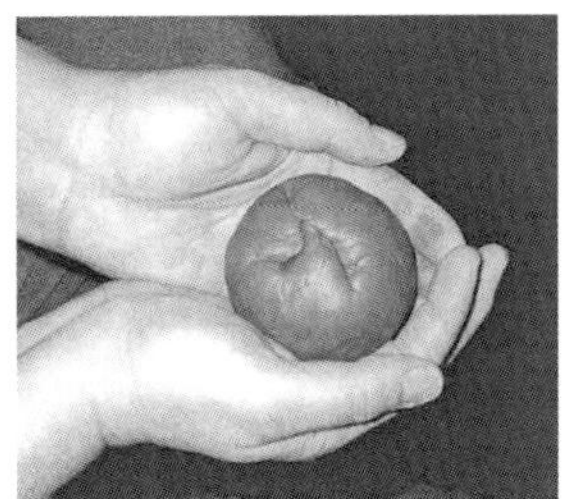

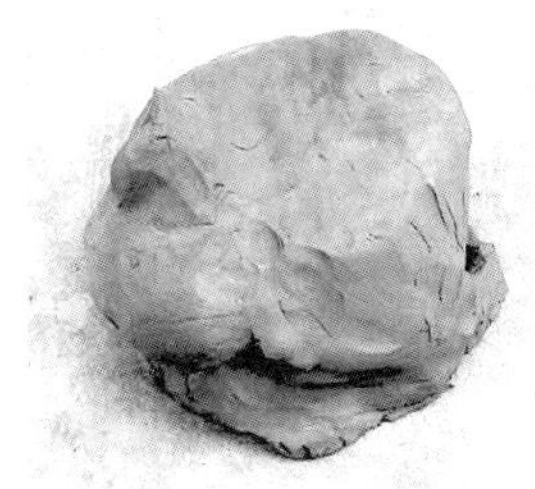

Abbildung 5-55: Zu Formen gegriffene Tonerde wird als körperhaft wahrgenommen. Diese absichtslos entstandenen Formen wecken Anmutungserlebnisse.

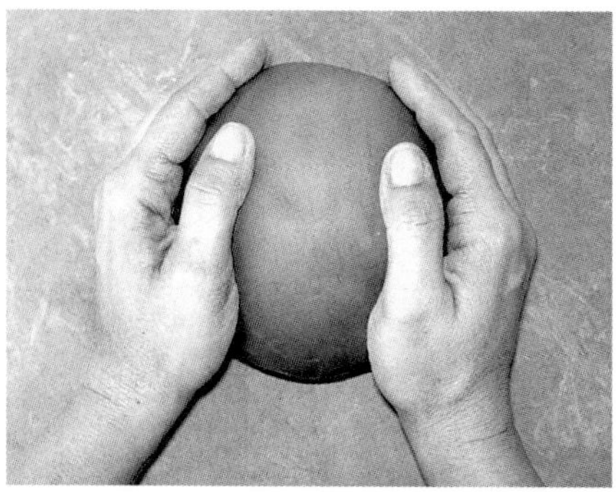

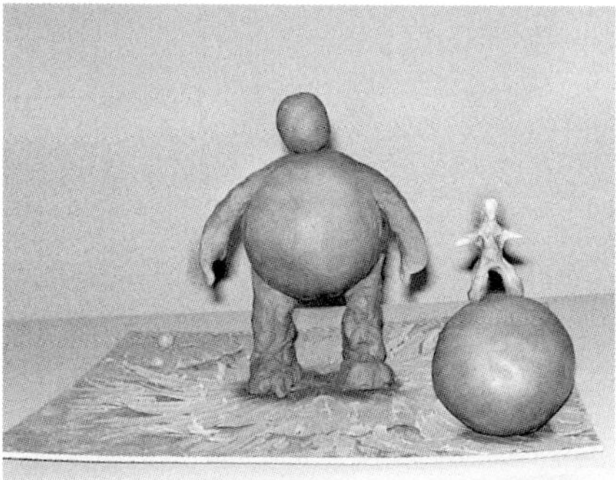

Abbildungen 5-56: Die lange in den Händen gehaltene Kugel wird zum Zentrum der Menschengestalt. In der Gestalterin bleibt ein ganz besonderes „rundes Körpergefühl" zurück, eine für sie wichtige Ganzheitserfahrung.

Als offensichtlichste und deutlichste Entsprechung zu uns selbst erscheint die gestaltete menschliche Figur. Die Kugel als vollkommene Gestalt und Ganzheitssymbol und als Ausgangsform für einen entstehenden menschlichen Körper wird oft lange in den Händen gehalten. Der Gestaltungsprozess beginnt mit dem Gestalten und Berühren einer Kugel.

Der nun folgende Gestaltungsprozess zeigt die Entstehung einer Kindgestalt als Symbol für die innere Kraftquelle und Ausgangsform für die entstehende Frauenfigur. Mit rhythmischen Bewegungen wird ein Hügel aufgebaut. In die Vertiefung gießt die Gestalterin Wasser. Die trockene Schale eines früheren Gestaltungsprozesses wird geholt. Das Kind meldet sich an, „von weit her", wie die Gestalterin spürt. Sie dreht die Schale um und nutzt sie als Hohlraum. In ihren Händen formt sie ein Kind und legt es in die Schale, die in diesem Moment wieder umgedreht wird. Lange lässt sie dieses Bild auf sich wirken und legt das Kind dann in die feuchte Ausbuchtung des Erdhügels. Auch diese Situation wird lange betrachtet. Mit rhythmischen Bewegungen erhöht die Gestalterin das Erdgefäß nun, bis nur noch eine kleine Öffnung bleibt. Über diesem Erdraum mit dem Kind formt sie eine Frauenfigur. Deren Körper, ein Hohlraum, nimmt die Kraft und Energie aus dem Grund in

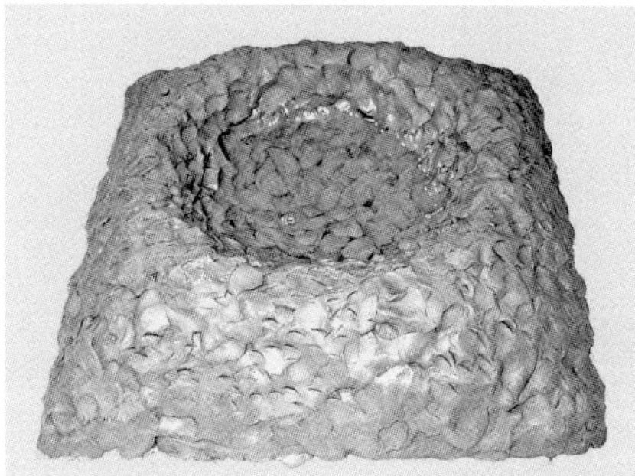

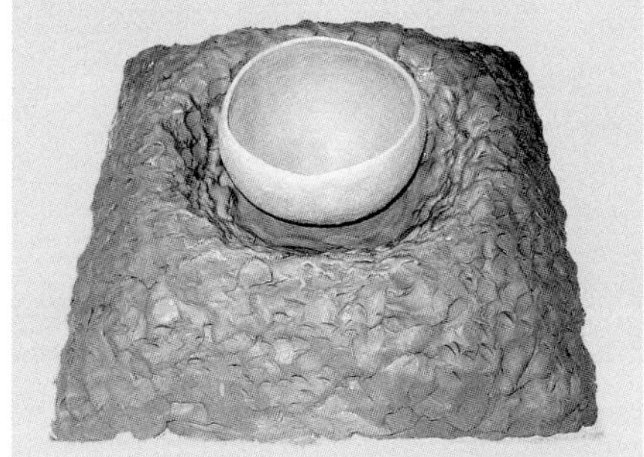

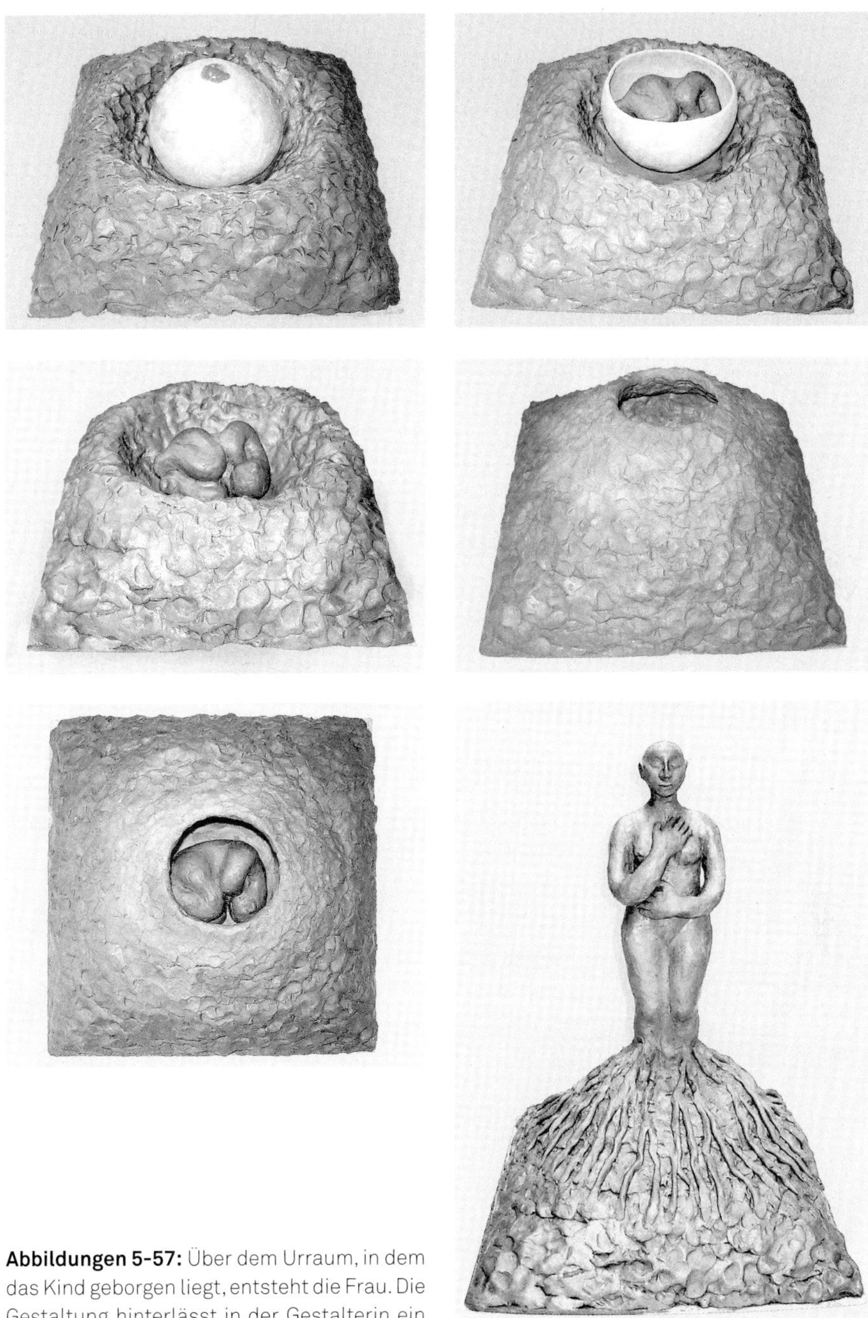

Abbildungen 5-57: Über dem Urraum, in dem das Kind geborgen liegt, entsteht die Frau. Die Gestaltung hinterlässt in der Gestalterin ein starkes zentrierendes Körpergefühl.

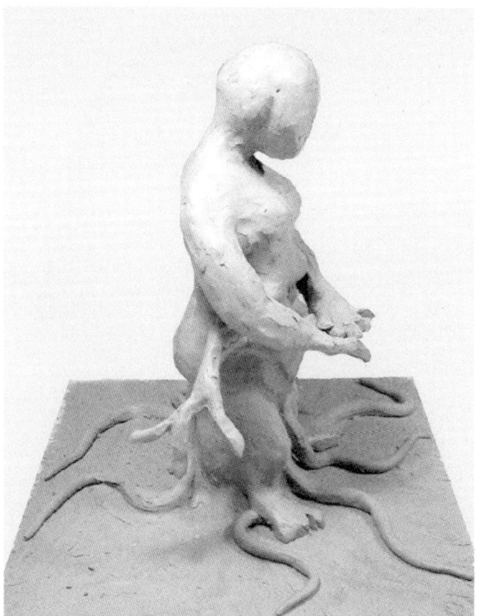

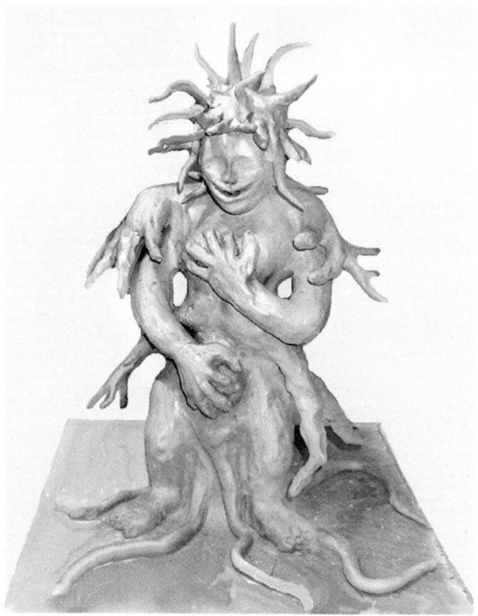

Abbildungen 5-58: Dieser Gestaltungsprozess thematisiert in der Frauenfigur Verwurzelung und Aufrichtung. Die Gestaltende verwurzelt sich im Dasein. Ins Auge fällt die Verwandtschaft von Mensch und Baum. Über die astförmigen Haare richtet sich die Frau gleichzeitig mit der Verwurzelung in den Raum und nach oben aus.

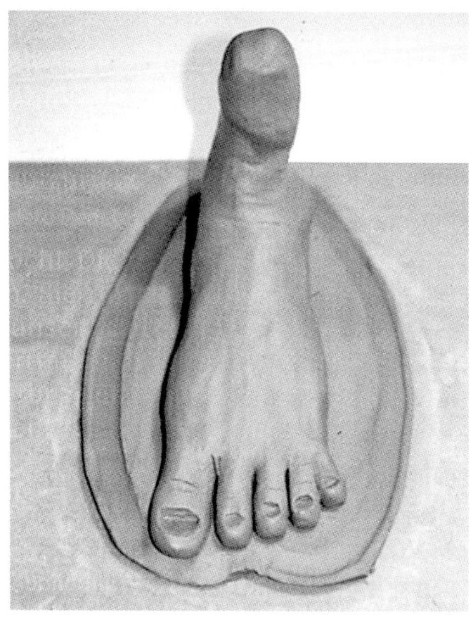

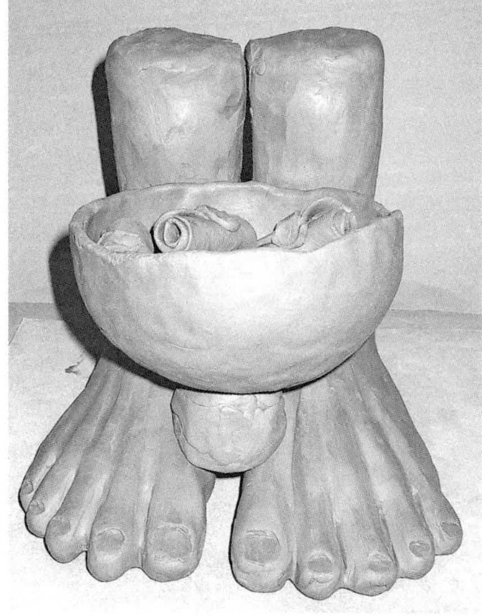

Abbildungen 5-59: Fußgestaltungen, die der Größe der eigenen Füße entsprechen. Es fällt auf, wie differenziert diese Füße ausgestaltet sind.

sich auf. Wurzeln verstärken die Verbindung von Unten und Oben. Nach Beenden dieser Formungen berichtet die Gestalterin von einem nachhaltigen stark zentrierenden Körpergefühl (s. Abb. 5-57, Abb. 5-58 u. Abb. 5-59).

Für das Körpergefühl des Verwurzelns, des Sichaufrichtens und des Stehens sind die Füße von besonderer Bedeutung. Es gibt Gestaltungen, in denen ein Fuß oder beide die ganze Aufmerksamkeit und den ganzen Raum einnehmen. Die Füße tragen uns auf unserem Lebensweg. In Gestaltungen erscheinen sie oft als Symbol für das Stehen, Fußfassen, Tragen, für das Gehen und Unterwegssein. Sie ermöglichen es den Gestaltenden, „auf dem Boden zu bleiben", etwas „durchzustehen", „da zu sein".

Auch in der nächsten Gestaltung geht es um Aufrichtung, um das Stehen der Menschenfigur und damit um den eigenen Stand im Leben, um „Selbstständigkeit". Es braucht viel Geduld, bis eine Menschenfigur steht, bis sich der Körper aufrichten lässt. Damit einher geht die innere Aufrichtung der Gestaltenden. Die feuchte Tonerde lässt es zu, dass der Körper bewegt wird. So gerät das Stehen häufig zum Balanceakt, zum Tanz des Auf- und Ausrichtens oder auch zum Sicheinrichten (s. Abb. 5-60).

Beim Gestalten mit Tonerden spürt man die Hände besonders intensiv. Dementsprechend oft werden Hände gestaltet (vgl. Kapitel 3). Die verschiedenen Gesten der Hand können auf eindrucksvolle Art die momentane Befindlichkeit, ein Gefühl oder ein Bedürfnis der Gestaltenden ausdrücken. Schutz, Halt, Berührung

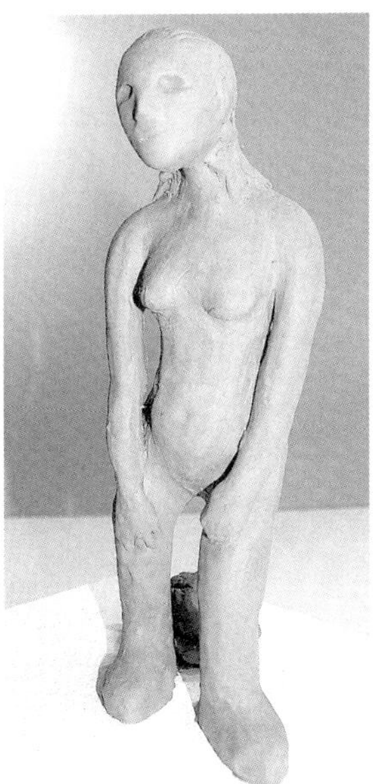
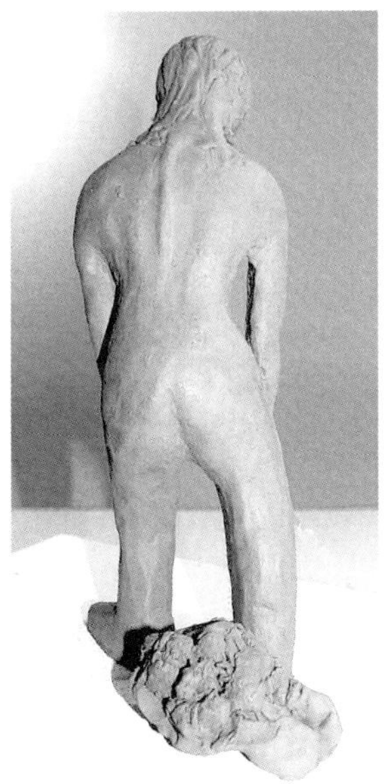
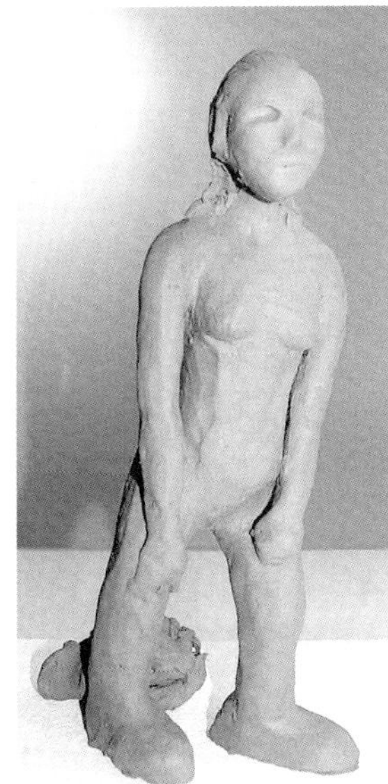

Abbildungen 5-60: In dieser Gestaltung wird das Aufrichten wichtig. Um das Thema Aufrichtung geht es im Leben der Gestalterin immer wieder. Die Frauenfigur wird bewegt, balanciert und ausgerichtet, bis sie steht.

und Begegnung sind Themen, die das Gestalten von Händen anregen. Immer wieder beeindruckt, wie die Hände der Gestaltenden die Tonhände formen und halten. So stehen für Momente vier Hände zur Verfügung, wenn der Gestaltungsprozess abgeschlossen ist. Aufnehmen und Geben, Halten und Loslassen geschehen manchmal gleichzeitig. Ich erinnere mich an einen berührenden Moment, in dem eine Gestaltende sich selbst, das heißt der Tonhand im Spielraum, zur Begrüßung die Hand gab. Wir sagen nicht umsonst, „etwas hat Hand und Fuß". Dazu Karlfried Graf Dürckheim (2001, S. 7): „Der Mensch aber wird, was er sein soll, nicht von selbst. Er wird es nur, wenn er sich in die Hand nimmt, an sich arbeitet und sich zur Vollendung des Werkes ohne Unterlass übt." Diese Worte von Dürckheim drücken aus, was wir mit der Integralen Gestaltungsarbeit anstreben: das übende Formen an sich selbst auf dem Weg über die entstehenden Gestaltungen. Das direkte Berühren und In-die-Hand-Nehmen ermöglicht Gestaltenden, ihren Lebensthemen ein körperhaftes Gefäß zu geben. Geist und Körper beginnen zusammenzuarbeiten (s. Abb. 5-61).

Die vielen Handgestaltungen zeigen uns, wie die verschiedensten Lebensthemen in die Hand genommen und berührt werden. Mit ihren Händen können Gestaltende eine Schale bilden – das Urgefäß seit Menschengedenken, in dem sie ihr Leben betrachten und berühren, in dem sie es auch behandeln, es stetig wandeln und bilden. Selbst- und Lebensgestaltung beginnt in den Händen der Gestaltenden. Sie sind es, die inneren Bildern, Gedanken und Gefühlen konkrete Form geben und sie verkörpern. Der Mensch hat die Fähigkeit zur Autopoiese. Das heißt, wir können uns selbst erhalten, wandeln und erneuern. Daraus erwächst uns auch die Aufgabe, an uns selbst zu wirken. Wie vielfältig unser „Handhaben" sein kann, wird in der Gestaltungsarbeit deutlich. Hände gestalten und werden gestaltet, Gestaltende berühren

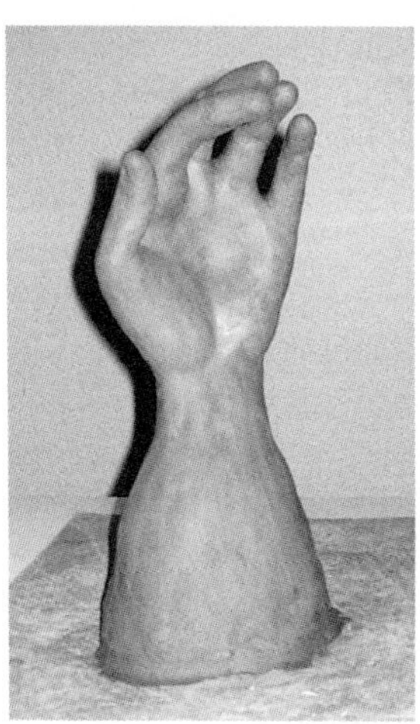
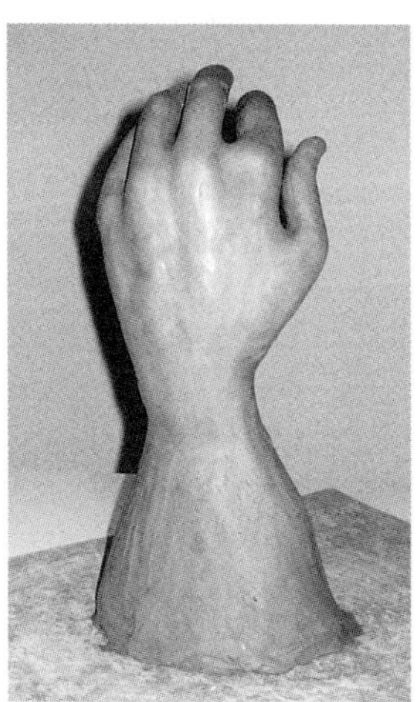
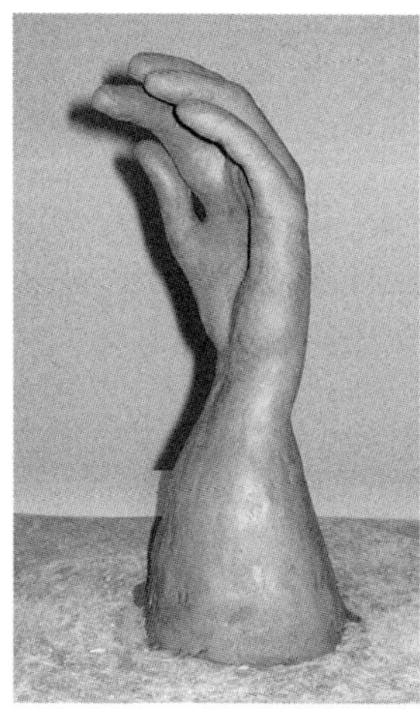

Abbildungen 5-61: Diese Hand wirkt in ihrer Bewegung sehr lebendig. Die intensive Gestaltungsarbeit trägt zur besonderen Wirkung des Erscheinungsbildes bei. Äußeres Gestalten und inneres Erleben entsprechen und beeinflussen sich.

und werden berührt. „Ich habe es in der Hand" – eine wichtige Aussage. Die Hände ermöglichen den Gestaltenden, ihren eigenen Körper bewusst wahrzunehmen.

In das Thema dieses Kapitels „Körper-bewusst-sein" können wir den Begriff „Sinnenbewusstsein" mitaufnehmen, den Rudolf zur Lippe geprägt hat.

> *Medium der Sinnestätigkeit ist die Natur, als äußere Natur uns gegenüber wie als innere des eigenen leiblichen Geschehens. Das Besondere des Sinnenbewusstseins, im Gegensatz zu der abstrakten Begrifflichkeit des Verstandesbewusstseins, liegt darin, dass die Entwicklungs- und Vorstellungsformen dieses Bewusstseins – seine Bewegungen und Strukturen – denen seines Mediums spürbar nahe sind. Von Bewusstsein ist zu sprechen, weil offensichtlich Geschehen in der Natur oder ihre Schichtungen in Formen übersetzt werden, die von der gesellschaftlichen Geschichte einer Kultur geprägt sind. Im Sinnenbewusstsein verfugen sich die Spuren naturhafter Geschichten – das Wachstum eines Baumes oder die Herausbildung des Zusammenspiels von Schallwellen und Ohr – mit den Spuren ihrer Wirkung auf die Menschen und deren ganz bestimmtem Umgang mit ihnen.* (zur Lippe, 1998, Bd. I, S. 33)

Ein Verstandesbewusstsein, das sich nicht der Hilfe des Sinnenbewusstseins bedient, kann nicht zum Gelingen führen. Ohne die Verbindung beider Ordnungsweisen wirkt das einseitig eingesetzte Verstandesbewusstsein lebenszerstörend.

Die folgende Gestaltung zeigt die Auseinandersetzung der Gestalterin mit dem Thema Denken und Lernen. In ihrer Gestaltung wird das Gehirn als Nussschalen-Boot sichtbar und berührbar. Kleine Menschen beleben den Ort. Auch bei der Betrachterin, die sich Einblick verschafft, sind auf dem Kopf beide Hirnhälften eingezeichnet. Die Verbindung bildet der Mast, auf den die kleinen Menschen klettern (s. Abb. 5-62).

In der Integralen Gestaltungsarbeit wird es möglich, Denkprozesse sichtbar werden zu lassen, Gedankengänge zu verknüpfen, formgebend nachzuspüren. Daraus entsteht, was wir „Sinnen" nennen, ein sinnenbewusster Prozess. Die Gestalterin findet einen befreienden Umgang mit dem, was wir „Hirnen" nennen. Denkprozesse werden im Spielraum in Bewegung gebracht. Die Gestaltenden verstehen Inhalte nicht nur, sondern „be-greifen" und „er-fassen" sie auch. Wir stehen also nicht außerhalb eines zu rational und abstrakt gewordenen Denkens, sondern werden zu Teilnehmenden und Teilhabenden. Unser Denken wird beweglich, wenn wir das, woran wir denken, gestalten und den Sinnen zugänglich machen. So können wir eine Begebenheit von verschiedenen Seiten her auf uns wirken lassen. Denken wird zum Umdenken. Rudolf zur Lippe schreibt im Vorwort zur zweiten Auflage von *Sinnenbewusstsein* (2000, S. 1): „Zwischen der Entwicklung neuer Medienkonstruktionen und der Wiederentdeckung ältester Sinne gilt es, mit Wissen und Weisheit, Mut und Liebe neu unser Leben zu entwerfen."

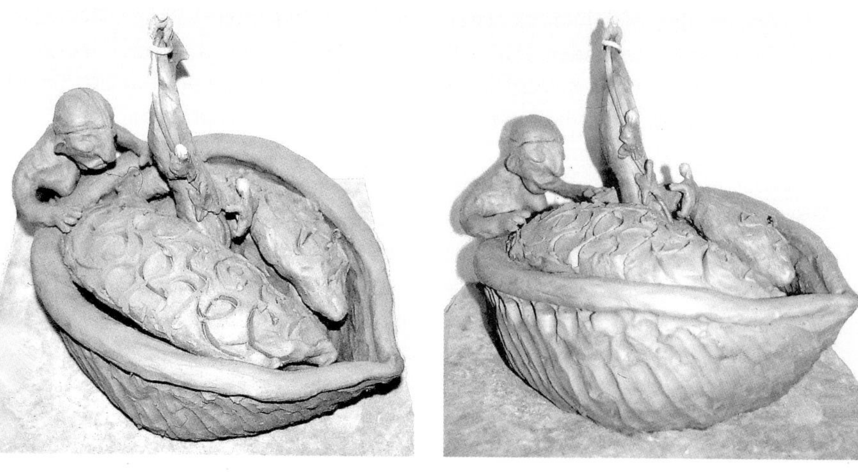

Abbildungen 5-62: Gestaltung des Gehirns als Nussschalen-Boot. Kleine Menschen turnen darin herum. Denken und Berühren gehören zusammen. Auf dem Kopf der das Schiff betrachtenden Frau sind beide Hirnhälften angedeutet.

Gestaltungsprozesse können intensive Bewusstwerdungsprozesse auslösen. Integrales Gestalten wird zur Wahrnehmungsschulung und nicht, wie oft falsch verstanden, zur Schulung des sogenannt Kunst-Schönen. Es geht besonders im Gestalten von Menschenfiguren nicht um die Fähigkeit oder Unfähigkeit, schöne Form zu erreichen. Gerade hier ist es wichtig, authentische, für die Gestaltenden selbst stimmige, lebendige Form zu finden. Dies geschieht über innere und äußere Bewegung. Form wird ertastet und aus dem Erleben heraus gefunden. Dabei baut man eine starke Verbindung zum eigenen Körper auf. Dieser wiederum wirkt seinerseits auf die werdende Form. Wie wir beim Kind einen Zusammenhang finden zwischen seinen gestaltenden Bewegungen, seinen ersten Kritzel- oder Gestaltungsspuren, und den Bewegungsmöglichkeiten seines Körpers, so können auch Erwachsene zu ursprünglichen Rhythmen, Bewegungen und Ausdrucksgesten (zurück-)finden, die ihnen erlauben, einen Körper wachsen zu lassen. Dies geschieht im Zusammenwirken von Tasten, Greifen und Sehen. Gestaltende „besinnen" sich dabei auf das Eigene und Werdende.

Gestaltend kann der eigene Körper bewusst wahrgenommen werden. Im Gestaltungsprozess geschieht Verkörperung. In der Gestaltungsarbeit nimmt man den Körper auf zwei Ebenen wahr: zum einen den mit Ton geformten Körper, die entstehende Gestalt, die man berührend und schauend wahrnimmt, zum anderen und gleichzeitig über die Berührung sich selbst als Körper im weitesten Sinne. Inhalte einer Gestaltung sprechen über ihre Körperlichkeit, über ihre stoffliche Wirklichkeit zu ihren Gestalterinnen, wenn diese sich erlauben, innezuhalten und sich berühren zu lassen. So wird der Körper zum Gefäß, zur materiellen Manifestation für Geist und Seele. Gestaltende bewegen sich im Austausch zwischen Körper, Seele und Geist. Darin liegt die Kraft der schöpferischen Arbeit.

> *Jedes geistige Phänomen hat eine körperliche Komponente und jedes fühlende körperliche Phänomen hat eine geistige Komponente. Das bedeutet, dass jeder Geisteszustand eine damit einhergehende körperliche Komponente hat.* (Baker, 2002, S. 26)

Mit der feuchten Tonerde können Körper bewegt werden, was sie sehr lebendig erscheinen lässt. Die entstehenden Themen sind dadurch erstaunlich wirklichkeitsnah. An einem Körper zu arbeiten, ihn zu formen, zu entwickeln, ist mit viel Zuwendung verbunden, die Gestaltende indirekt sich selbst geben. Wenn menschliche Körper modelliert werden, kann es sein, dass die Gestaltenden gleichzeitig ihren eigenen Körper spüren. Sie werden aufmerksam auf Verspannungen, Schmerzen, Bedürfnisse. Es kann vorkommen, dass sich durch die Zuwendung zum Tonkörper Schmerzen am eigenen Körper lösen. „Wenn ich den Tonkörper massiere und ihm Zuwendung gebe, spüre ich gleichzeitig, dass es meinem Körper besser geht. Ich fühle mich gelöster.“ Solche Aussagen hören wir erstaunlich oft.

Dem kranken Körper lässt sich über eine Gestaltung bewusst und gezielt ausgleichende Berührung geben. Indem der Tonkörper „be-handelt“ wird, wirken sich die streichenden Bewegungen und die damit verbundenen Gedanken günstig auf die Befindlichkeit der Gestaltenden aus. Es ist bekannt, dass Zuwendung über Imagination, in der die Aufmerksamkeit über innere Bilder an die kranke Stelle im Körper reist, körperliche Symptome verändern kann. In verschiedenen kulturellen Zusammenhängen mit schamanischem Hintergrund wird energetisch über ein Bild, ein Sandbild oder über eine gestaltete menschliche Figur an Körper, Seele und Geist der Kranken gewirkt. Die Psychologie-Professorin Jeanne Achterberg zeigt auf, dass das Erzeugen von visuellen, symbolhaften Gestalten durch unsere

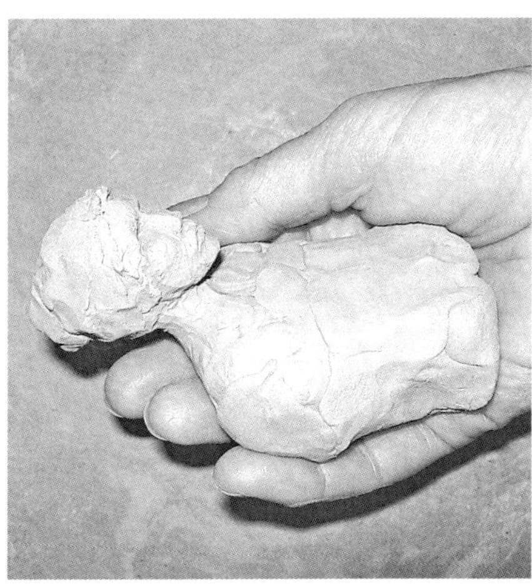

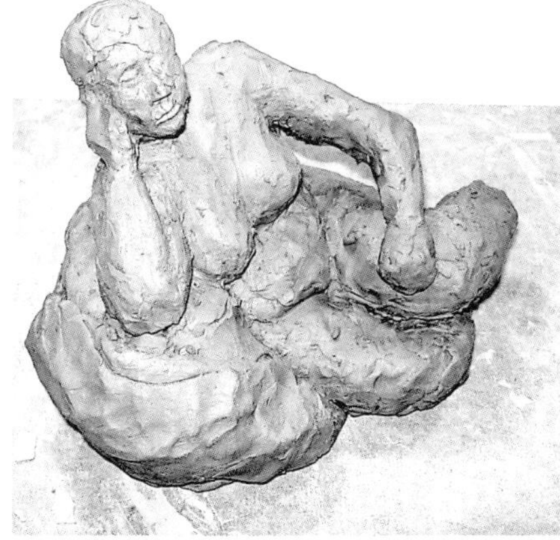

Abbildungen 5-63: Der differenziert gestaltete Kopf erhält einen Rumpf. Erst in späteren Gestaltungen wird auch der Körper wichtig.

Vorstellungskraft ein Vorgang ist, der in der Medizin schon immer eine Schlüsselrolle spielte – ein Vorgang, der unser gesamtes Sinnensystem umfasst: Geruchs-, Geschmacks-, Gehör-, Tast-, Bewegungs- und Orientierungssinn.

> *Gemeint ist der Kommunikationsmechanismus zwischen Erkenntnis (Wahrnehmungs- und Empfindungsvermögen), Emotion und körperlicher Veränderung. Das Vorstellungsbild ist eine der Hauptursachen für Krankheit und Gesundheit, es ist das älteste und wichtigste Hilfsmittel im Heilungsprozess.* (Achterberg, 1990, S. 7)

In der kunsttherapeutischen Arbeit mit Schmerzthemen regen wir Gestaltende an, über Zuwendung zur entstehenden Gestalt aus Tonerde am eigenen Körper zu wirken. Wichtig ist es, keine Heilung zu versprechen. Die Gedanken werden auf bestimmte Stellen konzentriert, was die Zuwendung über Imagination verstärkt. Das innere Bild von Gesundung und Ausgleich wird durch die Gestaltung sichtbar, konkret fassbar und berührbar. Gestaltende lernen Verantwortung übernehmen für das, was mit ihnen geschieht, und zu „handhaben", was in ihnen vorgeht. Sie haben „es in der Hand", indem sie sich über die Gestaltung selbst „be-handeln". Dieses ausgleichende Wirken an sich selbst braucht Zeit und Begleitung. Es will geübt sein, immer wieder, bis sich das veränderte Körperbild und seine Wirkung auf die Gestal-

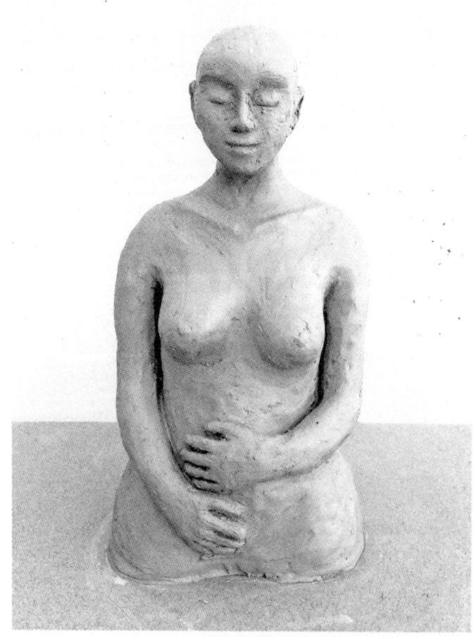

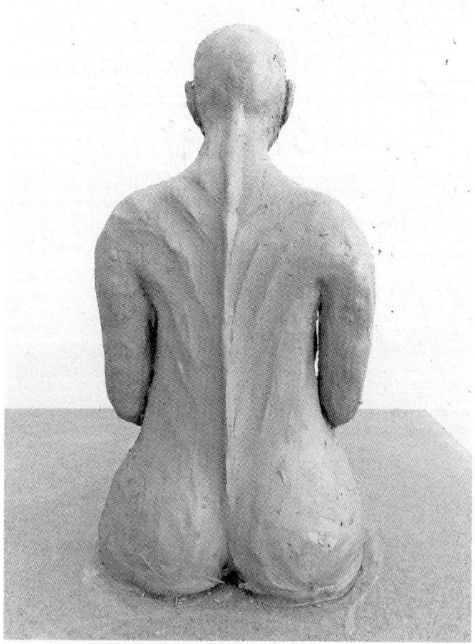

Abbildungen 5-64: In dieser Gestaltung wird der Körper so lange massiert, bis der Ton zu glänzen beginnt. Die intensive Zuwendung zum Tonkörper überträgt sich als angenehmes Gefühl auf den eigenen Körper der Gestalterin. Die Rückenschmerzen werden „verstrichen".

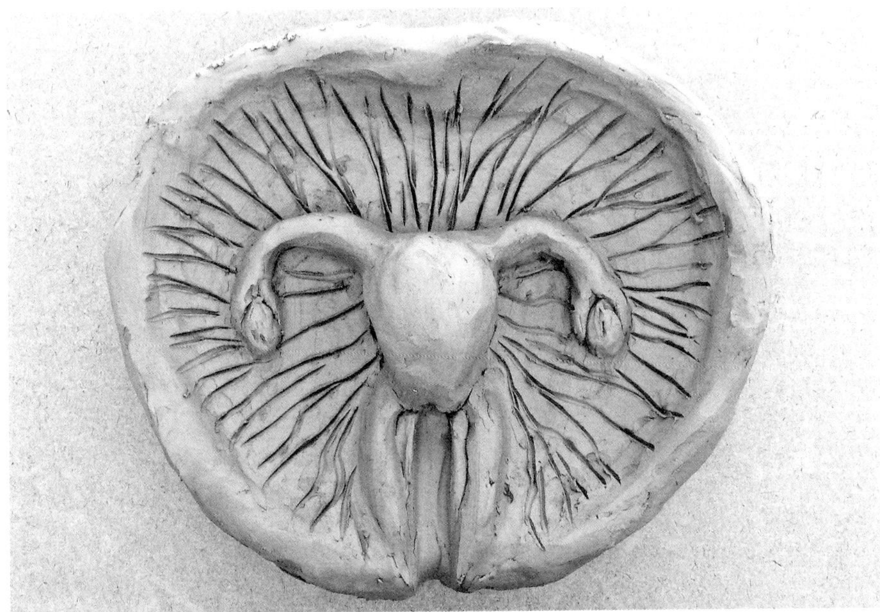

Abbildung 5-65: In dieser Gestaltung wird das Körperinnere sichtbar und berührbar. Der von Menstruationsbeschwerden geplagten Gebärmutter wird Zuwendung gegeben. Die intensive Berührung wirkt sich auf den eigenen Körper der Gestalterin aus. Langsam löst sich der Schmerz auf.

tenden überträgt. Hier ist die Nachwirkung besonders wichtig, die Zeit, in der die Gestaltung erneut berührt, betrachtet und manchmal sogar auf den Körper der Gestaltenden gelegt wird. Die Gestaltenden tragen kleine laminierte Karten mit der positiven Körpergestaltung bei sich, als „eigene Medizin", wie eine Gestalterin dies treffend ausgedrückt hat. Wichtig ist in diesen Prozessen die Zuwendung zum gestalteten Körper und nicht dessen realistische Abbildung. Oft tritt eindrucksvoll vor Augen, wie viel mühevoller das Gestalten von Körperstellen erlebt wird, die von Schmerz und Verletzung betroffen sind, wenn man es mit dem Gestalten gesunder Körperteile vergleicht (s. Abb. 5-65).

5.4 Im Angesicht des Lebens

Gestaltungen sind wie Spiegel. In ihnen sehen Gestaltende unmittelbar, was sie von sich, ihrem Leben, ihrem Sein ausgedrückt haben – eine Lebensspur. Auf eindrucksvolle Weise zeigen diese Spiegel, wenn die Bereitschaft dazu da ist, auch mehr als das Offensichtliche, das Bekannte. Immer wieder einmal gestalten sich die Dinge so, als würde unerwartet, überraschend von unsichtbarer Hand noch etwas dazugegeben, was über die Gestaltenden hinausführt. So können Gestaltende hinter oder über das hinausschauen, was sie im Moment glauben oder meinen zu sein. Gestaltungen können ihnen also verborgene Aspekte und Seiten ihres Wesens spiegeln. Manchmal ist beim Begleiten regelrecht zu spüren, dass Potenzial aufscheint, dass das wahre, unverstellte Wesen der Gestaltenden sich zeigt. „Das alles bin ich auch noch! Wer hätte das gedacht!" Einen solchen Ausspruch von Gestaltenden hören wir immer wieder, gerade in Momenten, in denen Selbstzweifel und negative Glaubenssätze Zugriff auf sie haben.

Spiegel werden auch ganz direkt gestaltet. Im folgenden intensiven Prozess beginnt die Gestalterin im Spielraum den Boden abzudecken; eine kreisrunde Fläche entsteht, die nun über viele Stunden geglättet wird, bis sie glänzt. Schon bald wird ihr klar, dass sie an einem Spiegel arbeitet, den sie nun auch deutlich durch einem erhöhten Rand abgrenzt. Diese Gestaltungsarbeit, in der von außen betrachtet nicht viel geschieht, wirkt jedoch stark nach innen auf die Gestalterin: Konzentration und innere Ruhe nehmen zu. Das rhythmische Streichen kanalisiert ihre Energie und lässt sie in einen Bereich intensiver Innenschau eintreten. Sie sieht Gesichter gespiegelt, die verschiedene Aspekte von ihr selbst ausdrücken. Diese Gesichter werden während des Prozesses auch konkret gestaltet. Immer wieder hält sie ihre Hände über die Spiegelfläche, in der sie sich zu spiegeln beginnen. Der intensive Prozess der Selbstreflexion mündet in die Natur und öffnet der Gestalterin gleichzeitig ein Lebensthema, das sie über lange Zeit begleiten wird.

In diesem Spiegelprozess erhalten wir auch Einblick in die mögliche weiterführende Arbeit am Gestalteten, in den eigentlichen Prozess des Loslassens. Diesem Loslassen geht voran, dass dies Gestaltete, das es loszulassen gilt, integriert wird. Dies geschieht, wenn möglich, durch das „Orten" in der Natur: Die Gestaltenden suchen sich einen geeigneten Ort, an dem sie nun die Gestaltung in die Landschaft einbetten. Dieser Vorgang erhellt oft überraschend und auf spannende Weise Zusammenhänge, die beim Gestalten noch nicht bewusst geworden sind. In unse-

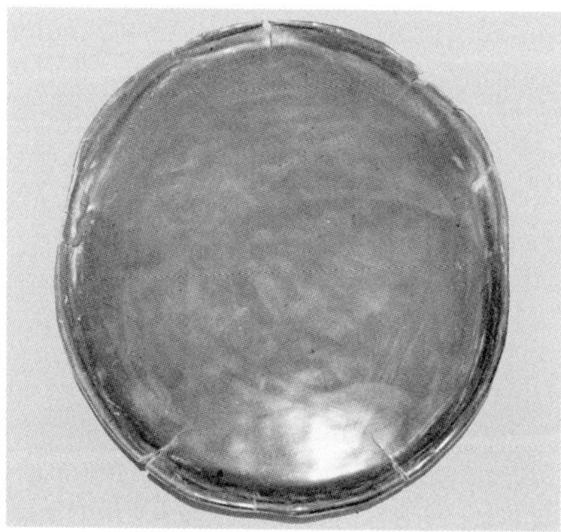

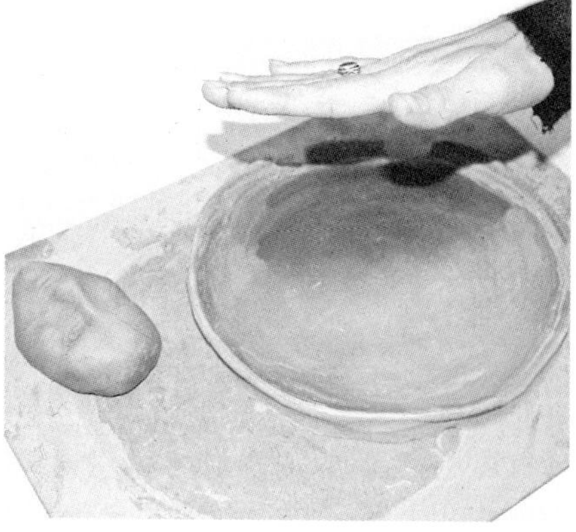

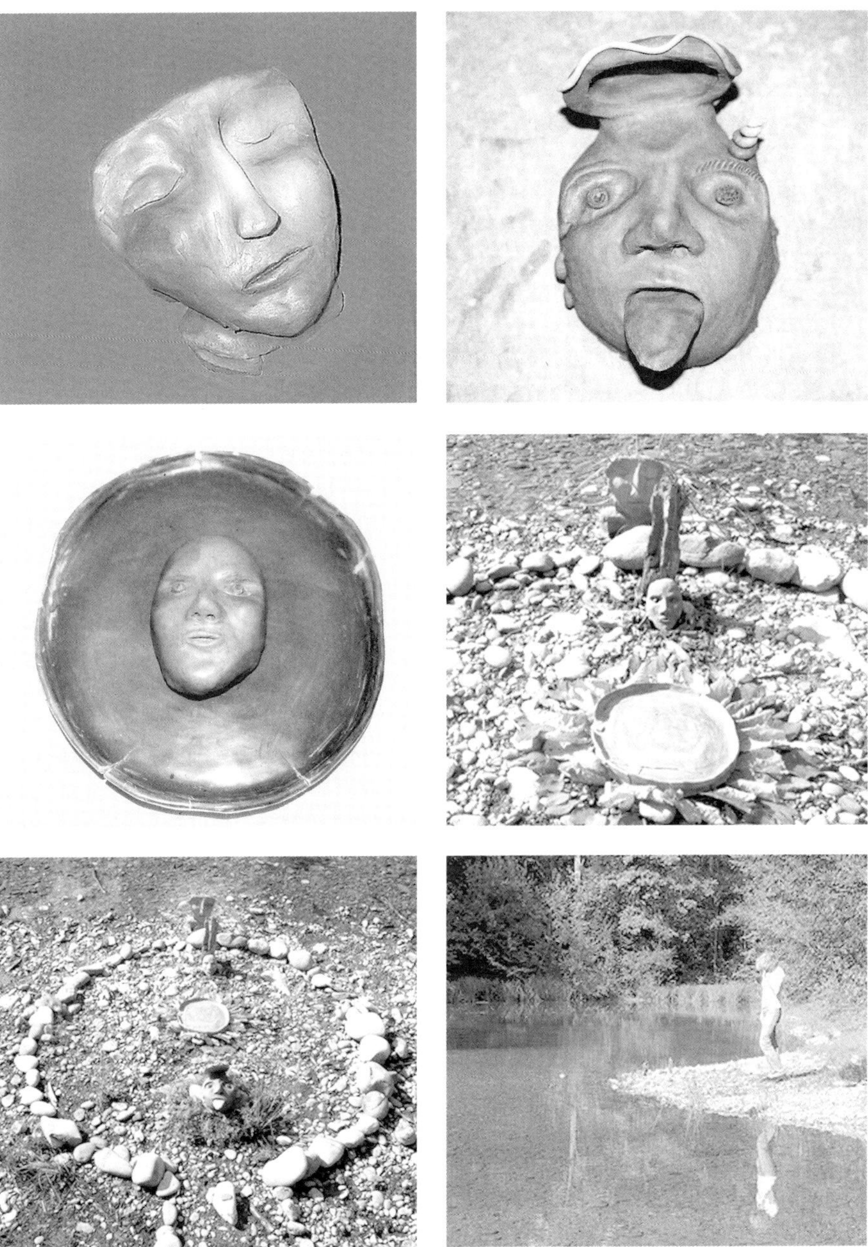

Abbildungen 5-66: Der intensive Spiegelprozess findet in einer Auenlandschaft seinen stimmigen Abschluss. Der Wasserspiegel als Entsprechung verstärkt und vertieft das Thema der Gestalterin. Der Spiegel wird mit der Landschaft verbunden, in der sich die gestaltete Spiegelung im Wasserspiegel wiederfindet.

rem Fall werden weitere Aspekte des Spiegelns entdeckt. Wichtig wird auch der Wasserspiegel (als archetypisches Bild), in dem sich Gestalterin und Gestaltung reflektieren. Seele und Wasser stehen in enger Beziehung zueinander. Der gestaltete Spiegelort wird zum Feld der Einsicht, in das sich die Gestalterin hineinbegibt, um das Geschaffene zu umdenken, von verschiedenen Seiten her zu betrachten und sich seiner Wirkkraft bewusst zu werden – ein integraler Prozess. Der Spiegel wird zum Feld der Innenschau. Mit dem intensiven Vorgang, der mythischen Charakter hat, erzählt sich die Gestalterin ihren eigenen Mythos.

Wie Jean Gebser betont, geht jeder Bewusstwerdung eine Entäußerung der Inhalte voraus, die ins Bewusstsein drängen. „Das Bewusstwerden hat stets nachholenden und zurücknehmenden Charakter; und vor allem ist es von einer gewissen Kraft der Formulierung und Gestaltung abhängig“ (Gebser, 1986, GA II, S. 116). „In den Spiegel der Seele sehen: das ist Bewusstwerden; sie erblicken, wie sie der mythische Mensch im spiegelnden Mythos erblickte, das heißt nichts anderes als sich seiner bewusst werden“ (ebenda, S. 119 f.) (s. Abb. 5-67, Abb. 5-68 u. Abb. 5-69).

Der Spielraum wird zum Ort des Spiegelns und der intensiven Auseinandersetzung mit sich selbst, hier ganz konkret mit dem eigenen Spiegelbild. „Ich sehe mich“, „Das bin ich!“, „Ich erkenne mich selbst!“ sind Aussagen von Gestaltenden über das eigene Spiegelbild. Im gestalteten Spiegel können auch schwierige Anteile von sich selbst Form annehmen, können auf diese Weise erkannt und dadurch mit der Zeit angenommen werden.

Die nächsten Gestaltungen zeigen einen Ausschnitt aus der intensiven Auseinandersetzung mit dem menschlichen Gesicht, die mehrere Jahre dauerte. Das Leben, die Gefühle, die Geschichten der Menschen drücken sich in ihren Gesichtern aus. Zum Teil sind es Verwandte oder Bekannte der Gestalterin, oft aber auch eine Art Seelenverwandte (s. Abb. 5-70).

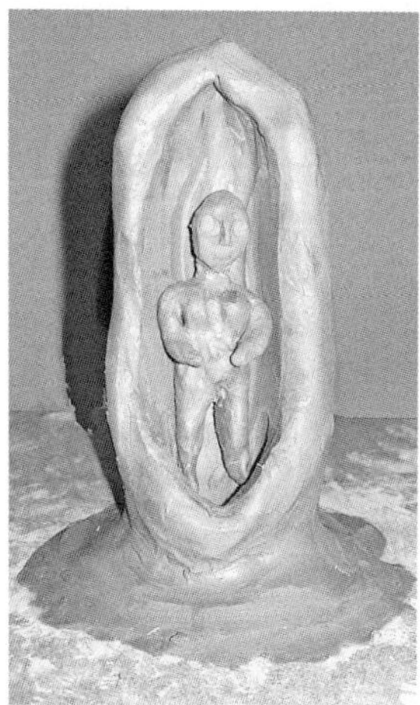

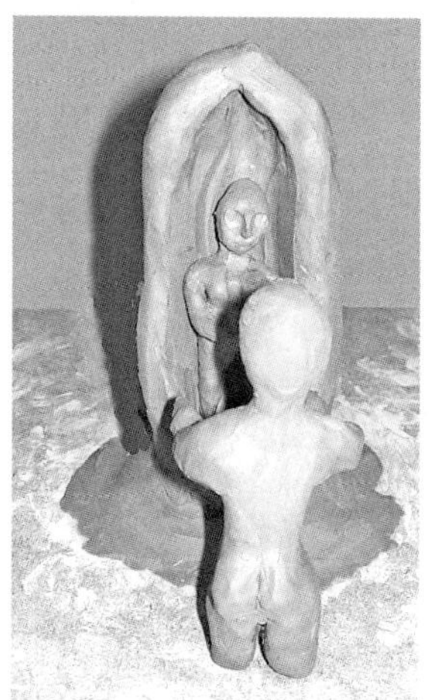

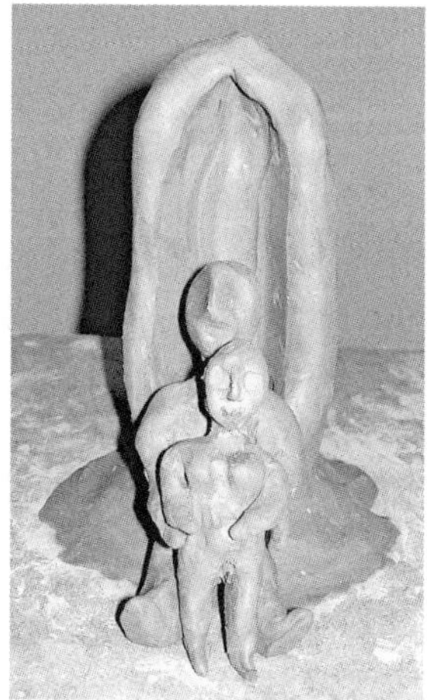

Abbildungen 5-67: Spiegelprozess, in dem sich der Mann mit dem weiblichen Spiegelbild verbindet und es als Teil seiner selbst aus dem Spiegel herausführt.

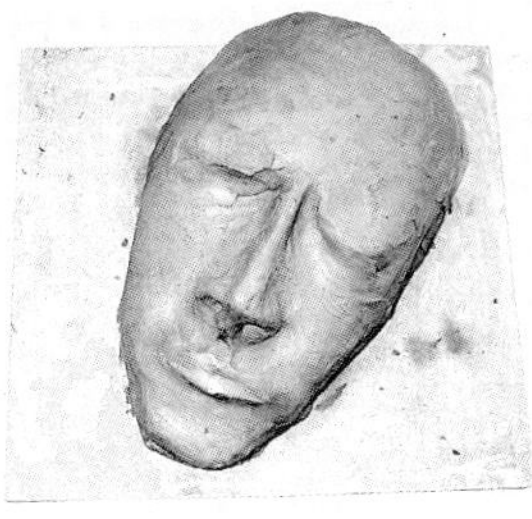
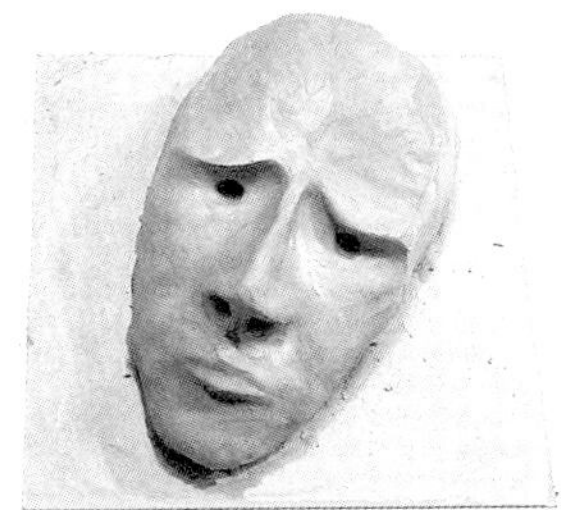
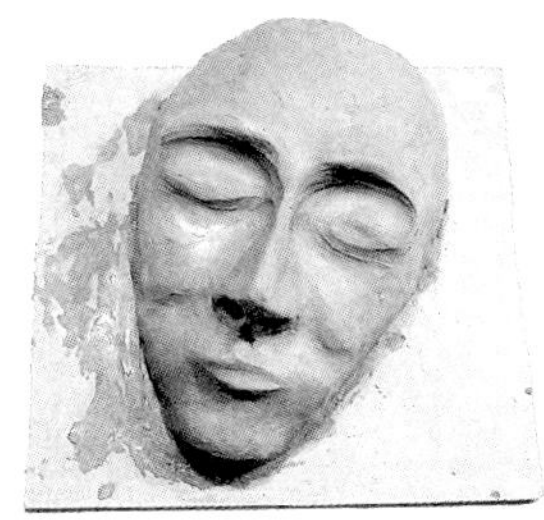

Abbildungen 5-68: In der Gesichtsgestaltung drücken sich verschiedene Gefühlszustände aus, von Anspannung und Druck bis zu Entspannung.

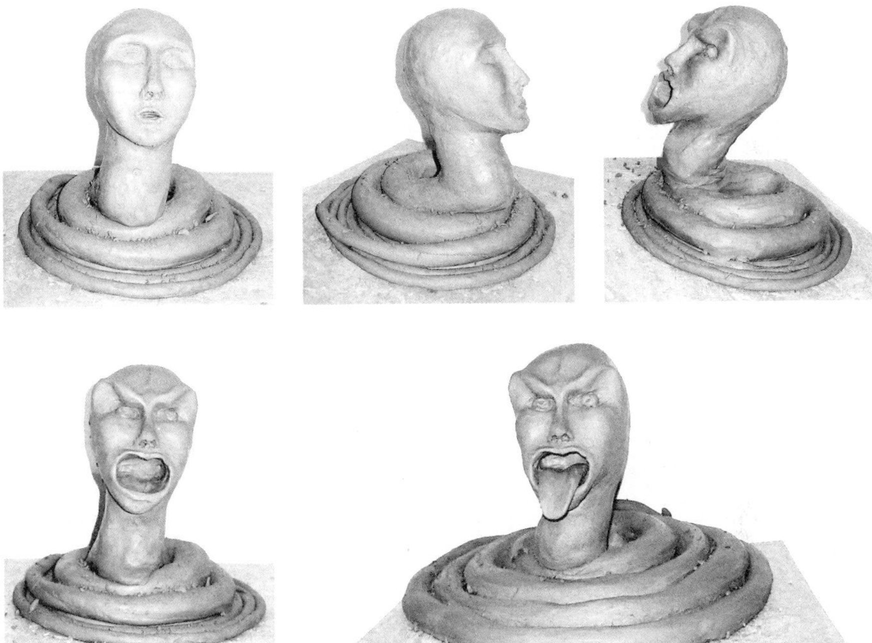

Abbildungen 5-69: Nach langem und intensivem Dranbleiben gelingt es der Gestalterin, Wut und Ärger auszudrücken. Danach fühlt sie sich gestärkt, die Gestaltung wirkt kraftvoll zurück.

Diese Wesen werden nie vorgeplant, sie erscheinen aus der Tiefe des Erlebens. Auffallend ist die hohe Konzentration während des Gestaltens, die intensive Zuwendung zum entstehenden Wesen, oft nah, oft auch noch fremd. Die Köpfe werden während des Gestaltens kaum in den Spielraum gelegt. Sie entstehen aus der Hand heraus. Innere Dialoge lassen die Figuren sprechen, die Gestalterin hört zu. Meistens haben die Wesen die Augen geschlossen, und es ist, als würden sie nach innen schauen und von ihrem Innenleben erzählen.

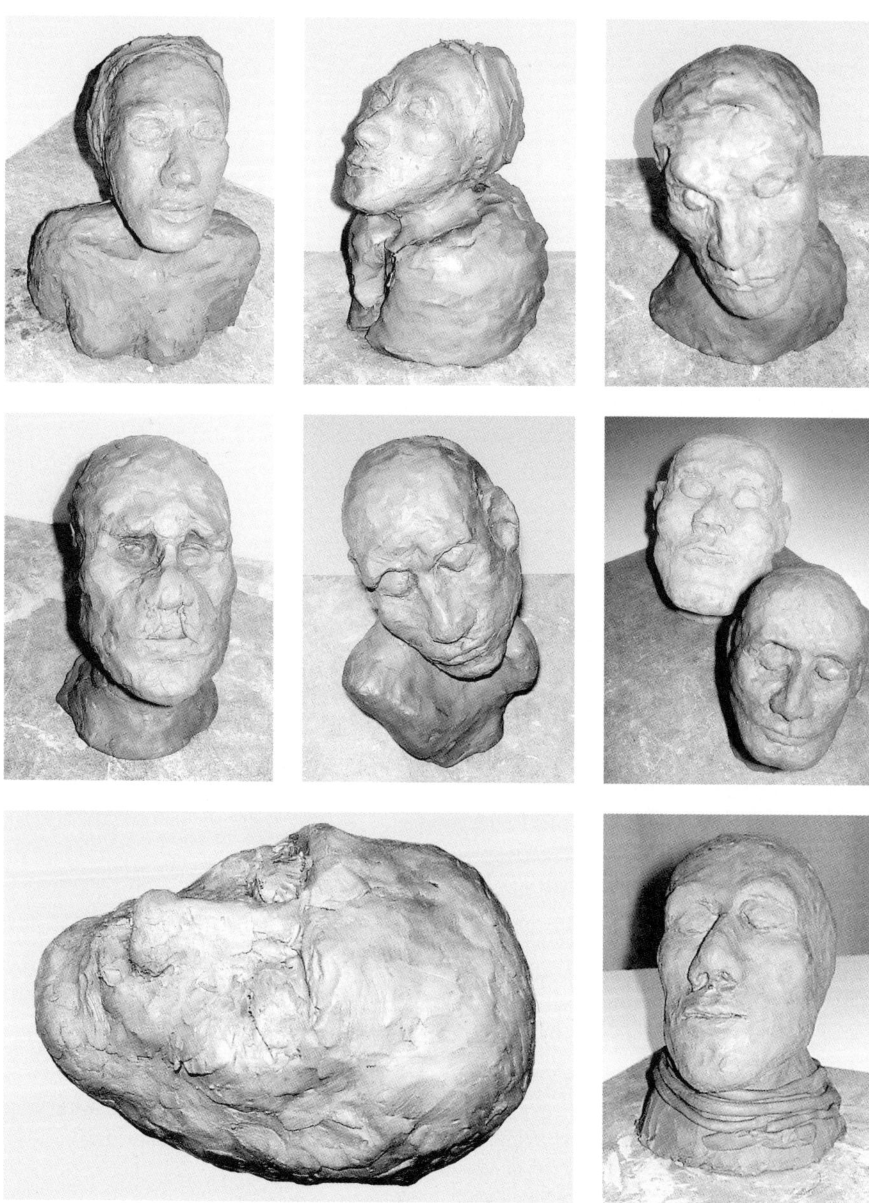

Abbildungen 5-70: Jahrelange intensive Auseinandersetzung der Gestalterin mit dem menschlichen Gesicht. Das Leben, die Gefühle, die Geschichten der Menschen drücken sich in ihren Gesichtern aus. Verwandte und Seelenverwandte erscheinen unerwartet aus der Tonerde heraus. Begegnung findet statt.

5.5 Vom Gesicht zur Maske

In Gestaltungsprozessen kann es vorkommen, dass aus einem modellierten Gesicht immer deutlicher eine Maske entsteht. Manchmal hebt die Gestaltende sie vom Spielraum ab und hält sie vor das eigene Gesicht – ein besonderer Moment. Masken sind Gefäße: Sie bergen und entbergen, schützen und öffnen zugleich. Masken sind Räume der Übertragung. In der Maske verbinden sich die Gestaltenden mit dem Wesen, das sie geschaffen haben. Über Masken erhalten Lebensthemen ein Gesicht.

So lassen sich Gestaltungsprozesse kombinieren mit der Integralen Maskenarbeit, die in ihrem Aufbau ebenso klar strukturiert ist wie die Integrale Gestaltungsarbeit. Der deutliche Rahmen gibt Halt, konzentriert und fokussiert. Er nimmt auf, was bereit ist, Gestalt anzunehmen, birgt und schützt den individuellen Prozess und ermöglicht Gestaltenden, im vertieften Erleben sich selbst und ihrem Umfeld zu begegnen.

Der folgende Prozess zeigt die intensive Auseinandersetzung mit dem Thema Gefühlsstau und Ausdruck. Der Spielraum wird überraschend zum Maskenraum, das Gesicht zum Durchgang, der Mund öffnet sich. Erste Fließbewegungen geschehen von innen nach außen. Wir stellen den Raum auf Gesichtshöhe der Gestalterin, damit sie sich ganz direkt damit verbinden kann. Erstaunlicherweise passt die Maske genau vor ihr Gesicht. Innen und Außen werden nun durch die Membran der Maske direkt erlebt. Der Maskenraum birgt und schützt das Wagnis, das Gestaute zu äußern, es loszulassen. Gefühle kommen ins Fließen, der Druck lässt nach. Wichtig zur Integration dieses Prozesses ist es, das Erlebte, das Hinaus- und Los-

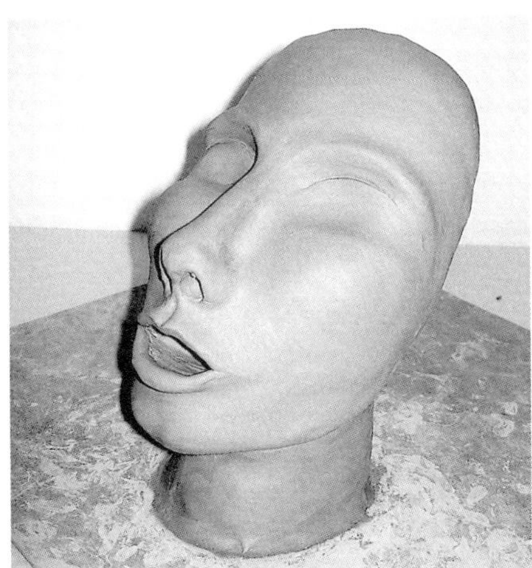

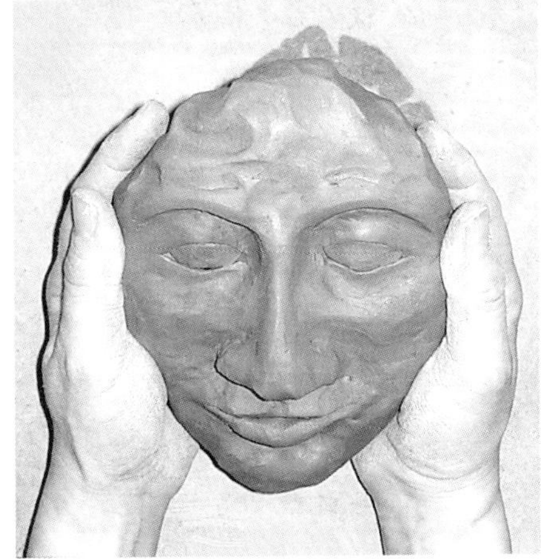

Abbildungen 5-71: Masken. Kennzeichnend für eine Maske ist, dass sie keinen Hinterkopf hat. Ihre zugrunde liegende Form ist einerseits Hügel und Berg, andererseits Hohlraum und Gefäß. Die Tonmaske kann von der Spielfläche abgehoben und vor das Gesicht gehalten werden.

gelassene mit Tonerde zu gestalten. Der intensive Prozess wirkt befreiend. Hier wird deutlich, wie die Maske die Gestaltende hinter sich birgt, sie schützt und gleichzeitig entbirgt, was losgelassen werden will. Der Spielraum wird zur geschützten Bühne, als Begleiterin bin ich Zuschauerin und Zeugin (s. Abb. 5-72).

Ein weiterer Schritt bietet sich an, wenn die entstandene Tonmaske wirklich gespielt werden möchte: Die Tonmaske wird mit Haushaltsfolie genau abgedeckt und mit eingekleistertem Papier (Basler Larvenpapier) kaschiert. Dadurch erhält sie eine Haut. Diese wird nach dem Trocknen von der Tonform abgelöst. Das Maskenwesen wird symbolisch geboren. Damit man die Maske vor dem Gesicht tragen kann, wird ein Helm aus Karton angefertigt, an dem sich jede Art von Maske, ob groß oder klein, befestigen lässt. Ein weiterer Prozess ist das Bemalen, das Befestigen eines Tuches um die Maske herum und das Nähen eines entsprechenden Kleides. Es ist wichtig, dass von der Gestalterin der Maske nur noch Hände und Füße zu sehen sind. Oft werden Handschuhe getragen.

Mit dieser Erweiterung des Gestaltungsprozesses lassen sich Themen vertiefen. Wir begeben uns in das Gebiet der Integralen Maskenarbeit, die wir an unserem Institut in den Ausbildungs-, Selbsterfahrungs- und Therapiebereich einbeziehen. Aufgebaut haben wir diese Arbeit aus eigener langjähriger und intensiver Beschäftigung mit Masken und der Ausbildung und Weiterbildung für agogische und therapeutische Maskenarbeit bei Reinhard Winkler.[2] In der Integralen Maskenarbeit verbinden sich verschiedene Ausdrucksmöglichkeiten: das Integrale Gestalten mit Tonerde, Malen, Bewegung und Musik.

Der nun folgende Prozess zeigt die weiterführende Arbeit der Gestalterin, die sich intensiv mit dem Spiegelthema auseinandergesetzt hat (siehe Kapitel 5.4 „Im Angesicht des Lebens"). Der Prozess beginnt mit einem großen Bild, an dem die Gestalterin lange arbeitet. Die verschiedenen Zustände des Bildes zeigen auf, wie sich das Maskenhafte in der ersten Phase bereits anmeldet, sich über das ursprüngliche Gesicht schiebt und es pflanzenhaft rankend einrahmt. Das Gesicht besteht aus mehreren Schichten, die den Anfangszustand immer noch durchscheinen lassen. In der letzten Phase wird es wieder freigelegt. Unter dem fertigen Bild sitzend, das Bild im Rücken, beginnt die Gestalterin nun zu modellieren. Wieder entsteht das bereits gemalte Gesicht, dem sie viel Zuwendung gibt. Sie entschließt sich, die Maske zu kaschieren (s. Abb. 5-73).

Wichtig in der Integralen Maskenarbeit ist, dass die Maske wirklich zum Raum wird, dass die Spielenden ganz eingehüllt sind in die Maskengestalt. Das macht den Einstieg ins Erleben des Wesens der Maske klar und eindeutig. Die Spielenden begeben sich über die Schwelle der Bühne deutlich in eine Welt jenseits ihres Alltages, um sich dem, was werden will, hinzugeben. Wie in alten Maskentraditionen leiht die Maskenspielerin dem Wesen, das sich in der Maske offenbart, ihren Körper

2 Reinhard Winkler, „Atelier für Wandlungskunst" in Maroldsweisach, Deutschland. Weiterführende Literatur zum Thema findet sich im Literaturverzeichnis in einer gesonderten Rubrik.

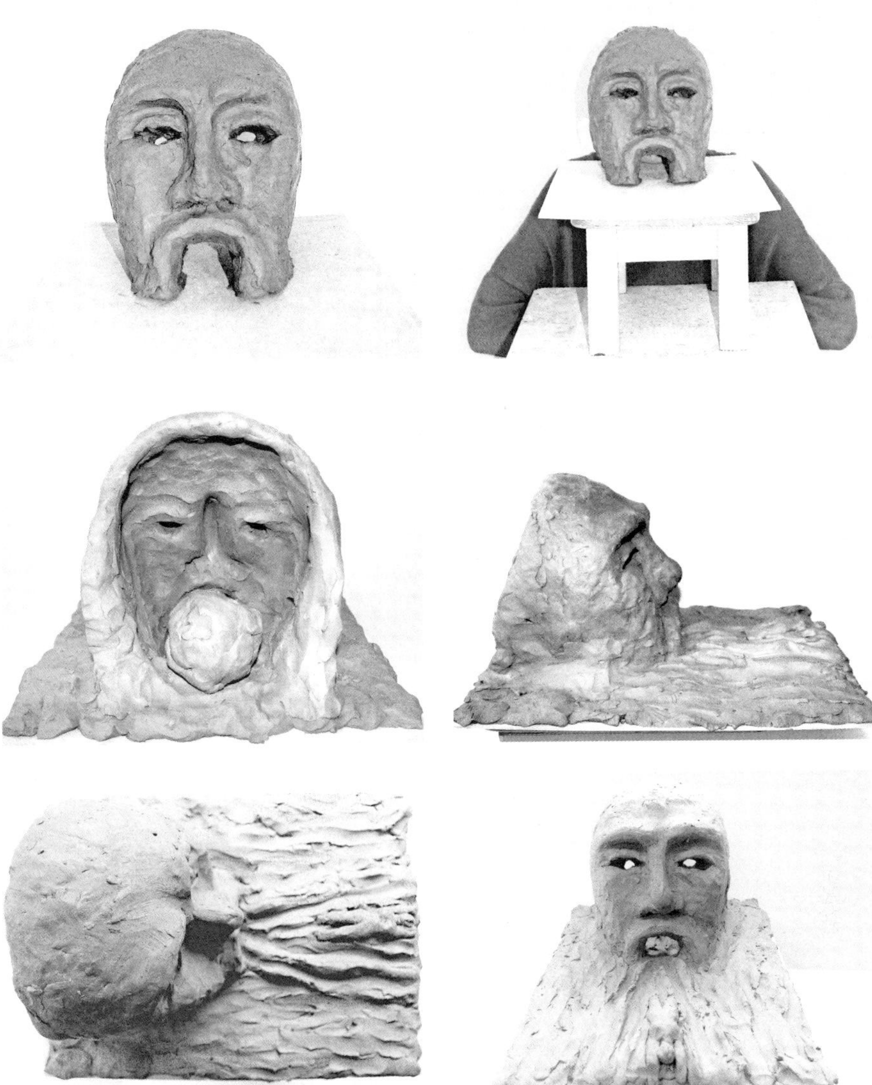

Abbildungen 5-72: Durch den offenen Mund der Maske kann die Gestalterin ihre gestauten Gefühle und Emotionen ausdrücken. Der Maskenraum birgt und schützt, was geäußert und losgelassen werden möchte. Als Abschluss und Integration des Prozesses werden die losgelassenen Gefühle auch mit Tonerde ausgedrückt. Im Fluss des Losgelassenen befreit sich die Frau.

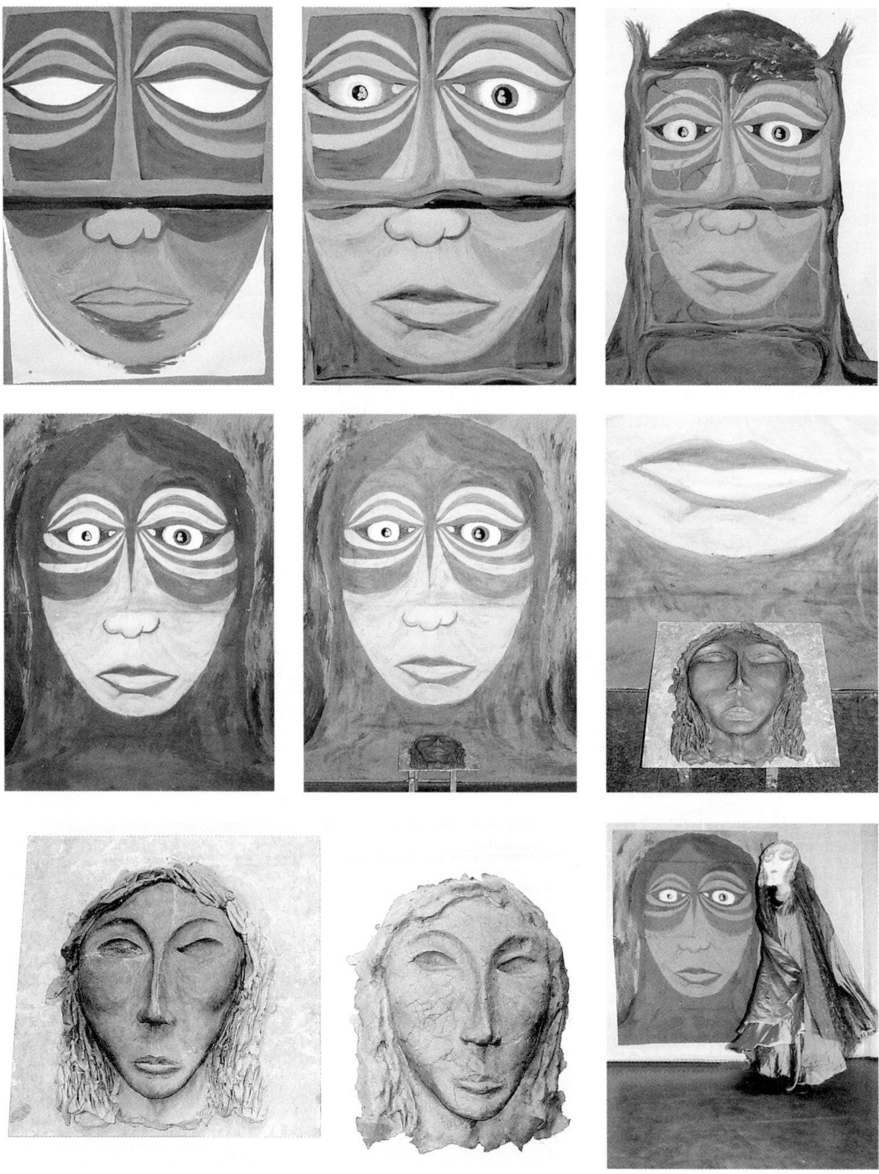

Abbildungen 5-73: Der Gestaltungsprozess geht vom großen Bild aus und führt über das Gestalten des Gesichtes mit Tonerde zur Gestaltung der Maske und zum Maskenspiel.

und ihre Bewegungen, die im Maskenspiel oft ganz anders sind als gewohnt. Maskenspiele werden nicht vorgeplant oder inszeniert. Die geschützte Bühne als Spielraum symbolisiert Welt und Kosmos.

Auch beim Maskenspiel ist es wichtig, den Beginn deutlich zu signalisieren und ebenso deutlich das Ende. Die Maske spricht nicht, ihre Stimme übernimmt ein Musikinstrument, das sie vom Zuschauerraum aus begleitet. Das Instrument gibt nichts vor; vielmehr verbindet es sich mit den Bewegungen der Maske.

Masken sind Spiel-Räume der Wandlung, in denen Erlebtes noch einmal Form annehmen, Neues entdeckt und verkörpert werden kann. Masken sind Wesen des Überganges und der Schwelle, Wesen des Ausgleichs und dadurch geeignete Gefäße, um Inneres in Äußeres zu übertragen. Masken regen zur Verdichtung an. Sie führen zum Innehalten, Horchen und Betrachten.

5.6 Der Mensch in Beziehung

> *Auf dem Umweg über das Erwachen zu sich selber erwacht das Du, erwacht im Du die ganze Welt ...* (Gebser, 1986, GA II, S. 118)

Über die verschiedenen Elemente einer Gestaltung bauen die Gestaltenden oft unbewusst eine Beziehung auf zu der werdenden Gestalt, sei diese nun Mensch, Tier oder ein Objekt. Der Spielraum wird zum Feld, in dem Beziehung gestaltet und wirksam werden kann. Gestaltende wirken an der entstehenden Gestalt, und diese wiederum wirkt auf sie. Durch diesen Kontakt entsteht Beziehung. Dazu Martin Buber:

> *Schaffen ist Schöpfen, Erfinden ist Finden. Gestaltung ist Entdeckung. Indem ich verwirkliche, decke ich auf. Ich führe die Gestalt hinüber – in die Welt des Es. Das geschaffene Werk ist ein Ding unter Dingen, als eine Summe von Eigenschaften erfahrbar und beschreibbar. Aber empfangenden Schauenden kann es Mal um Mal leibhaft gegenübertreten. [...] Ich werde am Du; Ich werdend spreche ich Du. Alles wirkliche Leben ist Begegnung.* (Buber, 1994, S. 18)

Vielfältige Aspekte von Beziehung sind es, die man gestaltend erleben und erfahren kann. Hier die besonders häufig vorkommenden Themenschwerpunkte:

- Beziehung zu sich selbst, zum eigenen Wesen, zum eigenen Potenzial;
- Beziehung zu Mitmenschen und der Mitwelt;
- Beziehung zum Numinosen, zu einer göttlichen Kraft, zum Ursprung;
- Beziehung zu einer Situation, die war, die ist oder die gewandelt werden möchte.

Die integrale Gestaltungsarbeit bietet gerade auch in ihrem systemischen Ansatz die Möglichkeit, ein Beziehungsfeld gestaltend aufzustellen, es wirken zu lassen. Zusammenhänge können bewusst werden, indem man eine Situation von verschiedenen Seiten her betrachtet. Die einzelnen Elemente dieses Feldes lassen sich bewegen, Begegnung und neue Beziehungsformen können gespielt, erprobt, gefühlt werden. Veränderung ist möglich!

Psychisches Ungleichgewicht und Persönlichkeitsstörungen wurzeln oft in frühen Beziehungsstörungen, die bis in die Gegenwart hinein verformend oder verhindernd auf eine wesensgerechte Entfaltung wirken. Verhindernde Glaubenssätze nimmt man daraus auf den Lebensweg mit. Karlfried Graf Dürckheim betont in diesem Zusammenhang, dass die Menschen, die unsere frühe Kindheit umgeben oder begleiten, Schlüsselfiguren sind. Sie öffnen dem sich entwickelnden Kind das Tor zur Mitwelt. Er zeigt auf, dass dort, wo diese Schlüsselfiguren versagen, mehr als eine psychische Störung entsteht.

> *Es geschieht eine Verhinderung der eigentlichen existentiellen Entwicklung, eine Blockierung der Integration von Bewusstseinsform und Wesen, also der wahren Individuation, und dies ist dann das eigentliche Leiden.* (Dürckheim, 1956, S. 25)

Als wesentlicher Beziehungsaspekt bietet sich die vorhandene Gestaltung an. Dieses Dritte im kunsttherapeutischen Kontext öffnet einen weiten Raum von Übertragungsmöglichkeiten. Im Gestaltungsprozess können diese bewusst werden. Gestaltende können in einer Gestaltung eine Schlüsselfigur finden, die ihnen helfend zur Seite steht, anstelle der lange vermissten Präsenz der realen Bezugsperson. Hier erwächst der kunsttherapeutischen Beziehung eine wichtige Aufgabe. Übertragungsphänomene gilt es wahrzunehmen und zu beachten, sowohl in ihren negativen als auch in ihren positiven, unterstützenden Aspekten.

Die nun folgenden Beziehungsaspekte in Gestaltungsprozessen zeigen Momente, in denen Gestaltende mit wichtigen inneren und äußeren Instanzen in Beziehung treten. Es geht darin immer wieder um einen Kontakt, der so wirklichkeitsnah sein kann, dass er ausgleichend auf Gefühle von Mangel und Verlassenheit wirkt. Dieses Feld von Begegnung und Beziehung gilt es als Begleiterin zu schützen. Wie wichtig Beziehung ist, die den Menschen anspricht, sehen wir, wenn sie gestört war oder ist oder wenn es daran mangelt. Von Beziehung ausgeschlossene oder in gestörten Beziehungen lebende Menschen verkümmern in ihrer Entwicklung und Selbstwerdung. In unserer Arbeit sind wir als Angesprochene und als Ansprechende zugleich gefragt. Im Annehmen basiert die kunsttherapeutische Beziehung. Bewusst und klar umzugehen gilt es mit der Tatsache, dass wir für Momente, wenn es um Beziehung geht, „Ersatzspieler“ sind, wie Dörner es nennt (Dörner et al., 2012, S. 49).

In welcherart Wirklichkeit wir einen Menschen begleiten können, hängt davon ab, in welcher Wirklichkeit wir selber stehen. Wir regen Gestaltende dazu an, sich von ihrer Gestaltung ansprechen zu lassen, ihr zuzuhören, mit ihr in einen Dialog zu treten, was letztlich heißt, mit sich selbst zu kommunizieren. Das heißt, wir trauen ihnen ihre Wirklichkeit zu. Wenn ein tragendes Beziehungsfundament fehlt, sind Achtung und Ernstnehmen Möglichkeiten, mit denen wir auf das Wesen des Menschen, der sich uns anvertraut, wirken können. Es geht um die liebevolle Zuwendung, die zu seinem Wesen vordringen, ihn ansprechen und in eine ausgleichende Zwiesprache führen kann.

Der folgende Gestaltungsprozess erinnert an die Geschichte der Bewusstwerdung, wie sie in der Menschheit im Großen und im einzelnen Menschen im Kleinen geschieht, von der ursprünglichen Symbiose zur Beziehung von eigenständigen, sich selbst bewussten Menschen.

In einem weiteren Prozess fügt die Gestalterin einzelne um den Spielraum herum verteilte Tonstücklein zu einer Kugel zusammen. Die einzelnen Fragmente werden mit rhythmischen, gleichmäßigen und ruhigen Bewegungen zu einem Ganzen zusammengefügt. Für diese Kugel bereitet die Gestaltende nun einen Boden vor, auf dessen Mitte sie zu stehen kommt. Die herzförmige Gestalt, die auf der

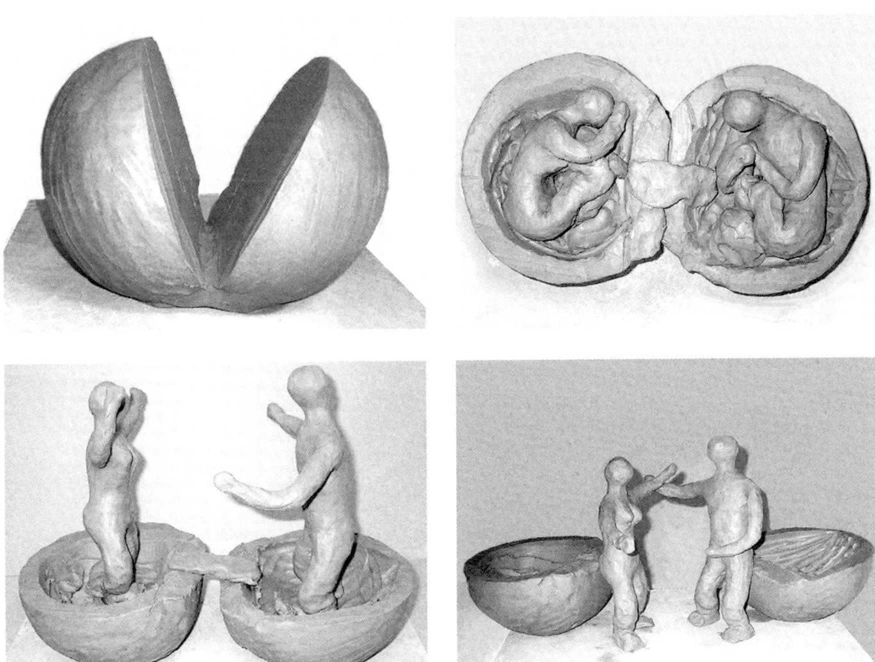

Abbildungen 5-74: Eine große Tonkugel wird in zwei Hälften getrennt und ausgehöhlt. Der herausgehobene Ton wird zu einem Mann und einer Frau geformt, die in Embryostellung in die Kugelhälften zurückgelegt werden. Nach und nach richten sie sich auf, wenden sich einander zu und verlassen die Kugel, um sich zu begegnen.

Kugel entsteht, erhält Wurzeln, die über die Kugel dem Boden zuwachsen und sich mit ihm verbinden. Ein Baum wächst daraus in die Höhe, sein Stamm verzweigt sich zu einem Menschenpaar. Sorgfältig und konzentriert gibt sich die Gestalterin diesem Vorgang hin.

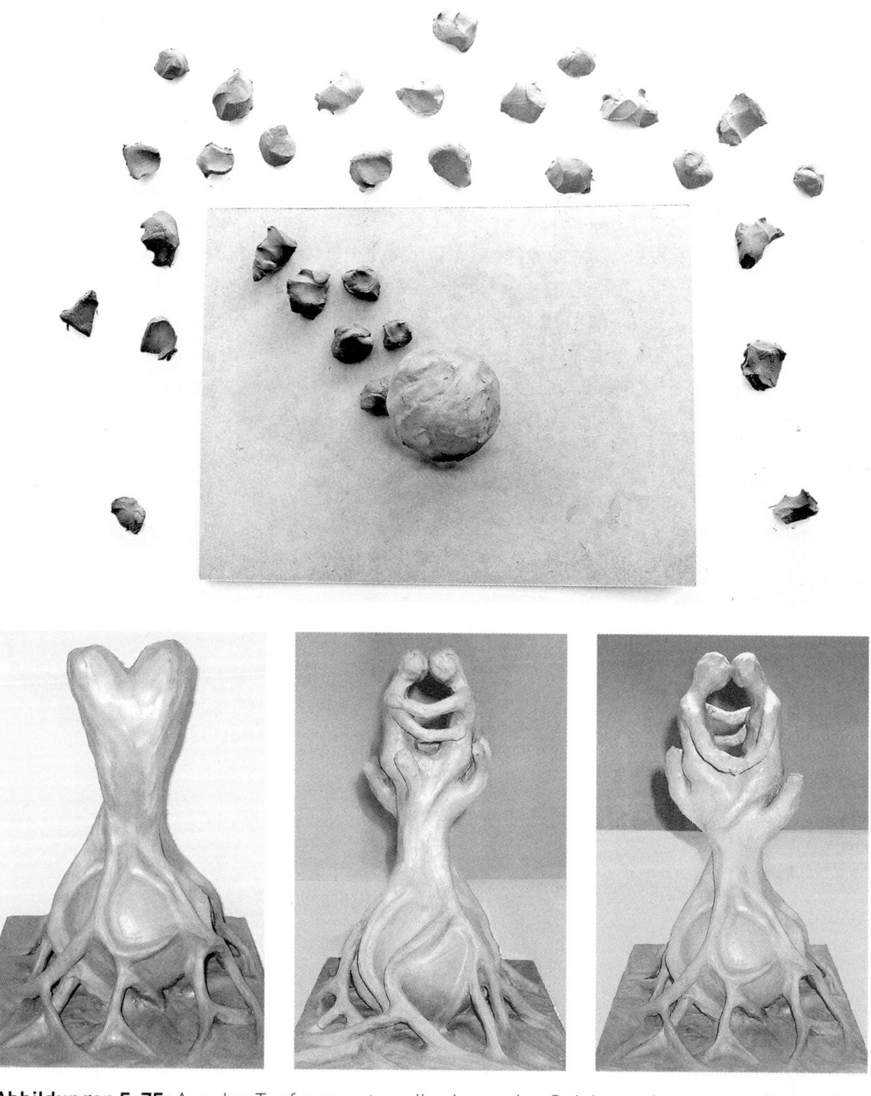

Abbildungen 5-75: Aus den Tonfragmenten, die sie um den Spielraum herum verteilt hat, fügt die Gestalterin eine Kugel zusammen und streicht sie lange glatt, bis sie glänzt. Im Spielraum wird für die Kugel ein Boden geschaffen, auf der nun eine herzförmige Gestalt entsteht, die sich verwurzelt. Ein Baum wächst in die Höhe, sein Stamm verzweigt sich zu einem Menschenpaar.

Emotionales Ungleichgewicht kann durch ungelöste Konflikte in einer Beziehung entstehen. Das Gespräch wird gesucht und vom Gegenüber abgelehnt oder nicht ernst genommen. Ein Gefühl von Vergeblichkeit bleibt zurück. Um sich von der Situation nicht vereinnahmen oder lähmen zu lassen, wird das Gestalten zur Möglichkeit, Ausgleich zu finden. Die nächste Gestaltung zeigt einen gut verwurzelten Baumstamm, der als Verbindung und Vermittler von Kraft zwischen zwei Menschen gestaltet wird. Wichtig ist in dieser Gestaltung die Zuwendung der Gestalterin zu beiden Menschengestalten. Gestaltend verbindet sie sich innerlich mit beiden. Der im Alltag unmöglich gewordene Kontakt wird in der Gestaltung wiederhergestellt. Beide richten sich am Baumstamm auf. Wichtig ist für die Gestalterin außerdem die nicht konfrontative Kontaktaufnahme der beiden Menschen. Der gut verwurzelte Baumstamm als Mitte bildet den Halt, über den sich beide Gestalten vom Rücken her begegnen. Diese Kraft überträgt sich auf die Befindlichkeit der Gestalterin (s. Abb. 5-76).

In gestalteten Beziehungssituationen entstehen oft unerwartet Elemente, die zum Begegnungs- oder Verbindungspunkt werden, sozusagen zum Und. Wir leben in vielfältigen Polaritäten, die wir für eine gesunde Lebensspannung auch brauchen. Gestaltungen drücken diese Polaritäten aus. In unserer rational überbetonten Zeit werden diese Pole oft von ihrem sich ergänzenden Sinn abgespalten, sie werden zu Gegensätzen, zum Entweder-oder. Gestaltende können über das Berühren und Erforschen beider Seiten zu einem Sowohl-als-auch finden. Auf die Brücke als Metapher für Verbindung und Begegnung treffen wir in Gestaltungen, wenn etwas „überbrückt“ oder neu verbunden werden möchte. Bis ein Bogen oder eine Brücke steht, braucht es Geduld. Die Gestaltenden haben währenddessen Zeit nachzudenken. Das Wahrnehmen und Denken mit den Händen hält das Drehen im Kopf an und verwurzelt es über die Hände in der Tonerde.

Beziehungen wird in schwierigen Situationen oft der Boden entzogen, der Beziehungsraum wird zu eng oder die Distanz zwischen einander zu groß. Der Spielraum kann nun zum Beziehungsraum werden, in dem sich Situationen aufstellen, spielen, betrachten und verändern lassen. Das Gestaltungsspiel kann Bewegung in erstarrte, festgefahrene Situationen bringen. Die Auseinandersetzung wird aus-

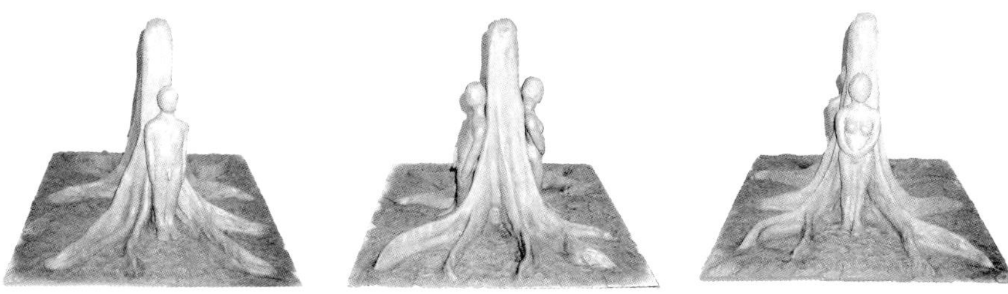

Abbildungen 5-76: Über einen gut verwurzelten Baumstamm wird zwischen beiden Beteiligten an einer schwierigen Beziehung eine Verbindung aufgebaut. Am Baumstamm richten sich beide auf.

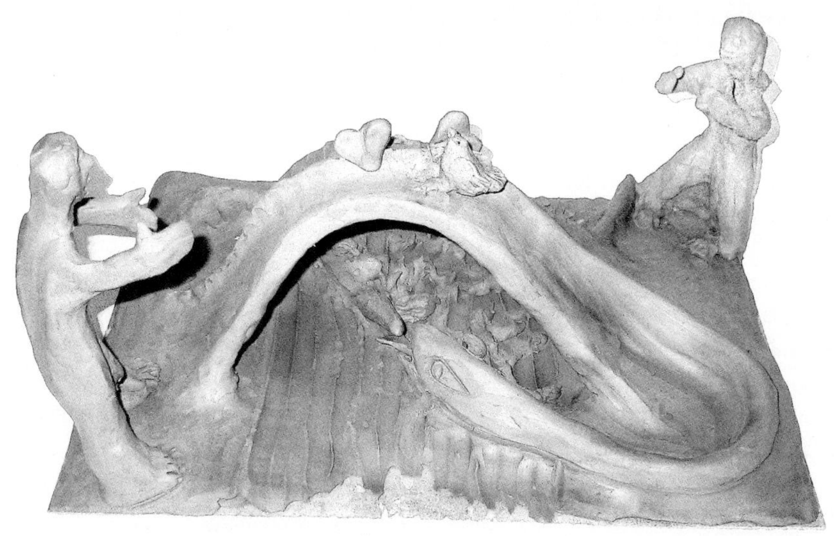

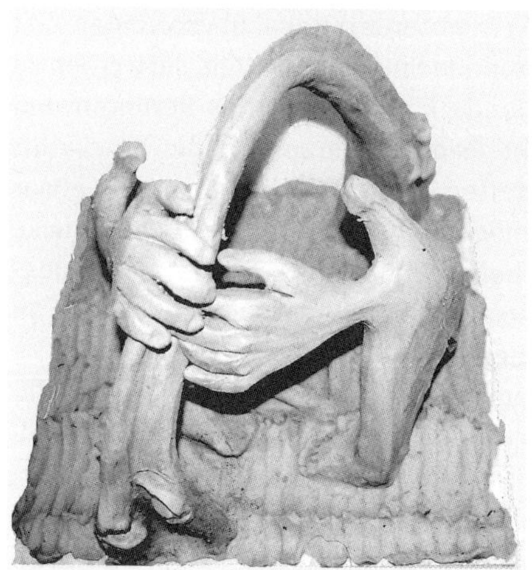

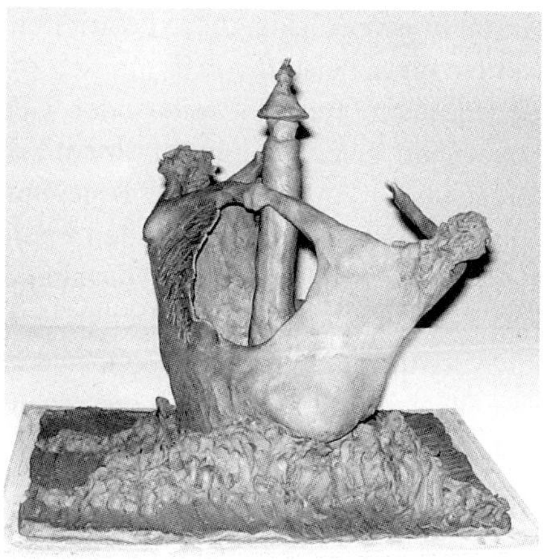

Abbildungen 5-77: Abfolge von Gestaltungen zum Thema Beziehung. Schlangenbogen, Bogen und zentrale Säule bilden das verbindende Element und gleichzeitig den Zwischenraum im Beziehungsgefüge. Die Hände wachsen in die Begegnung hinein.

gedrückt, sie wird sichtbar, Berührung findet statt. Wenn Konflikte sich ausdrücken können, hält das Drehen der Gedanken im Kopf an, die Energie wird auf das Dritte, die Gestaltung, gelenkt. Diese wird zum Zwischenraum, der in Beziehungen oft fehlt. Vor allem wird der Kontakt der Gestaltenden zu sich selbst wieder möglich (s. Abb. 5-78 u. Abb. 5-79).

Zwischen Beziehung und Gefäß zeigt sich in vielen Gestaltungen ein direkter Zusammenhang. Das Gefäß als offener Raum nimmt in sich auf und birgt. Dieser

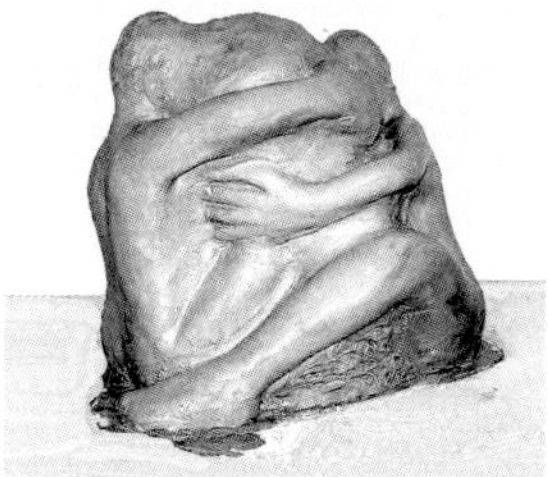
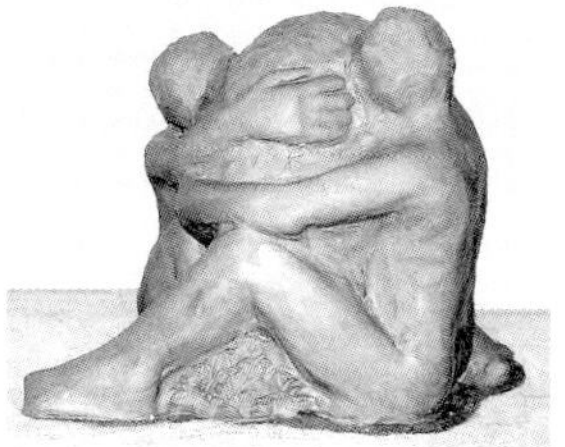
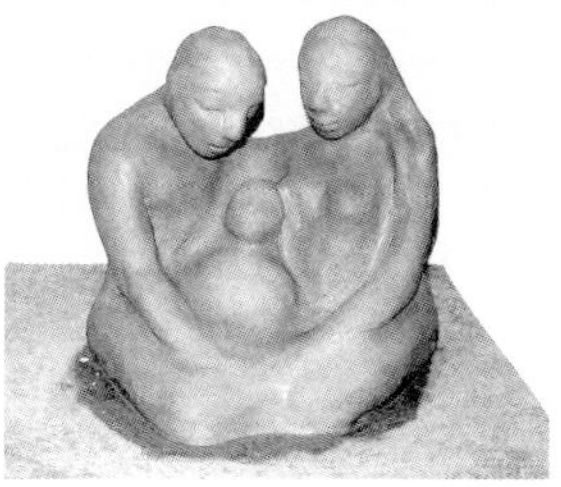

Abbildungen 5-78: Das Paar hält sich an einem Zwischenraum, aus dem sie entstanden, durch den und mit dem sie beide verbunden sind. Im Zwischenraum des Paares entsteht als Drittes das Kind.

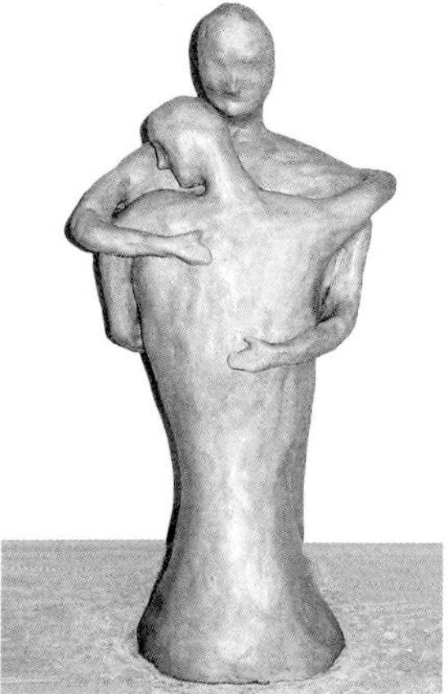
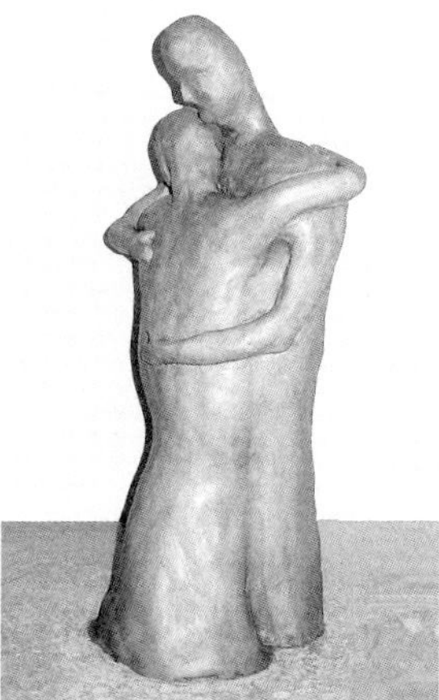
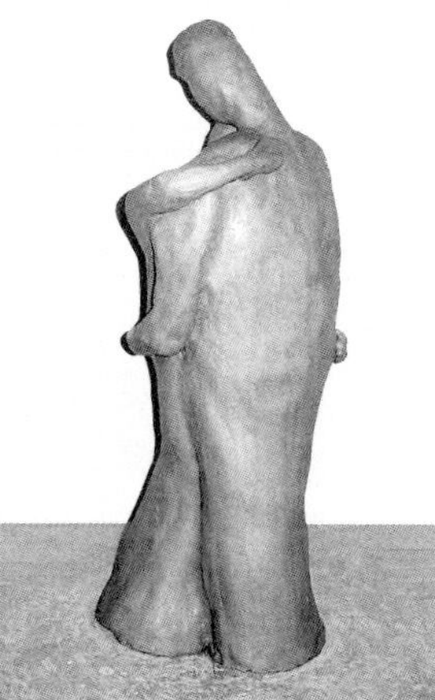

Abbildungen 5-79: Das Paar bildet in der Umarmung ein Gefäß: Die Figuren sind innen hohl. Durch den Hohlraum sind sie in ihrem Inneren verbunden.

Raum kann aber auch einfangen, festhalten oder einsperren. So werden gestaltete Beziehungsgefäße oft zu einer Metapher für das Wahrnehmen einer bestimmten Beziehungsqualität. Wenn Gestaltende über Beziehung nachdenken oder erzählen, geschieht dies meistens ganz real. Sie stellen sich die Beziehungssituation so vor, wie sie ist. Wenn sie sich dem Thema Beziehung gestaltend annähern, können Gefühle Gedanken, Vorstellungen, Wünsche, auch Ängste oder Schwierigkeiten oft unerwartete Formen annehmen. Sie werden zu symbolischen Gefäßen und Räumen. Wenn wir an unsere Urbeziehung, an den mütterlichen Raum, an das Enthaltensein darin als eine Urform unserer späteren Beziehungen denken, können wir verstehen, warum das Gefäß eine so vielfältige und wichtige Form ist, auf die Gestaltende ihre Befindlichkeit und ihr Körpergefühl übertragen können. Die folgenden Gestaltungen zeigen Aspekte dieser Gefäßhaftigkeit der verschiedensten Beziehungsthemen. Bei diesen Gefäßen, die zur Metapher für Beziehung werden, können wir Thematisierungen von Innen und Außen, von Verbunden- oder Ausgeschlossensein beobachten. Dank der Beweglichkeit der Gestaltungen lässt sich mit diesen Qualitäten des Innen und Außen experimentieren und spielen.

Beziehung hat, wie wir beobachten können, im weitesten Sinne mit Raum zu tun: Raum, in dem die Begegnung stattfindet, Raum, den sie selber bildet, und Raum als Zwischenraum. Ist der Raum offen oder schließt er ein? Gibt es Raum zwischen den beteiligten Menschen? Ist dieser Raum weit oder eng? Auch hier fin-

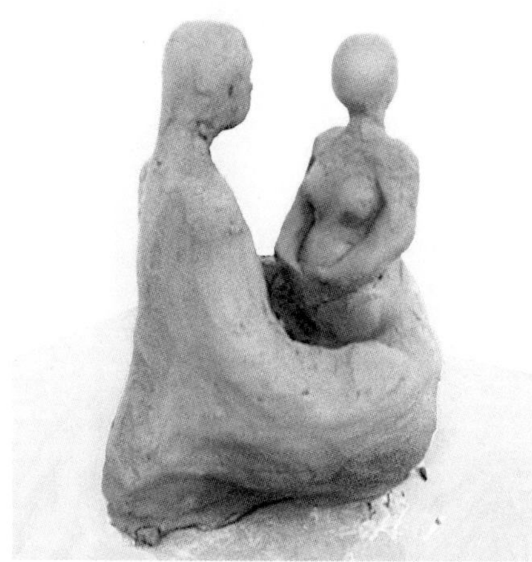

Abbildung 5-80: Die Beziehung als Gefäß.

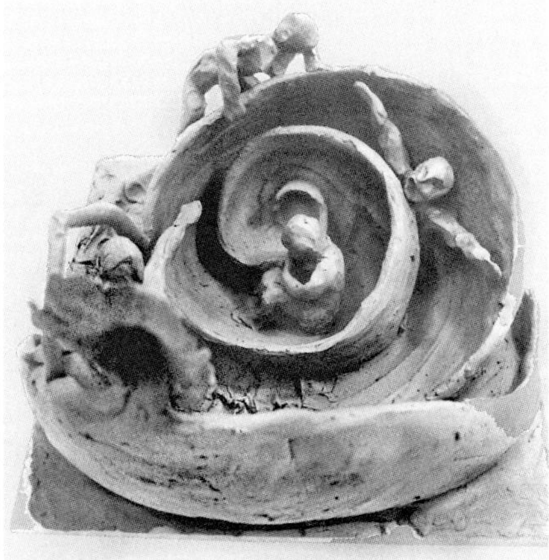

Abbildung 5-81: Die Beziehung im Gefäß.

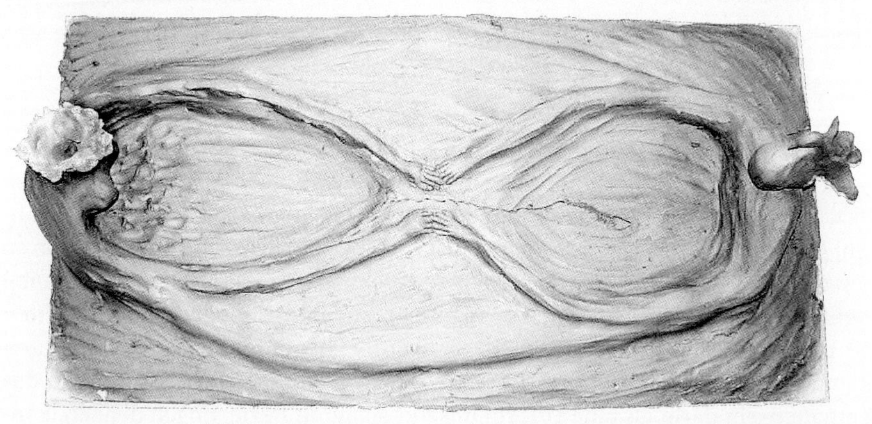

Abbildung 5-82: Gestaltend können Beziehungsfelder erlebt, erfahren und erforscht werden. In dieser Gestaltung drückt sich der Feldcharakter ganz deutlich aus. Es wird spürbar, wie stark Beziehung mit Energie, Fließen, Austausch und mit Raum zu tun hat. Wichtig ist immer, wie auch hier, der Zwischenraum.

den wir weitere Aspekte zum Thema Geborgenheit und Öffnung. Interessante Zusammenhänge mit der Raumentwicklung, die wir weiter oben aufgezeigt haben, treten vor Augen. So werden Beziehungsräume oft in Urformen ausgedrückt.

Der nächste Gestaltungsprozess zeigt den Verlauf einer Begegnung. Die Gestalterin erlebt dabei, wie dies oft geschieht, vorerst die Beziehung zu sich selbst. Es geht um das Wahrnehmen und Integrieren der eigenen männlichen Seite. Auch diese Begegnung und Beziehung beginnt mit dem Raum des Männlichen, dem symbolischen verwurzelten Phallus, und dem Raum für das Weibliche, der symbolischen Vulva. Diese Räume stellt die Gestalterin zusammen. Zunächst scheint es, als wäre der Prozess damit abgeschlossen. Beim Nachwirkenlassen entsteht der Impuls, diese symbolischen Räume mit konkreten Menschenfiguren zu beleben. So entstehen Mann und Frau, die sich im Zentrum des weiblichen Raumes begegnen (s. Abb. 5-83).

Der Tisch als wichtiger Begegnungs- und Beziehungsort kommt als zentrales Element auch in Gestaltungen vor. Beziehungswirklichkeiten werden auf den Tisch gebracht. Sie werden im Spielraum aufgestellt (s. Abb. 5-84).

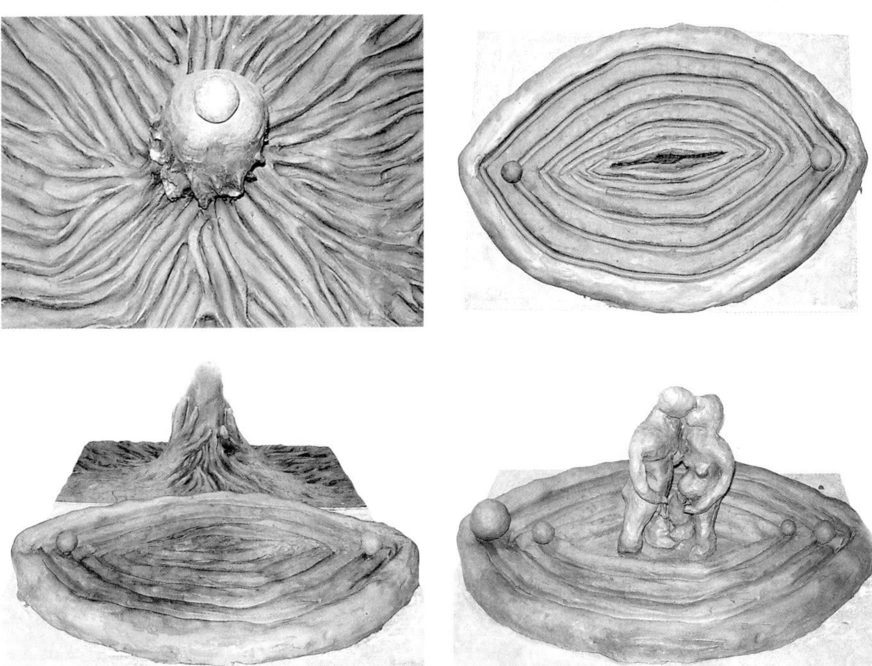

Abbildungen 5-83: Begegnung von männlichen und weiblichen Anteilen in der Gestalterin. Zu Beginn des Prozesses wird die Aufrichtung über das Symbol des Phallus gestaltet, den sie in der Erde verwurzelt. Als Ergänzung dazu erscheint das weibliche Symbol der Vulva. Sie führt beide Gestaltungselemente zusammen. Mann und Frau in ihrer Verbindung werden aus dem Zentrum geboren.

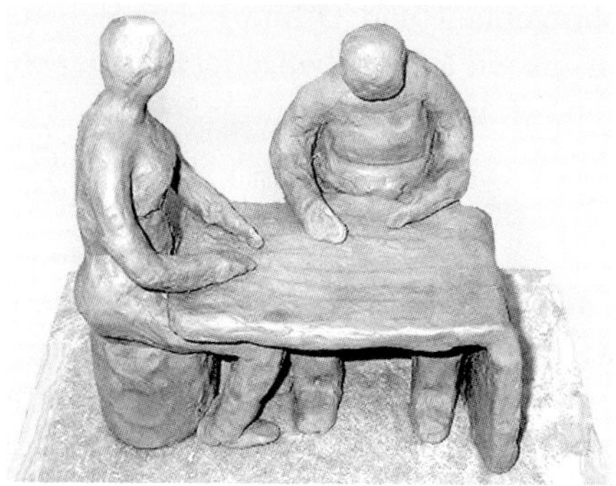
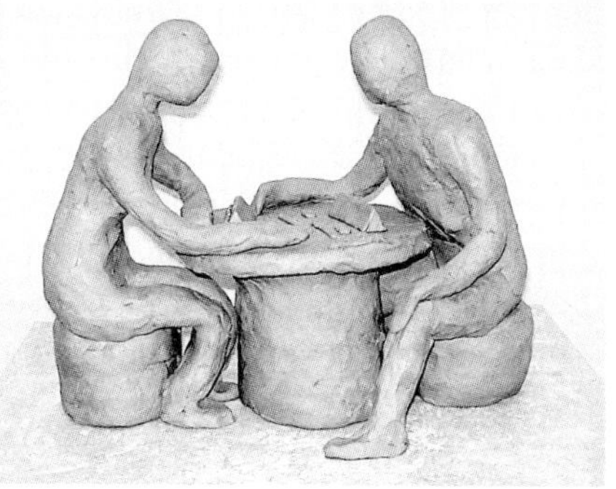

Abbildungen 5-84: Der Tisch als Beziehungs- und Begegnungsort. Beziehungsthemen werden auf den Tisch gebracht.

Die Verkörperung einer Situation erlaubt ein deutliches Handhaben. Wie wirkt diese vorgefundene Ordnung? Welche ordnende, ausgleichende Bewegung möchte geschehen? Die verschiedenen Elemente des Beziehungsfeldes werden berührt und so lange herumgeschoben, bis die Situation in Ordnung ist, bis sie stimmt. Durch die Bewegung, die nun entsteht, und das konzentrierende Lenken der Aufmerksamkeit auf das, was auf dem Tisch, im Spielraum geschieht, verlieren festgefahrene, verstrickte Situationen ihre Bedrohlichkeit. Es kann sein, dass diese konzentrierende Bewegung die Gestaltenden im Kern ihrer sich drehenden Gedanken und Gefühle ankommen lässt. Gewohnte Gedankenmuster fixieren die äußere Wahrnehmung der Wirklichkeit. Gestaltend in Bewegung gebracht, lässt sich eine Situation nun von verschiedenen Seiten her betrachten. Festgefahrenes löst sich zugunsten von neuen Möglichkeiten. Oft zeigen sich in diesem Moment helfende und unterstützende Wesen. Dieses Zurechtschieben sollte geschehen, ohne die einzelnen Momente zu analysieren, damit die Bewegung nicht wieder unterbrochen oder fixiert wird. Wichtig ist nach Abschluss des Prozesses, die neue Ordnung auf sich zurückwirken zu lassen. Wir begleiten die Gestaltenden darin, sich mit dem neu Gewordenen, das vor Augen steht, zu verbinden.

Die nun folgenden Gestaltungen zeigen verschiedene Beziehungsmomente auf. In der konzentrierten schöpferischen Handlung öffnet sich die lineare, rationale Bewusstseinsstruktur einer umfassenderen Wahrnehmung. Ein deutliches Merkmal dafür ist die veränderte Zeitwahrnehmung: Ereignisse schieben sich zeitlich übereinander, verbinden sich in einer Zeitqualität der Gegenwart, die über die rationale Zeitstrukturierung und Einteilung hinausführt. Das erlaubt den Gestaltenden, mit ihren Erlebnissen und Erfahrungen ganz in der Gegenwart anzukommen. Schwierige Beziehungsmomente müssen nicht zwangsläufig in dieser gewesenen Schwierigkeit fixiert werden. Sie stehen nun, vergegenwärtigt, einem Wandlungsprozess offen.

Beziehung und Bindung sind wesentliche Erfahrungen in den ersten Jahren der Kindheit. Sichere und Halt gebende Bindungserfahrungen bilden für den weiteren

Lebensweg eine Vertrauensbasis. Unsichere und desorientierende Erfahrungen sind Lebensbedingungen, in denen spätere Störungen wurzeln können. Diese manifestieren sich in undifferenziertem Bindungsverhalten zwischen den Polen fehlenden Bindungsvermögens oder übermäßiger Bindung an Bezugspersonen. Binden und Lösen sind Lebensthemen, die in Gestaltungen oft direkt oder symbolisch zum Ausdruck kommen. Auch hier ist der Weg der Bewusstwerdung hilfreich, um ein vorhandenes Ungleichgewicht gestaltend auszugleichen. In der Erfahrung des Kindes ging es um fehlende oder übermäßige Bindung an die leibliche Mutter, und später erwachen innere Instanzen, die sich in archetypischen Bildern des übergeordneten Mütterlichen ausdrücken lassen. Das Bedürfnis und die Sehnsucht nach Zuwendung werden an etwas Größeres oder Übergeordnetes gebunden.

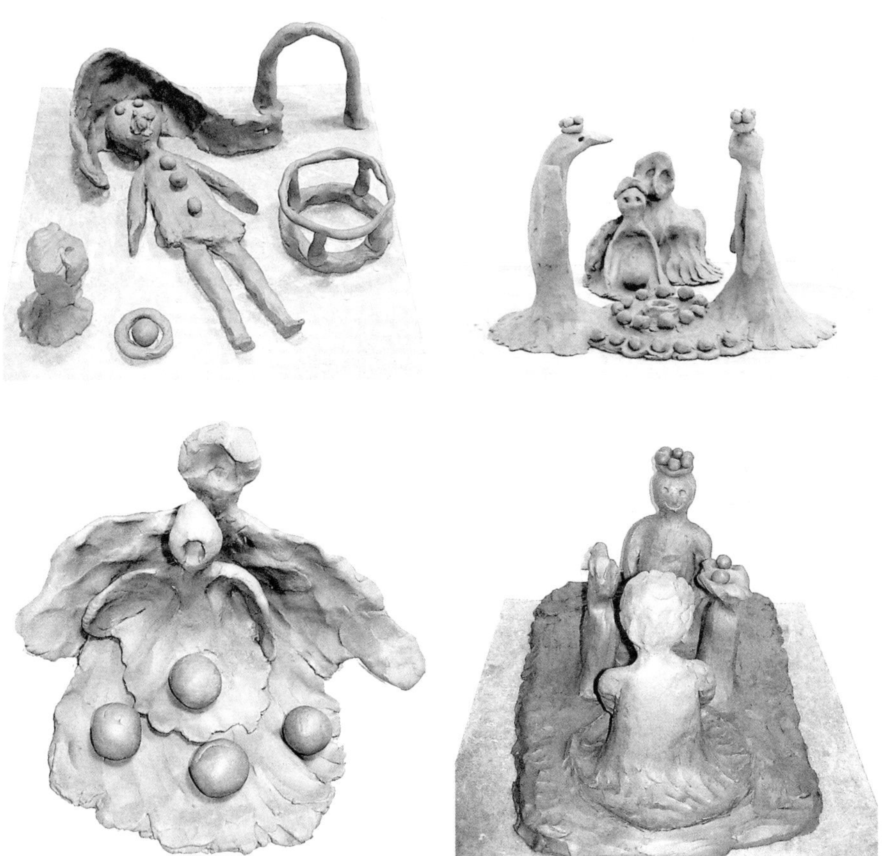

Abbildungen 5-85: Ausgleichende Gestaltungen, über die sich die Gestalterin dem verletzten, verwirrten Kind zuwendet, das sie war. Hilfreiche Wesen erscheinen, Symbole für die innere Kraft der Frau. Und immer wieder begegnet sie der früh verstorbenen Mutter als beschützendem Seelenwesen.

Der nächste viele Gestaltungs- und Maleinheiten dauernde Prozess zeigt die Ausgleichsarbeit einer Gestalterin, die als Kind verwirrende, verunsichernde und verletzende Bindungserfahrungen machte. Verwirrung zeigt sich immer wieder in Situationen, die an die frühe Erfahrung erinnern. Gestaltend können diese Gefühle und Ängste ausgedrückt, bewusst und berührbar werden. Durch die wiederholte Zuwendung zu sich selbst findet die Gestalterin immer wieder Ausgleich und neues Selbstvertrauen. In manchen Gestaltungen wird die Begegnung mit der heilen Mutter möglich, die erscheint, um den Kindern Schutz, Zuwendung und Liebe zu schenken. Hier wird deutlich, wie sich aus der frühen Verwirrung und der Verlassenheit heraus negative Glaubenssätze bilden, zum Beispiel „Ich bin nicht liebenswert“, „Ich genüge nicht“. Die Gestaltende lernt wahrzunehmen, in welchen Situationen diese Sätze Zugriff auf sie haben. Eine Umgestaltung und Veränderung dieser negativen, verhindernden Bilder von sich selbst lassen die Gestaltende immer wieder aus deren Vereinnahmung aussteigen. Dadurch, dass diese Veränderung Schritt für Schritt gestaltend vollzogen wird, kann sie auch im Alltag wirken (s. Abb. 5-85 u. Abb. 5-86).

Der folgende Verlauf drückt die innere Befindlichkeit der Gestalterin zwischen Aggression und Depression aus. Dazwischen, im Spannungsfeld, sitzt weinend ihr inneres Kind. Es ist handlungsunfähig, seine Hände liegen am Boden. Die Situation wird betrachtet und betrauert. Als hilfreiches Wesen beschützt schließlich der Wolf das „angekratzte Herz“. Dieser Prozess zeigt, wie wichtig es sein kann, eine innere Befindlichkeit als momentane Situation auszudrücken, sie sichtbar zu machen. So wird festsitzende Trauer spürbar und auch die Aggression. Ebenso wichtig ist, dass das Kind in dieser Situation gesehen wird (s. Abb. 5-87).

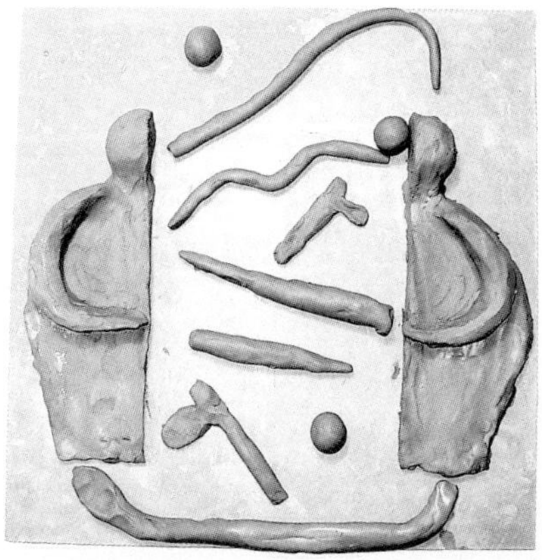

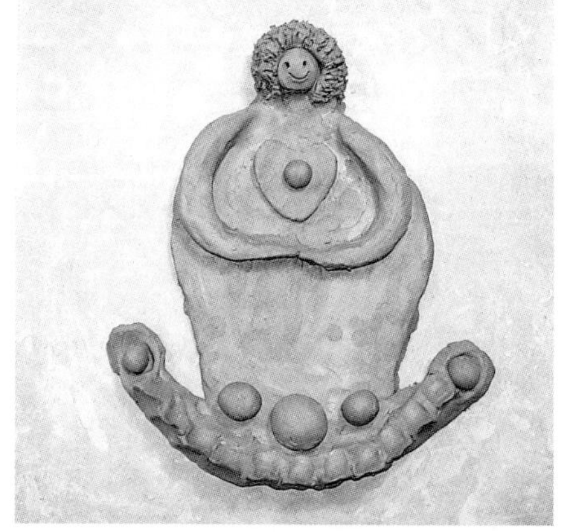

Abbildungen 5-86: In einer abschließenden Gestaltung drückt die Gestalterin das Verletzende aus, das sie innerlich trennt und verwirrt. Die Verletzung kann betrauert werden. Die Gestalterin fügt die getrennten Hälften zusammen. Die Symbole für die Verletzung tut sie weg.

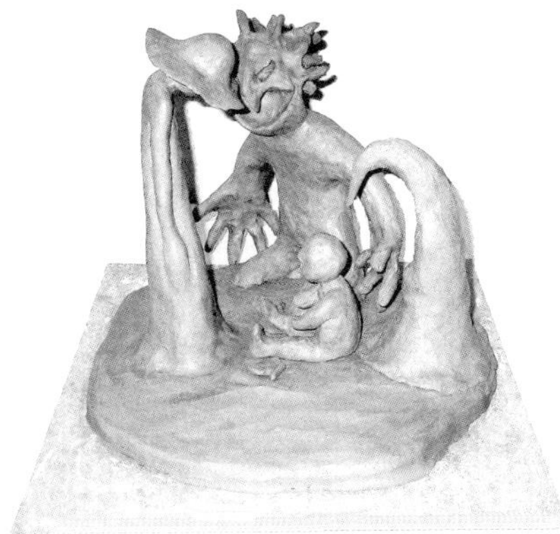

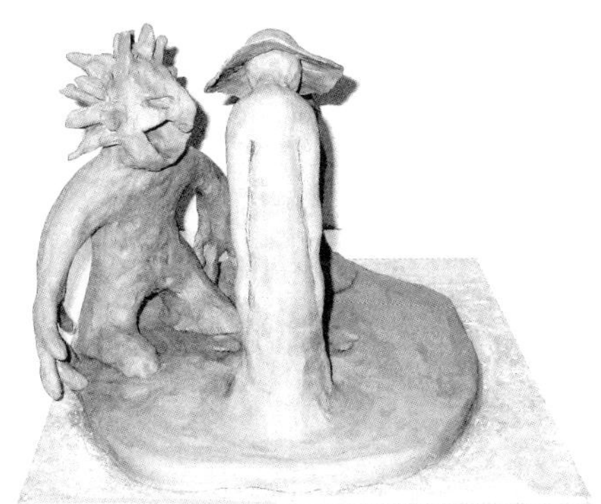

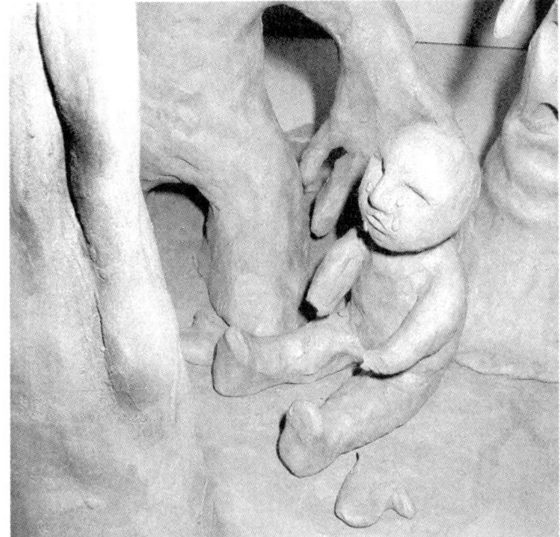

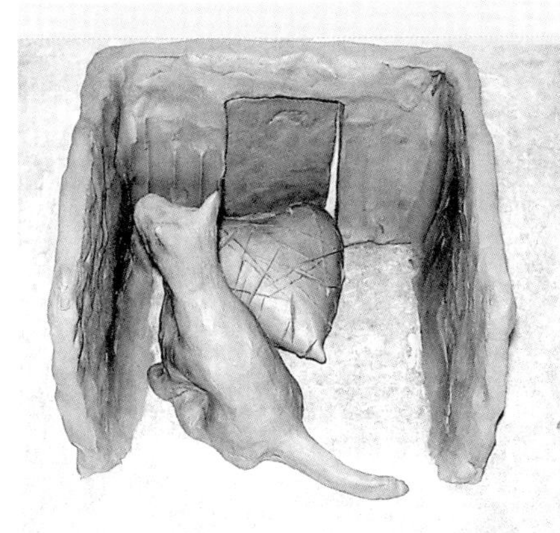

Abbildungen 5-87: Dieser Gestaltungsprozess drückt das Spannungsfeld zwischen Aggression und Depression aus. Mittendrin sitzt weinend das innere Kind. In einer weiteren Gestaltung dieses Prozesses beschützt der Wolf, als hilfreiches Wesen, das „angekratzte Herz".

Tiefgreifende Wandlungsprozesse können mit dem Symbol des Todes ausgedrückt werden. Reifephasen im Leben enthalten ein fortwährendes „Stirb und werde". Altes stirbt, damit Neues werden kann. Auf dem Lebensweg werden „kleine Tode" gestorben, wie indianische Kulturen dies ausdrücken, wenn Veränderungen unausweichlich anstehen. Die nächste Gestaltung zeigt die Auseinandersetzung der Gestalterin mit dem Tod, mit dem sie sich verbindet. Die Frau liegt ausgespannt im Kreuz, bildet mit ihrer Haltung selber ein Kreuz. Durch die Vereinigung mit dem Tod löst sich die feste Form des Kreuzes auf. An seiner Stelle erscheint der Uroboros, die Kreisschlange, die sich selber in den Schwanz beißt. Der Uroboros gilt als Symbol der ursprünglichen Einheit vor der Ich-Entwicklung und der wiedergefundenen Ganzheit in der zweiten Lebenshälfte, wenn sich im Individuationsprozess das Ich zum Selbst entwickelt (s. Abb. 5-88).

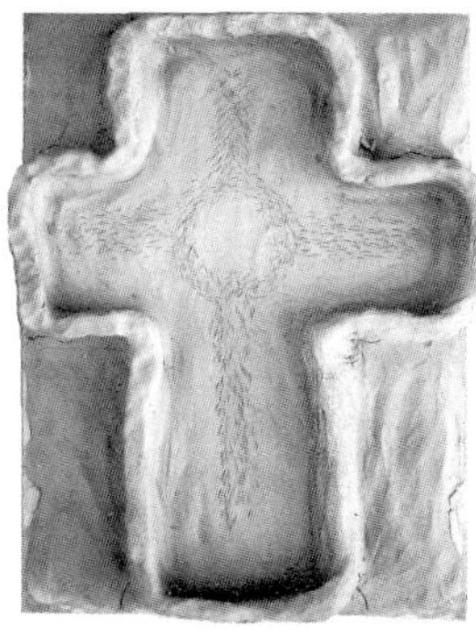

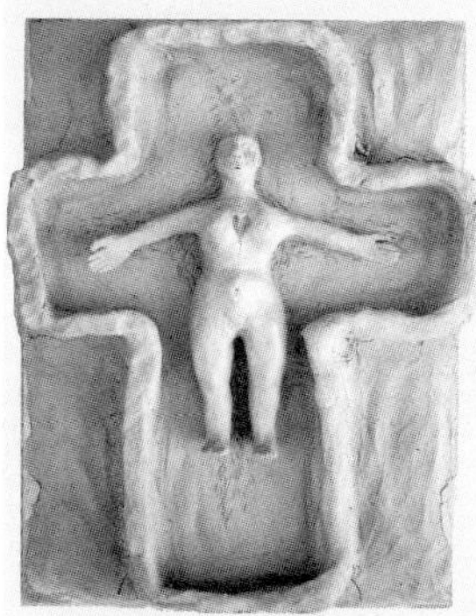

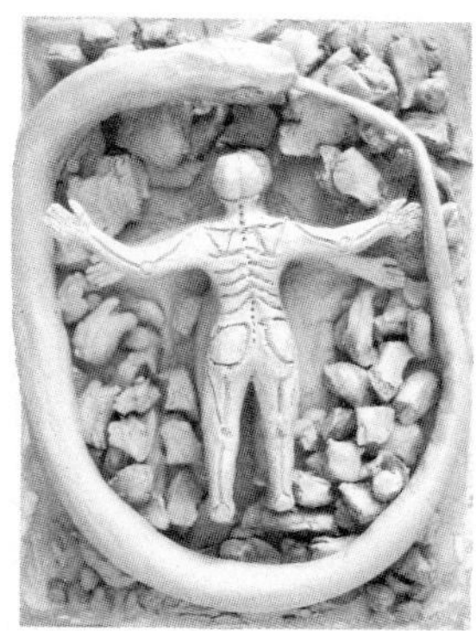

Abbildungen 5-88: Dieser Gestaltungsprozess zeigt die Begegnung mit dem Tod als Symbol größtmöglicher Wandlung.

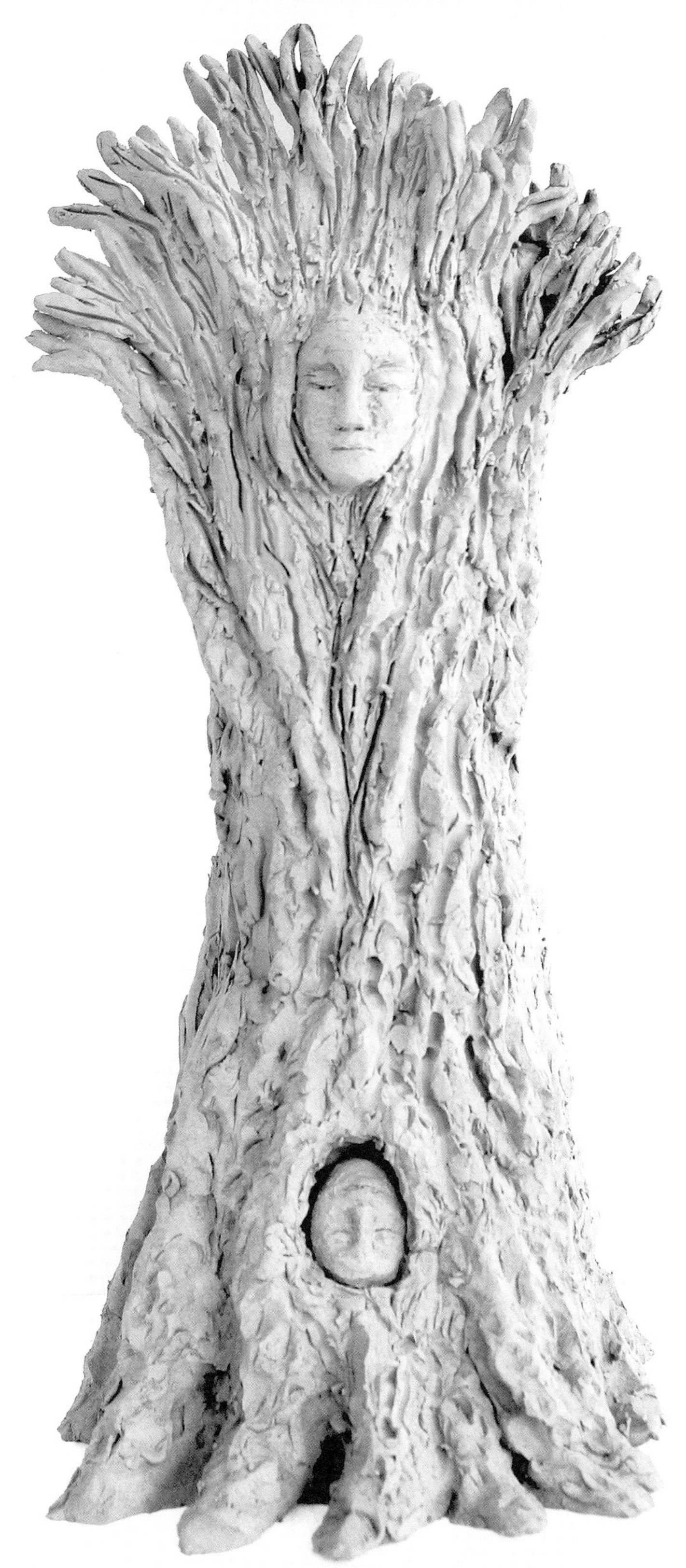

6
Selbst- und Lebensgestaltung

> *Unsere Persönlichkeit mit ihrer Geschichte zum Austragungsort des Lebens zu machen und dem das Hier und Jetzt, unsere greifbare Situation, zu widmen, das sind die Wege des Übens. Sie können in die Lebenskunst führen und in die Künste.* (zur Lippe, 2011, S. 168)

Die Bedeutung der Selbst- und Lebensgestaltung sehe ich in der grundsätzlichen Fähigkeit des Menschen als Werdenden, sein Leben aktiv mitzugestalten. Die Integrale Gestaltungsarbeit bietet sich als „Austragungsort" des Lebens an. Im geschützten Spielraum und in Begleitung drücken Gestaltende ihre Lebenssituation und Befindlichkeit aus. Dadurch wirken sie formend an ihrer Lebenswirklichkeit. Als Begleiterin kann ich, wie in den Ausführungen zur Methodik aufgezeigt, günstige Bedingungen dafür schaffen. Es kommt darauf an, dass die Gestaltenden das, was sie in ihren Formgebungen aussagen konnten, weiterwirkend in ihren Alltag übertragen und einbetten. Lösungsmöglichkeiten für herausfordernde Lebenssituationen aus „erster Hand" können sich herauskristallisieren. Wie zur Lippe sagt, geht es um Wege des Übens. Selbstgestaltung braucht keine Anleitungen von außen, sondern inneren und äußeren Raum, in dem sich verkörpern darf, was nach außen drängt, sichtbar werden und dem Leben zur Verfügung stehen möchte.

6.1
Archetypische Bilder, Urbilder, Symbole

Eine Gestaltung führt uns an Urbilder heran. Das verleiht ihr eine Bedeutung, die weit über ihr vordergründiges Erscheinungsbild hinausweist. Urbilder, also archetypische Bilder, zählen zu den Elementen einer Gestaltung. Sie haben ihren

Ursprung in unserem kollektiven Unbewussten. Träume und ihre Symbolbilder dienen der Daseinserhellung und der Selbstreflexion, und dies nicht nur auf einer rein rationalen Ebene, sondern im Bereich des Sinnenhaften und Existentiellen. Es ist wichtig, dass Gestaltende ihre Träume, ebenso wie ihre Gestaltungen, die sie prozesshaft durchlebt haben, selber auf ihren Bedeutungsgehalt hin erforschen und auf ihre tiefere Bedeutung hin „befragen". In unserer Arbeit begleiten wir Gestaltende in diesem Prozess der Bedeutungs- und Sinnfindung.

Der Mensch hat die Fähigkeit, Mythen zu bilden. Diese mythenschöpfende Ebene gehört – beim gesunden wie auch beim kranken Menschen –zu unserem menschheitlichen Erbe.

„Archetyp" bedeutet ‚das zuerst Geprägte', Urbild. Die Archetypenlehre bildet ein zentrales Element der jungschen Analytischen Psychologie. Über die Erfahrung des urtümlichen Materials, das C.G. Jung in der Arbeit mit seinen Patienten und Patientinnen und auch an sich selbst forschend in seinem eigenen Lebensprozess findet, sieht er in der psychischen Tätigkeit eine grundlegende angeborene Struktur. Menschliches Erleben und Verhalten basieren also laut Jung auf einer allgemeinen menschheitlichen Grundlage, die sich im individuellen Leben ausdrückt. Jung, Neumann und Gebser kommen über ihre Forschungen zum Schluss, dass das individuelle menschliche Leben im Kleinen in seiner Bewusstseinsentwicklung dieselben Strukturen durchläuft, wie die Menschheit im Großen. Dieselben physiologischen und psychologischen Prozesse dauern in uns heutigen Menschen immer noch an. Dies kann in uns eine tiefe Ahnung der Kontinuität des Lebendigen entstehen lassen.

„Archetypen können heute als genetisch verankerte, evolutionär erworbene universale Bereitschafts- und Reaktionssysteme des menschlichen Organismus definiert werden" (Seifert, 2003, S. 31). Jung unterscheidet den unerkennbaren Archetyp an sich von den archetypischen Bildern, dessen Gestaltungen, Symbolen und aktualisierten Erscheinungsformen, das heißt von den Erlebens- und Verhaltensweisen des Menschen, seinen psychischen Reaktionen und deren Ausdruck. Er nennt die Archetypen auch „Organe der Seele", deren Bedeutungskern sich umschreiben, jedoch nicht rational und eindeutig festlegen lässt. Archetypen werden in Form von archetypischen Bildern oder Vorstellungen, als innere Bilder erlebt. Archetypische Bilder müssen ausgedrückt, gestaltet und immer wieder in die Sprache der Gegenwart übersetzt werden.

> *Die ewige Wahrheit bedarf der menschlichen Sprache, die sich mit dem Zeitgeist ändert. Die Urbilder sind unendlicher Wandlung fähig und bleiben doch stets dieselben, aber nur in neuer Gestalt können sie aufs Neue begriffen werden.* (Jung, 1945, zit. nach Kast, 2007, S. 27)

Archetypen ergreifen uns. Sie wirken regulierend und motivierend auf unsere Bewusstseinsinhalte. Von ihnen gehen Impulse zur Selbstregulierung der Psyche aus. Dieser Punkt ist wichtig und wesentlich für unsere Arbeit, denn oft ist es erstaunlich, wie gerade in Krisen durch regelmäßiges, begleitetes Gestalten Selbstregulation aktiviert wird. Ein therapeutisches Konzept oder Ziel sollte sich unbedingt an diese Tatsache halten. So geht es in unserer Arbeit nicht darum, Bildinhalte vorzugeben oder zu provozieren, sondern darauf zu vertrauen, dass sie sich selbstständig einen Weg in die Form und damit ins Bewusstsein bahnen. Wichtig ist in unserer Arbeit die begleitete Nachwirkzeit mit einer Gestaltung, um deren Sinn- und Bedeutungsgehalt zu erforschen, zu integrieren und in den Alltag der Gestaltenden einzubeziehen.

Der Archetyp ist Bild, Energie und Dynamik zugleich. Die Bildebene, auf der sich der Archetyp für unser Bewusstsein sichtbar zeigt, wird dem Bereich des Symbols zugeschrieben. Im Symbol manifestiert sich die Aktivität des Unbewussten. So hat der Bild-Symbol-Charakter in unserer Psyche die Aufgabe zu erfüllen, so stark auf das Bewusstsein einzuwirken, dass dieses unbedingt beeindruckt und angeregt wird.

Mit der Konstellierung eines Archetyps ist immer auch ein biopsychisches Ergriffensein verbunden. Wir entdecken in Gestaltungen zum Teil erstaunliche Ähnlichkeiten mit Mythen verschiedener Kulturen und erleben zusammen mit den Gestaltenden die starke und ausgleichende Wirkung dieser oft überraschend auftretenden symbolischen Inhalte. Mit der Ausdruckskraft der mythologischen Bildsprache lassen sich psychische Vorgänge besonders gut ausdrücken.

Jung und seine Nachfolger nennen unter anderem folgende Archetypen:

- Archetypen der Ganzheit: zum Beispiel das Große Runde, die Vierheit der Urelterm
- Archetypen des Weiblichen: die Große Mutter, die Göttin, die Mutter, die Tochter
- Archetypen des Männlichen: der Phallus, Gott-Vater, der Vater, der Sohn
- Kindarchetyp: das göttliche Kind, das heile Kind
- Anima und Animus
- Archetyp des Selbst als allumfassender Ur- und Basisarchetyp
- Archetypen des Helden/der Heldin und der Heldenreise
- Archetypen der Alten Weisen
- Archetypen der Vereinigung, Gegensatzvereinigung, Heilige Hochzeit
- Archetyp des Schattens

Hervorgehoben seien einige wichtige Eigenschaften des Symbols für die Integrale Gestaltungsarbeit:

- Symbole sind Sinnzeichen. In ihrer sinnenhaft wahrnehmbaren Erscheinung drücken sie auch einen geistigen Aspekt aus. So sind im Symbol Sichtbares und Unsichtbares, Leibliches und Geistig-Seelisches verbunden.

- Das Symbol weist hin, deutet an und regt an. Es setzt das Bewusstsein in Bewegung und bringt es dazu, alle Bewusstseinsfunktionen zur Wahrnehmung und Verarbeitung zu aktivieren: das Fühlen, Empfinden, Denken und die Intuition. Die Symbolwirkung gleicht die rationale Überbetonung des Bewusstseins des modernen Menschen aus.
- Die Bildhaftigkeit des Symbols und dessen Gestaltung ist eine wesentliche Voraussetzung für die Entwicklung des Bewusstseins.
- Immer wieder können wir in der Integralen Gestaltungsarbeit beobachten, dass Gestaltungen mit ihrem Symbolgehalt Ausdrucks- und Eindruckscharakter zugleich haben können.

Gestaltende finden Zugang zu den Schätzen der kollektiven Bilder und Ideen. Auswirkungen persönlicher Krisen und Probleme können im Spiegel der gesamtmenschheitlichen archetypischen Lebensthemen gesehen werden. Wie Verena Kast aufzeigt, ist Jung der Ansicht, dass das Material des kollektiven Unbewussten „gesundes" Material ist, das der Menschheit beim Überleben geholfen hat und so auch im Einzelfall zum Ausgleich beitragen kann. „In Kontakt mit diesem ‚Schatzhaus der Menschheit' kommt man über die archetypischen Bilder" (Kast, 2007, S. 28). Und diese wiederum werden durch Gestaltung sichtbar gemacht, sie werden verkörpert. Dazu Hildegard Marcus:

> *Kunst ist sprechende Gestalt. Der schauende und darstellende Akt des Künstlers bringt das tiefe Wesen des jeweiligen Gegenstandes, letztlich der Welt, der Wirklichkeit, zu vollerem Ausdruck, zu reinerer Erscheinung. [...] Das Kunstwerk bringt das Bild der Welt zum Vibrieren, indem es an die Urbilder heranführt.* (Marcus, 1998, S. 21)

6.2 Das Selbst

> *Von dem Augenblick an, in dem der Mensch seinem Inbild begegnet und den Ruf zu einer ihm gemäßen Selbstverwirklichung vernimmt, geht es darum, dass er diesem Ruf folgt. Dazu genügt nie, dass er von ihm ergriffen werde, er muss dem Impuls, der ihn vom Wesen ergreift, von sich aus zustimmen, sich für ihn entscheiden, und das heißt, er muss ihn von sich aus ergreifen!* (Dürckheim, 2001, S. 113)

Das Selbst machen Gestaltende häufig als Kern, Same oder Kugel sichtbar, die sie in der Nachwirkung als stimmig, sinnig, wesentlich, vollkommen und ewig erleben und erfahren. Diese Kerne oder Kugeln strahlen in ihrer meistens sehr einfachen, klaren Form etwas aus, das die Gestaltenden zu sich ruft, sie in sich selbst verankert und gleichzeitig bewegt. Wie Samen oder Kerne in der Natur enthalten sie alles, was das Werdende zum Leben und für sein Wachstum braucht. Kerne und Kugeln werden oft lange in den Händen gehalten und glatt gestrichen, bis sie glänzen. Während die Hände den Kontakt mit der Form aufrechterhalten, wandern die Gedanken der Gestaltenden in die Tiefe bis hin zu der „schöpferischen Urquelle", wie eine Gestaltende ihren mehrjährigen Gestaltungsprozess benennt, aus dem wir weiter unten einen Ausschnitt sehen werden. Dieses Ergreifen des Impulses zur Selbstverwirklichung, von dem Karlfried Graf Dürckheim spricht, kann in Gestaltungsprozessen im wörtlichen Sinne geschehen.

Jung hat, wie Verena Kast aufzeigt, den Begriff des „Selbst" stellvertretend für den Archetyp der Ganzheit eingeführt. In Träumen, Visionen und in der aktiven Imagination hat Jung Symbole der Ganzheit wahrgenommen. Diese zeigen sich, wie wir in vielen Gestaltungen und besonders im folgenden Gestaltungsprozess beobachten können, als geometrische Formen, die vor allem Elemente des Kreises und der Vierheit enthalten. „Diese Gebilde drücken nicht nur Ordnung aus, sondern bewirken auch eine solche" (Jung, GW 8, S. 870, zitiert in Kast, 2007, S. 45). Jung bezeichnet das Selbst deshalb auch als „Archetypus der Ordnung" oder „Archetypus der Zentrierung". Das Selbst regt uns an, durch unser Ich die jeweilige Ganzheit zu realisieren. Nach Jung ist das Selbst Ursprung und Grund der individuellen Persönlichkeit, die es in Vergangenheit, Gegenwart und Zukunft umfasst.

> *Wird der Archetypus des Selbst erlebt – meistens in Träumen oder gemalt in Bildern -, dann entsteht ein Lebensgefühl der Selbstzentrierung, der Schicksalhaftigkeit einer Situation, begleitet vom Erleben fragloser Identität und einem unabweisbaren Sinnerleben, mit sicherem Selbstwertgefühl und Vertrauen ins Leben.* (Kast, 2007, S. 49)

Impulse aus dem Selbst regen dazu an, eins zu werden mit sich selbst, das Eigene zu entwickeln und zu leben. Der zentrale Archetyp des Selbst ist wie alle Archetypen mit dem Schöpferischen verbunden. So werden bei schöpferischen Menschen über das Gestalten die selbstregulierenden, ausgleichenden Kräfte der Psyche aktiviert. Das Selbst zeigt sich in der schöpferischen Quelle.

Der nun folgende Ausschnitt aus einem mehrjährigen Gestaltungsprozess zeigt, wie die Gestalterin in einer für sie herausfordernden, oft schwierigen Lebensphase immer wieder den Ort der „schöpferischen Urquelle" in sich findet – ihr Selbst. Eindrucksvoll geben ihr die Gestaltungen Vertrauen ins Leben, selbst da, wo sie mit Tod und Verlust konfrontiert wird. Es ist, als würden ihre Hände geführt von einem ursprünglichen Impuls; die gestaltete schöpferische Quelle beginnt zu ihr zu sprechen. Das Leben äußert seinen tieferen Sinn im Sichtbarwerden des in ihrem Wesen Angelegten. Wenn die Herausforderungen und der Schmerz die Gestaltende aufzulösen drohen, finden ihre Hände immer wieder die entsprechende Form. Sie

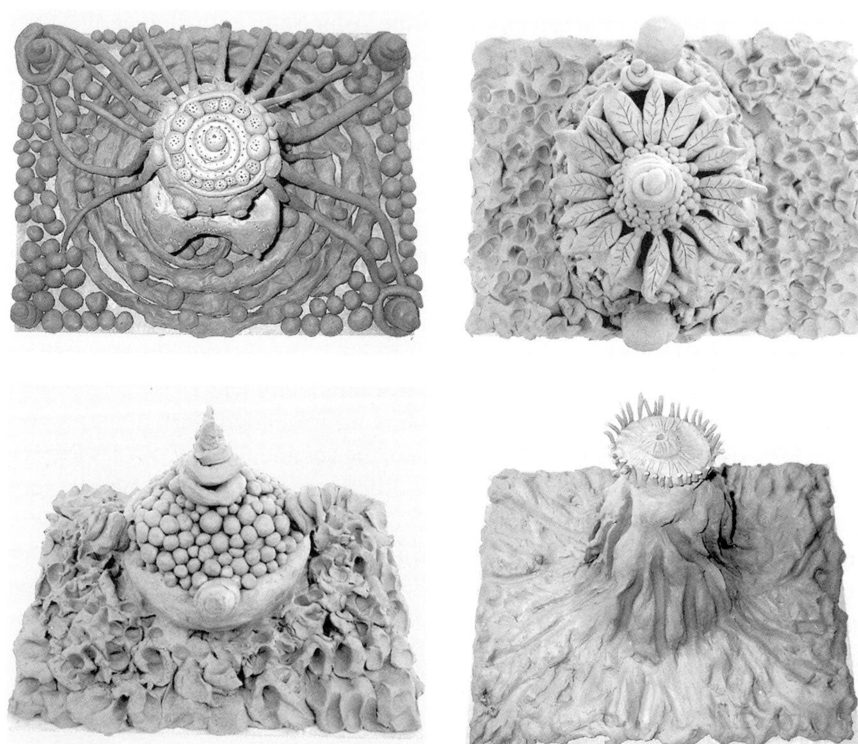

Abbildungen 6-1: Ausschnitt aus einem intensiven Gestaltungsprozess. In einer herausfordernden Zeit begegnet die Gestalterin immer wieder der „schöpferischen Quelle", die sie zentriert und belebt.

schöpfen aus der inneren Quelle, wenn sie sich der inneren Bewegung hingeben kann. Dadurch erfährt sie Momente des Ausgleichs, der Zentrierung. „Wesenskerne", „Seelenkerne" und Kugeln entstehen (s. Abb. 6-1 u. Abb. 6-2).

In den nächsten Gestaltungsprozessen wächst das mandalaförmige Fundament in die Höhe. Die entstehende Form scheint zu pulsieren. Sie wird zum Impuls, dranzubleiben und nicht aufzugeben. Gestaute Lebensenergie gerät ins Fließen. Trauer kann ausgedrückt werden. Das Wachsenlassen geschieht in höchster Konzentration. Die Gestalterin ist mit ihren Lebensfragen unterwegs: Ängste und Zweifel melden sich, sie werden in den Bau einbezogen. Das Unterwegssein wird zur Herausforderung, in der sie der Sinnfrage begegnet. Jede der sorgfältig und achtsam gestalteten Kugeln, aus denen die Gestaltung wächst, ist von Bedeutung. Es ist wichtig, dass die Gestalterin darüber sprechen kann. Sie beginnt ihr Erleben zum Teil in Form von Gedichten aufzuschreiben. In der Hingabe an diesen Weg findet sie Antworten, erlebt Sinn und findet oben angekommen sich selbst. Nun wird die schöpferische Quelle zum eigenen Gesicht. So spricht die Gestalterin zu sich selbst. Die

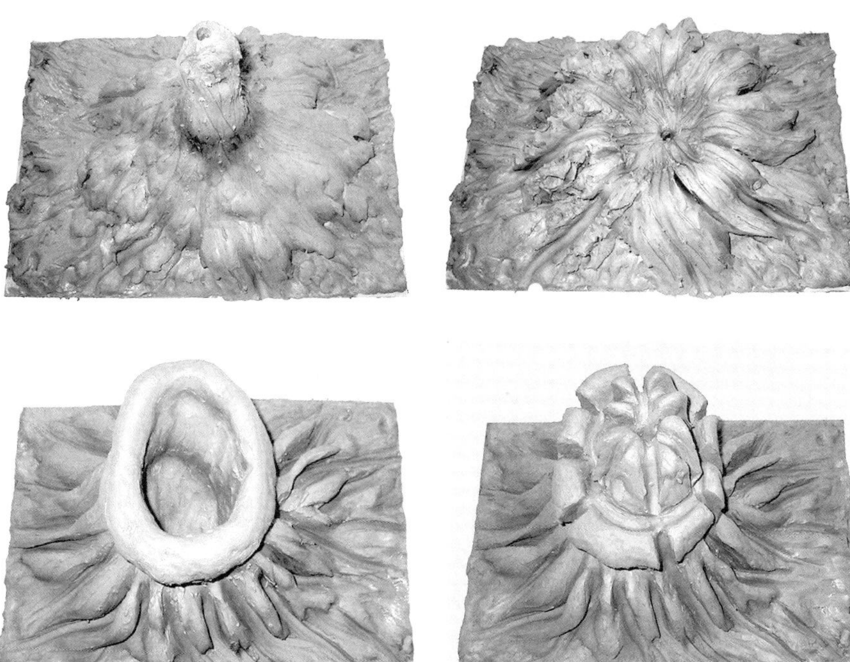

Abbildungen 6-2: Bewegungen der schöpferischen Urquelle, in denen sich auch das Männliche und das Weibliche zeigen und vereinen. Im Schlussbild formt sich die Quelle zu einer neuen, mandalaförmigen Ordnung.

Augen können nach innen schauen. Ihr Weg, ihre Reise zur wiedergefundenen ursprünglichen Kraft in sich wird transparent (s. Abb. 6-3, Abb. 6-4 u. Abb. 6-5).

Wenn wir die Gestaltungen der schöpferischen Urquelle oder auch der Urräume als Symbole des Selbst betrachten, können wir feststellen, dass das Selbst sowohl Zentrum als auch Umfassendes, Enthaltendes sein kann. Die Struktur der Gestaltungen hat etwas Ordnendes, Zentrierendes. Thematisch enthält der Archetyp des Selbst als Ur-Archetyp im Grunde genommen alle Archetypen und symbolisiert ein breites Spektrum von Lebensthemen, das Leben an sich. So äußert sich auch Lutz Müller über das Selbst:

> *Das Selbst ist die Einheit und Ganzheit aller Aspekte und Paradoxien des Menschen. Es umfasst das Bewusste und das Unbewusste, das Körperliche wie das Psychische, das Innere und das Äußere, das Individuelle und das Kollektive, das Weibliche und das Männliche und das Helle und das Dunkle. Es ist Zentrum wie Umfang der Persönlichkeit, ist Ursprung und Ziel und ein fortwährend sich wandelnder Prozess.* (Müller, 2003a, S. 377)

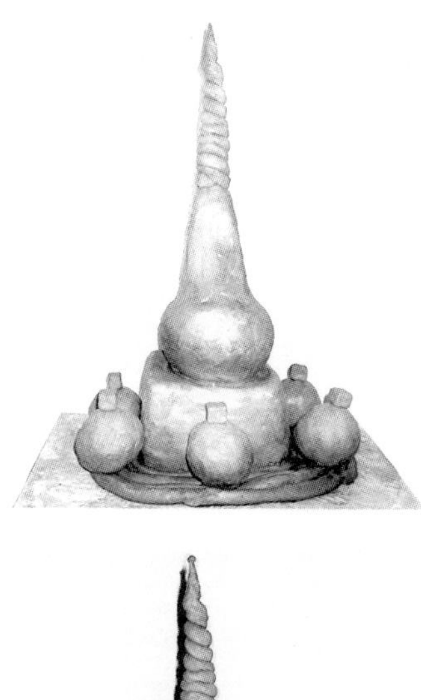

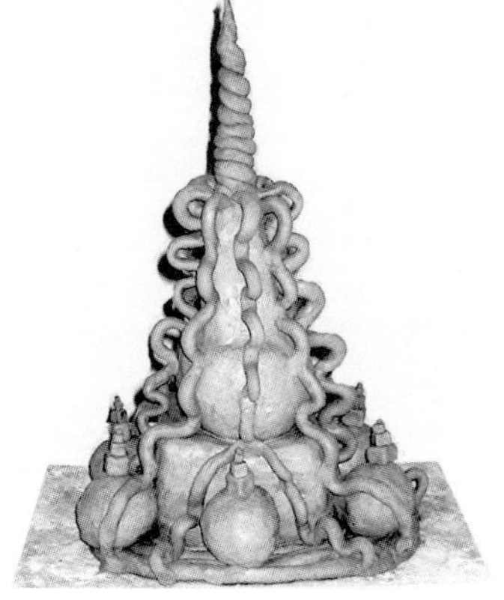

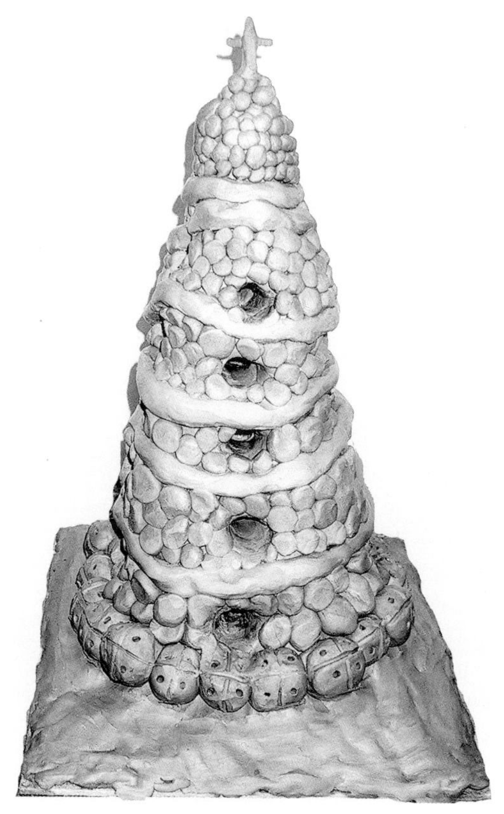

Abbildungen 6-3: Auf dem mandalaförmigen Grund entstehen kunstvolle architektonische Gebilde. Jede der eingebauten Kugeln hat für die Gestalterin eine besondere Bedeutung.

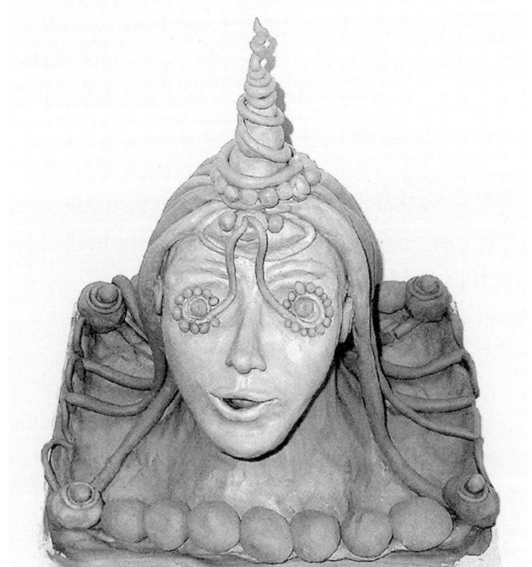

Abbildung 6-4: Die schöpferische Quelle wird zum Gesicht. Die Gestaltung spricht zu ihrer Gestalterin. Sie hört die Stimme ihres Selbst.

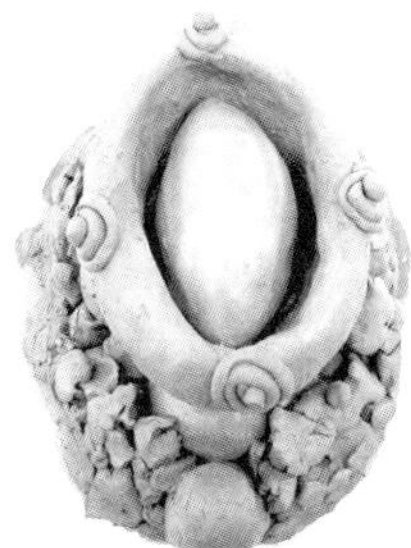
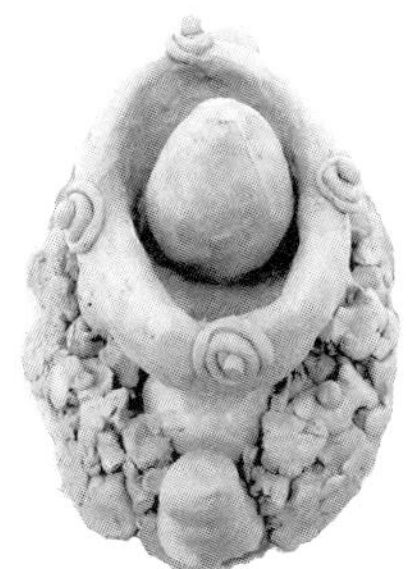
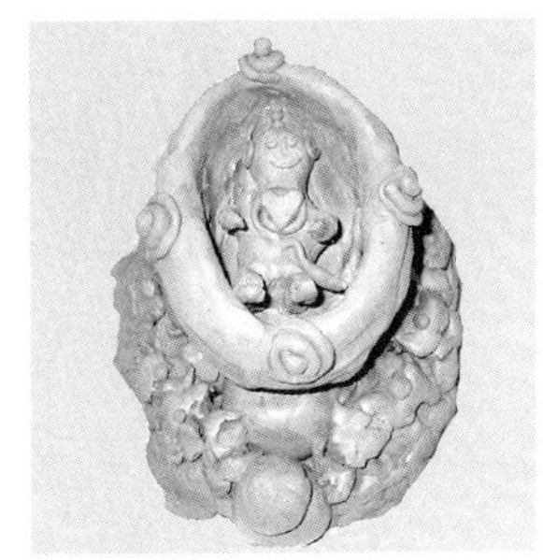

Abbildungen 6-5: Weitere Bewegungen und Ausformungen der schöpferischen Quelle: Aus dem Kern schält sich das „heile Kind" heraus. Es ist durch die Nabelschnur verbunden mit der schöpferischen Quelle, mit dem Selbst.

Im nächsten Gestaltungsprozess werden Zentrum und Umfang der Persönlichkeit sichtbar. Die Gestalterin arbeitet intensiv und sehr konzentriert an der kostbaren kleinen Kugel, bis sie glänzt. Umgeben von kreuzförmig angelegten Bändern wird sie in einen Schutzraum gelegt, der sich langsam öffnet und zum Kreis wandelt. Die Kugel bleibt im Zentrum. Nun legt sich die Frau dazu. Die innige Verbindung wird spürbar. Langsam beginnt sich die Frau aufzurichten. Sie setzt sich auf, erhebt sich und verlässt schließlich den Kreis. Von außen betrachtet sie den Ort ihrer Herkunft in inniger Verbindung mit der Kugel. Ursprung und Gegenwart verbinden sich (s. Abb. 6-6).

6.3 Vom Inbild zur Selbstgestaltung

> *Das Inbild des Menschen ist also nichts anderes als sein Wesen, verstanden als die drängende, verpflichtende und die Grundsehnsucht bestimmende Werdeformel der in ihm zur Offenbarwerdung des Seins angelegten Wesensgestalt.* (Dürckheim, 2001, S. 108)

Gestaltungen verkörpern innere Bilder, Emotionen und Gedanken. In ihrer Symbolhaftigkeit bedeuten sie immer mehr, als wir in Begriffe fassen können. Gerade wenn während des Gestaltens die rationale Kontrolle des Bewusstseins für Momente aussetzt, können sich unerwartete, manchmal geheimnisvolle Inhalte zeigen, die beachtet werden möchten. Das Selbst als das innere Wesen eines Menschen sendet immer wieder Impulse, die wir, wenn wir aufmerksam sind, wahrnehmen können. Diese Impulse, wenn sie über Träume, über ein Bild oder eine Gestaltung ins Bewusstsein drängen, sind nicht immer nur angenehm. Sie machen aufmerksam

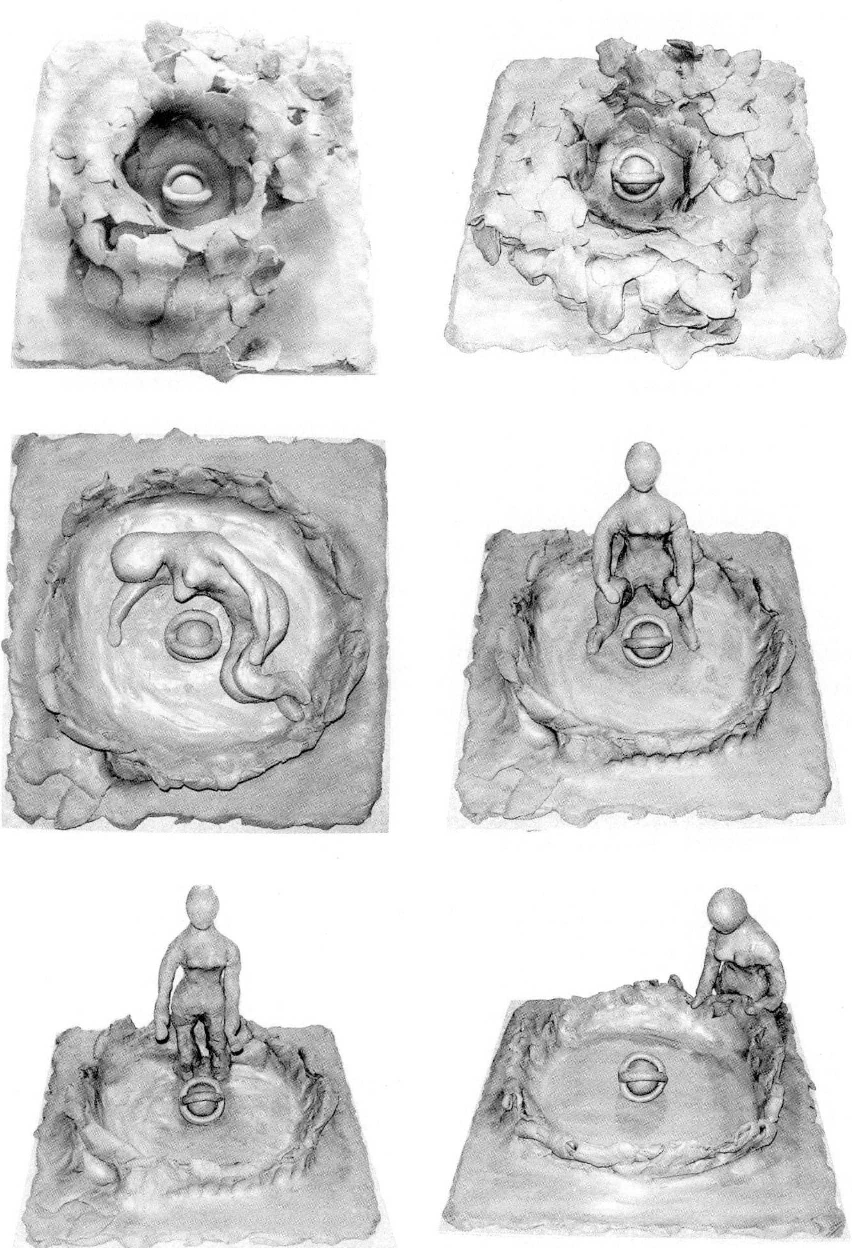

Abbildungen 6-6: Gestaltungsprozess, in dem sich Ursprung und Gegenwart verbinden. Der Kugel im Zentrum wohnt eine besondere Ausstrahlung und Kraft inne.

auf Zurückgestelltes, auf Schattenaspekte, auf Verdrängtes und Aufgegebenes in unserem Leben. Dieses Drängen kann sich in psychischen oder körperlichen Symptomen ausdrücken, wenn es verdrängt oder nicht wahrgenommen wird. Selbstverwirklichung kann Angst auslösen, und dieser Prozess kann zuweilen schmerzvoll sein. Dazu Jean Gebser:

> *Die Überwindung dieser Angst vor der in uns schlummernden Macht dessen, was aus uns heraustreten muss, um ganz leben zu können und um neuen Möglichkeiten, die aus dem Unbewussten bereits nachdrängen, den Weg freizumachen, ist die Forderung, welche die immer schmerzhafte Entwicklung an uns stellt. […] Dass wir uns wandeln können, ist unser größter Reichtum. Bereiten wir diese Wandlung Schritt für Schritt vor, damit uns dann und wann der entscheidende Sprung, der immer zugleich ein Scheiden und ein Ankommen ist, gelinge.* (Gebser, 1986, GA1, S. 315 f.)

Was Dürckheim mit „Werdeformel" bezeichnet, lässt sich in der Nachwirkung von Gestaltungen finden. Es kann sein, dass Gestaltende durch die äußere Form aufmerksam werden auf ihre innere Stimme. So gehört zur Selbstgestaltung sinngemäß die Berufung. Was ruft? Zu was wirst du gerufen? Kannst du diesem Ruf folgen? Willst du ihm folgen? Mit diesen Fragen können wir Gestaltende anregen, innezuhalten, nachzusinnen.

Selbst- und Lebensgestaltung beginnt beim kleinen Kind, das aus einer inneren Notwendigkeit einem in ihm angelegten schöpferischen Impuls folgt und aus sich heraus ursprüngliche, authentische Spuren hinterlässt. Als Erwachsene sind wir von der Spontaneität der kindlichen bildlichen Äußerungen beeindruckt. Dem Kind geht es dabei nicht um ein bestimmtes gestalterisches Ziel. Es ist da und drückt sich ganz selbstverständlich mit großer Intensität aus, sein ganzes Wesen ist daran beteiligt. Wie in einem Samen finden wir in seinen ersten gekritzelten Bewegungen und Urformen als „Werdeformeln" alles angelegt, was ihm später als Grundlage für seine Formensprache zur Verfügung stehen wird. Die sich entwickelnden Formen des bildnerischen Ausdrucks entfalten sich eine aus der anderen, ohne dass man sie dem Kind beibringen müsste. Das kleine Kind bildet nicht ab – es drückt sich aus. Wir dienen ihm, indem wir seinen bildnerischen Äußerungen Spielraum und Beachtung geben.

Ebenso geht es in der Arbeit mit Erwachsenen darum, gestalterische Kräfte wiederzufinden, mit denen sie ihrer Befindlichkeit Ausdruck geben können. Dies bedeutet ein stetiges Üben und Freiwerden von Leistungsdruck und verhindernden Vorstellungen. Diesem Prozess dienen wir mit unserer begleitenden Präsenz. Unsere Aufgabe besteht dabei darin, den Gestaltenden in der Wahrnehmung und Gestaltung ihrer Befindlichkeit Geleit zu geben, wie Peter Petersen anregt. Selbstgestaltung braucht Resonanz zwischen innen und außen, damit sich verkörpern darf, was nach außen drängt, was sichtbar werden und dem Leben zur Verfügung stehen möchte. „Aufgabe des Therapeuten ist es, den Patienten zur Erfahrung seiner wirklichen Befindlichkeit zu geleiten – zu seiner gegenwärtigen Realität im höheren und tieferen Sinn“ (Petersen, 2000, S. 43).

Begleitend sehen und achten wir Menschen in herausfordernden Momenten des Lebens. Dadurch wächst ihr Mut zur Darstellung, und sie können Wandlungsimpulse aufnehmen. Es ist ein Unterschied, ob Veränderung von außen aufgedrängt oder ob sie von einem inneren, von den Gestaltenden selbst wahrgenommenen Impuls ausgeht. Hier ist unsere Geduld, unsere Zurückhaltung und das Vertrauen in das Selbst gefragt, das sich ausdrückt, wenn man ihm Zeit gibt.

Der folgende Gestaltungsprozess zeigt die intensive, mutige Auseinandersetzung der Gestalterin mit ihrer Gesundheit und Krankheit. Sie ringt um ein Gleichgewicht zwischen der kranken und der gesunden Seite ihres Körpers. Sie wagt es, mit der kranken Seite in Kontakt zu gehen und ihr Form zu verleihen. In der Berührung meldet sich die ganze Bandbreite von Angst, Schmerz, Trauer und dem verloren geglaubten Vertrauen in eine ausgleichende Kraft. In ihrer darauffolgenden Gestaltung findet sie die Balance. Sie verbindet sich mit dem inneren Selbstbild von Ganz- und Heilsein, das über dem Spannungsfeld von Gesundheit und Krankheit wirksam wird und sich auch auf ihr Körpergefühl auswirkt. Diese nun in ihr aktivierte und abrufbare Kraft nimmt sie mit in ihren Alltag.

In diesem Prozess wird sichtbar, wie wichtig die Zeit für gestalterische Berührung ist, das langsame Vortasten ins Ungleichgewicht, um von dort aus ein neues Gleichgewicht zu finden (s. Abb. 6-7).

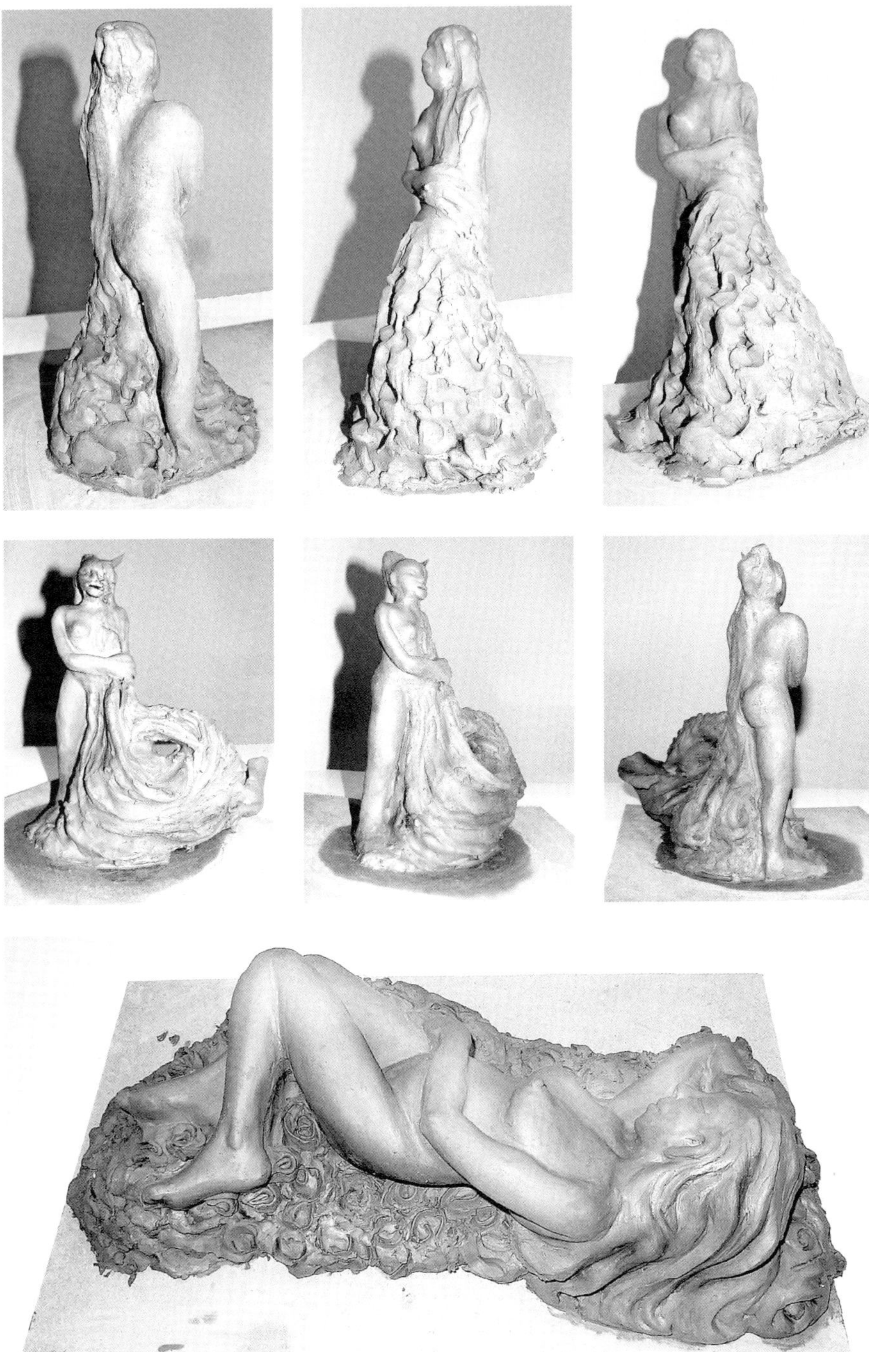

Abbildungen 6-7: In diesem intensiven Gestaltungsprozess setzt sich die Gestalterin mit ihrer Gesundheit und Krankheit auseinander.

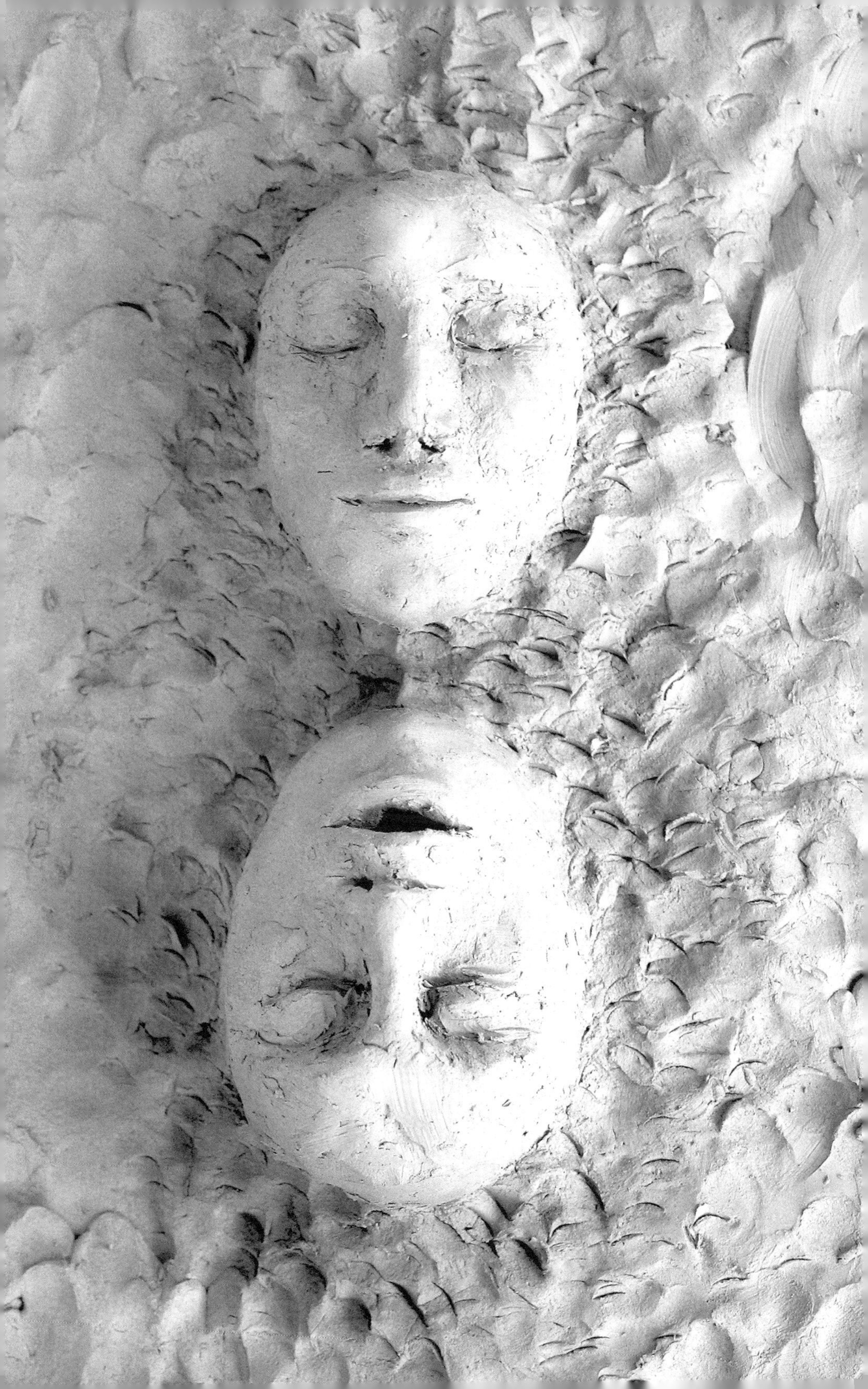

7
Prozesse der Wandlung

Ein Anliegen der Integralen Gestaltungsarbeit ist es, Menschen in herausfordernden Situationen Raum und Begleitung anzubieten. Diese Begleitung hat nicht zum Ziel, ihren Zustand vor der Krise wiederherzustellen, sondern Gestaltende zu unterstützen, Schritte der Wandlung zu wagen.

Der Gestaltungsprozess als Weg verläuft nicht immer harmonisch und gleichmäßig vorwärtsstrebend. Vielmehr kann er sprunghafte Mutation oder Durchbruch sein und Bewegungen nach vorne ebenso wie Rückwärtsbewegungen enthalten. Eines seiner wesentlichen Elemente ist der Wandlungscharakter: Situationen können ausgedrückt, berührt, begriffen, verstanden und angenommen werden. Überholtes, Festgefahrenes, Erstarrtes lässt sich betrachten, bewegen und umformen, Fehlendes tätig ergänzen.

In Gestaltungen finden wir bereits in ihrer äußeren Erscheinung und auch inhaltlich Hinweise auf Polaritäten. Polarität erzeugt eine Grundspannung, die für schöpferische Prozesse wichtig ist. Unser Leben ist, ob bewusst oder unbewusst gelebt, stetige Wandlung. Besonders die Übergänge in ihrer Spannung zwischen dem Gewohnten und dem sich neu Entwickelnden sind Herausforderung und Chance zugleich. Wir begleiten Menschen darin, diese Spannung gestalterisch zu nutzen, ihr Ausdruck zu geben.

7.1
Gestaltend unterwegs

Gestaltende sind unterwegs – sie reisen. Diese Reise führt sie letztlich zu sich selbst. C.G. Jung weist auf ein archetypisches Wandlungsmuster hin: Der Heldenmythos, wie Jung ihn beschreibt, symbolisiert universale, sich wiederholende Wandlungszyklen im menschlichen Leben. Die Reise, hier die Heldenreise, ist ein universales, archetypisches Menschheitsthema. Sie symbolisiert Lebensweg und Individuationsprozess des Menschen. Die Stationen dieser Reise sind universal, also für alle Menschen ähnlich. In den Heldenmythen verschiedener kultureller Zusammenhänge wird dies ersichtlich: Sie weisen Gemeinsamkeiten auf. Der Held durchlebt Krisen. Er überwindet seine Angst, indem er sich dem Unbekannten aussetzt und das Neue wagt. Damit erweitert und wandelt der Held sein Leben und das seiner Mitmenschen. Erich Neumann sieht den Heldenweg in Übereinstimmung mit der allgemeinen Bewusstseinsentwicklung des Menschen und der Menschheit. Die Stationen im Unterwegs sind mit dem Leben und der seelischen Reifung verbundene Herausforderungen. Sie bilden einen archetypischen, aus Urbildern verflochtenen Handlungsbogen.

Lutz Müller (2003, S. 161f.) zeigt die Stationen der Heldenreise auf, indem er sie um das Symbol des Yin Yang herum platziert.

Diese Veranschaulichung der Polarität des Symbols, der Licht- und Schattenaspekte, macht deutlich, dass die Berufung, der Auftrag und das Widerstreben in der Mitte liegen zwischen Hell und Dunkel, ebenso wie auch der Sieg des Helden und die Erlösung. In der Spannung zwischen Hell und Dunkel dieser großen Übergänge können wir das Gefordertsein unseres Wesens zur Selbst- und Lebensgestaltung ansiedeln. Im Yin-und-Yang-Symbol finden wir in der Mittelachse das Helle im Dunkeln und das Dunkle im Hellen enthalten. Gestaltungsprozesse haben viele Gemeinsamkeiten mit der Heldenreise. Wie diese sind sie Herausforderung und Chance zugleich.

Die Reise des Helden ist keine einmalige Erfahrung. Wir finden darin ein Modell für wiederkehrende Abläufe; sie wiederholen sich in verschiedenen Lebens-

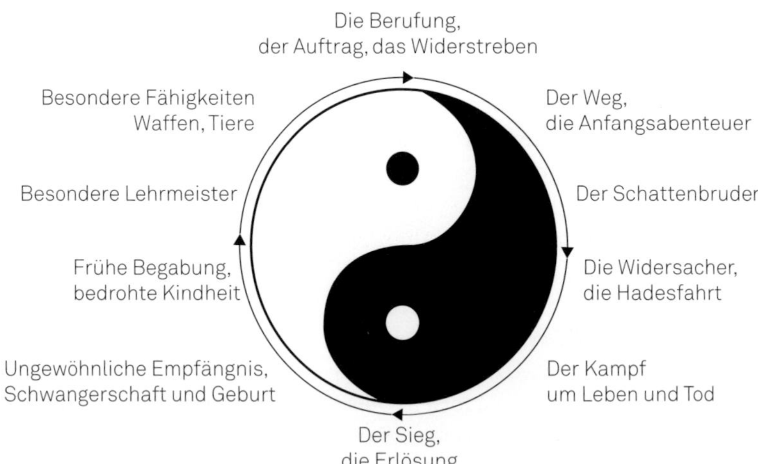

Abbildung 7-1: Stationen der Heldenreise nach Lutz Müller (2003) und Josef Campbell (1996).

abschnitten. Auf dieser Wanderschaft und Suche gibt es kein endgültiges Ziel, sondern Teilziele, die dem Menschen für eine bestimmte Zeit im Leben Orientierung sein können.

> *Das Selbst offenbart sich nur in seinen sich ständig wandelnden Formen. Es kann umkreist werden, nicht vollständig verwirklicht. Deshalb sind die Reise und der Weg ein uraltes Symbol für den Individuationsprozess.* (Müller, 2003b, S. 162)

Da auch die Integrale Gestaltungsarbeit keine einmalige Tätigkeit ist, sondern über längere Zeit praktiziert wird, können wir Gestaltungsprozesse in ihrem Ablauf mit der archetypischen Heldenreise vergleichen. Die Gestaltenden sind es, die über Richtung und Tempo ihres Weges entscheiden. Jeder Schritt auf dem Weg ist wichtig, hat seinen Sinn und Wert. Wie im Leben stellen sich uns während der Gestaltungsreise verhindernde Umstände, Einbrüche, Verweigerung und Widerstreben in den Weg.

Im gestaltenden Unterwegssein begegnen wir wieder dem Thema Berufung. Was ruft die Gestaltenden auf den Weg? Was ruft, oft in schwierigen Momenten, in Krisen und Übergängen des Lebens? Es ist, als scheine gerade aus den Abgründen, aus den Spalten und Brüchen Wesenhaftes und Wesentliches auf. Gibt es dazu ein inneres Bild? Karlfried Graf Dürckheim spricht im Zusammenhang mit dem Wesen des Menschen vom „Inbild". Das Inbild ist, wie Dürckheim sagt, „der uns eingeborene Weg zu uns selbst" (Dürckheim, 2001, S. 108). Gerade in Momenten der Entfremdung, in denen Gestaltende sich selbst verlassen, beginnt das Inbild oft störend aktiv zu werden, bis sie seinem Ruf folgen und sich auf den Weg machen. Dieses Wagnis, sich auf den Weg zu begeben, kann zum Beispiel darin bestehen, in die kunsttherapeutische Arbeit einzusteigen. Gestaltend unterwegs sein kann Erstarrtes in Bewegung bringen. Von dem Moment an, in dem der innere Ruf wahrgenommen wird, gilt es ihm zu folgen. Dürckheim betont, dass es nicht genügt, von diesem Ruf ergriffen zu werden; vielmehr sind wir aufgefordert, uns für ihn zu entscheiden, ihn von uns aus zu ergreifen. Für dieses Ergreifen bietet sich die Tonerde an. Sie wird zum Übungsfeld der Konkretisierung (s. Abb. 7-2).

Im nächsten Gestaltungsprozess findet eine Initiationsreise statt: Die Heldin geht durch den Wald und durch drei Tore und fliegt schließlich beim vierten Tor mit einem Vogel weiter, der sie zu einer Alten Weisen führt (s. Abb. 7-3).

Die Tore, die man auf einer Reise durchschreitet, wenn es an der Zeit ist, tauchen in vielen Mythen als wichtige Herausforderungen auf und symbolisieren Übergänge im Leben. Im Verlauf dieser Gestaltung ist die Wandlungsbereitschaft deutlich zu spüren. Der Weg „zieht" und motiviert zum Weitergehen. Wie die Gestalterin berichtet, kommt sie aus dem Wald, aus der Wildnis, aus dem Bereich des Unbewussten, des Erdigen und Elementaren. Auf dem Weg der Bewusstwerdung wird sie vom hilfreichen Vogel in die Luft getragen, in den Bereich des Geistes. Von dort oben hat sie die Übersicht. Der Turm verbindet Himmel und Erde, und die Alte

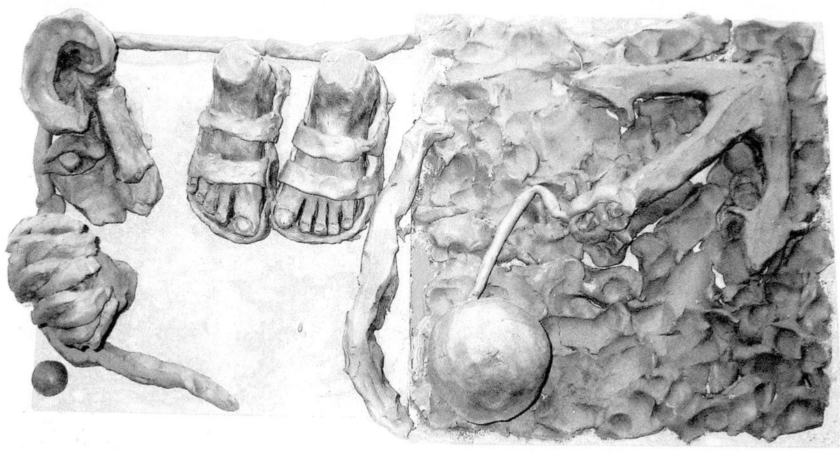

Abbildung 7-2: Alles ist für die Reise bereit: links „die wachen Sinne, die gefalteten Hände, die guten Sandalen für die Füße“. Der Anker liegt frei im Wasser, er ist verbunden mit der Kugel als dem Ganzheitssymbol.

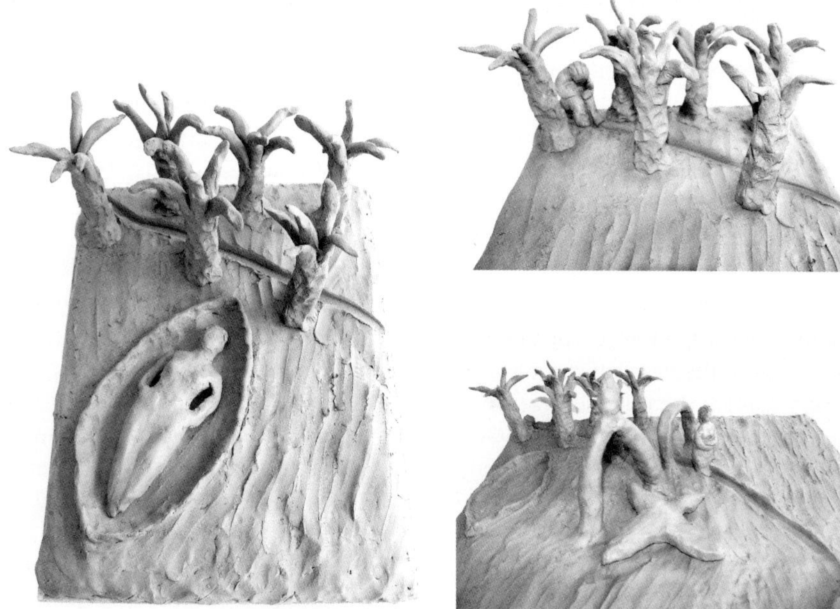

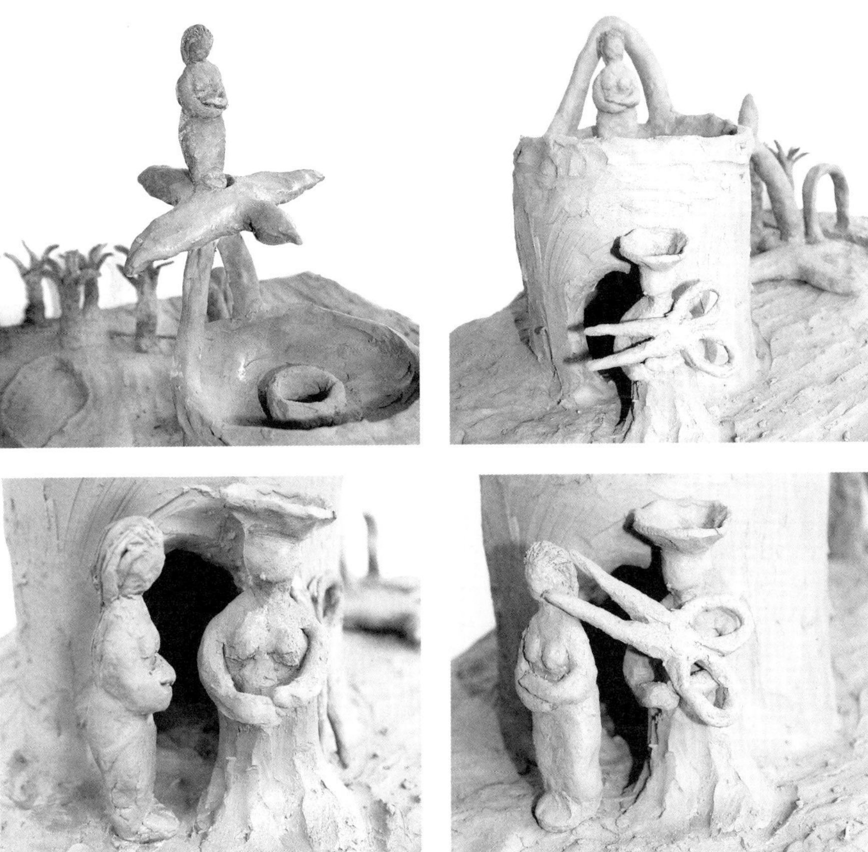

Abbildungen 7-3: Gestaltungsprozess einer Heldinnenreise. Die Gestalterin, die Heldin, geht durch den Wald. Sie durchschreitet drei Tore und fliegt beim vierten Tor mit einem Vogel weiter. Sie landen neben einem Turm, wo die Heldin durch das fünfte Tor geht. Dort begegnet sie der Alten Weisen und bittet diese, ihr den „alten Zopf" abzuschneiden.

Weise, die ihr den alten Zopf abschneidet, ist ebenso verbunden: Sie steht auf dem Boden, und ihr gefäßartiger Kopf hat eine deutliche Öffnung nach oben.

Dieser Gestaltungsprozess ist in sich auch ein Weg der Bewusstwerdung: Die Situation wächst spontan aus den Bewegungen der Hände mit der Tonerde im Spielraum. Die Gestalterin spielt, die Geschichte entwickelt sich. In der Nachwirkung und Reflexion wird vieles bewusst und transparent. Sie erzählt sich spielend einen wichtigen Lebensabschnitt und integriert ihn dadurch. Im Gestaltungsvorgang können wir Manifestation und Wirksamkeit der Bewusstseinsstrukturen beobachten. Die Gestalterin bewegt sich vor allem im magischen Bereich, Rhythmus und rituelle Handlungen stehen im Vordergrund: „Es macht mit mir." Im Spielen und Erzählen des Geschehens entsteht der eigene Mythos, die mythische Bewusstseinsstruktur ist wirksam. In der Nachbetrachtung und Reflexion befindet sie sich im mentalen

Bereich des gerichteten Betrachtens und Nachdenkens, das durch Wirksamwerden der integralen Struktur in ein mehrdimensionales Umdenken führt. Der Gestalterin werden Zusammenhänge in ihrem Leben transparent. Nach diesem Prozess beschließt sie, sich die Haare schneiden zu lassen. Damit beginnt für sie eine Zeit großer Veränderungen in ihrem Leben.

In vielen ihrer Gestaltungen finden wir das Weg-Thema wieder. Die folgenden Abbildungen zeigen weitere Tore, bei deren Betrachtung auch das Thema Geburt anklingt. Die Gestalterin schreibt auf eines der Tore: „Tor ins Leben". Interessant sind die Spuren der Handbewegungen im Spielraum. Sie umkreisen das Tor, umfassen es und bewegen sich durch die Öffnung. So ist der Vorgang energetisch eingebunden, kann sich also wiederholen. Die Frauengestalt wird in die Bewegung eingebettet und von ihr geführt (s. Abb. 7-4).

Im nächsten Gestaltungsverlauf wird eine durchlebte Situation noch einmal betrachtet. Die Gestalterin reflektiert, was war, verpackt es in einem Rosenbeet und integriert das Erlebte im Geviert. Die Mauer wird durchlässig: In jeder Himmelsrichtung weist sie eine Öffnung auf. Tanzend setzt sie ihren Weg fort und schwingt das gelöste Band durch die Luft. Der Weg formt sich aus den geweinten und nun angenommenen Tränen. Eine weitere Gestaltung entsteht: Die beiden Frauen, um die es in ihrer Auseinandersetzung geht, lösen sich aus der Verstrickung. Jede ist bei sich in ihrem Zentrum und auf ihrem eigenen Weg (s. Abb. 7-5).

Dass man eine schwierige Wegstrecke des Lebens gestaltend noch einmal geht und betrachtet, was war, kann dazu beitragen, Geschehnisse zu ordnen, zu verstehen und dann abzulegen. Solche Prozesse erleben die Gestaltenden auch als reinigend. Hier wird die mentale Bewusstseinsstruktur wirksam. Gestaltend denkt man über eine Situation nach, ordnet Geschehenes ein. Das reflektierende Gespräch vertieft den Prozess und kann klärend wirken. Es kann sein, dass in Gestaltungen Abgelegtes später aufgelöst wird: Der trockene Ton wird zerkleinert und ins Wasser gelegt, oder man übergibt die Gestaltung zur Auflösung einem Ort in der Natur.

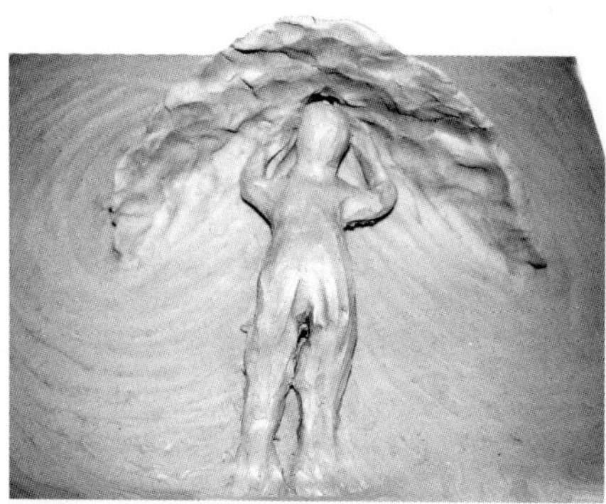

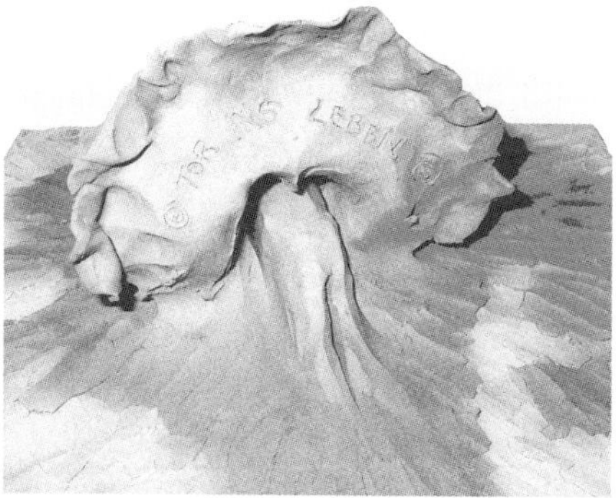

Abbildungen 7-4: Die Gestalterin findet unterwegs weitere Tore. Das zweite Tor versieht sie mit einer Inschrift: „Tor ins Leben". In diesen Torgestaltungen klingt auch das Thema Geburt an. Die Gestalterin „gebiert sich", wie sie sagt, in einen neuen Lebensabschnitt.

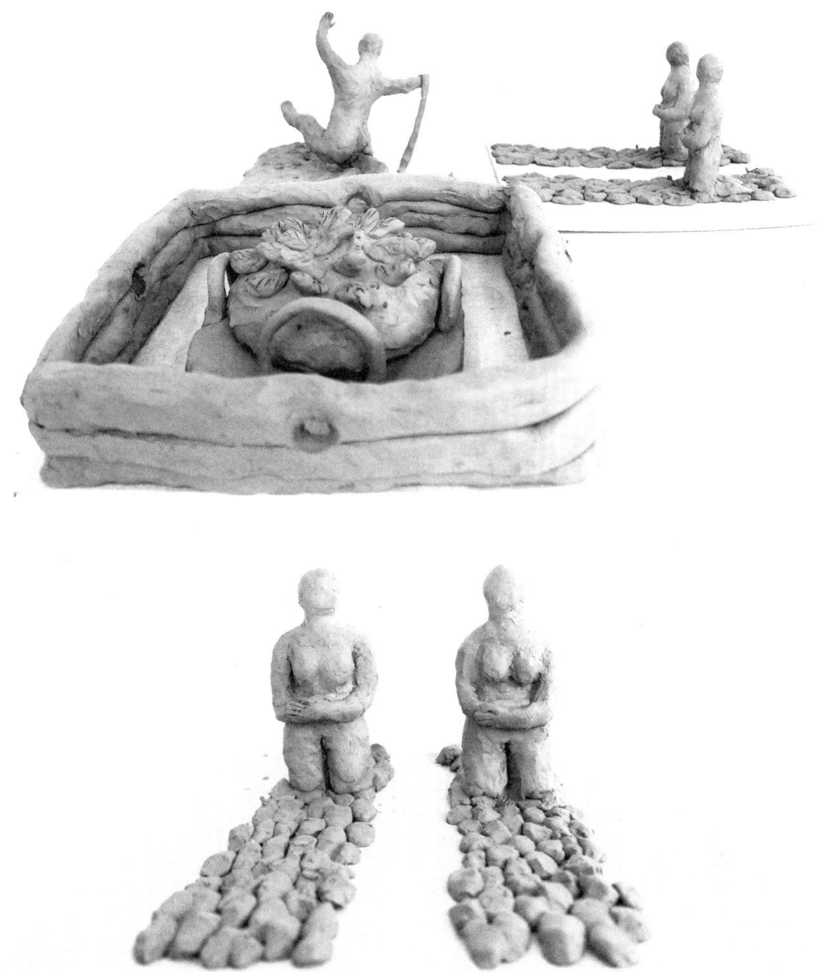

Abbildungen 7-5: Das Gewesene, geborgen im Geviert, wird noch einmal betrachtet. Dann begibt sich die Gestalterin tanzend auf den Weg. Alte Verstrickungen lösen sich: Die beiden vorher miteinander verstrickten Frauen ruhen nun jede auf ihrem eigenen Weg.

In der folgenden Gestaltung klettert die Gestalterin mit einer Gruppe über einen Grat. Es ist gefährlich und schwindelerregend. Sie bemüht sich, oben zu bleiben, stürzt jedoch ab und gehört nicht mehr dazu. Trotzdem gibt sie nicht auf, betritt Neuland und findet auf einem geheimnisvollen Spiralweg, den sie über eine Brücke erreicht, zu sich selbst – in ihre Mitte. Die Gratwanderung und ihre Folgen spiegeln die Lebenssituation der Gestalterin, in der sie sich oft ausgeschlossen fühlt. Die überraschende Lösung macht ihr Mut, sich auf das Neuland zuzubewegen, das sich in ihrer Gestaltung angekündigt hat (s. Abb. 7-6).

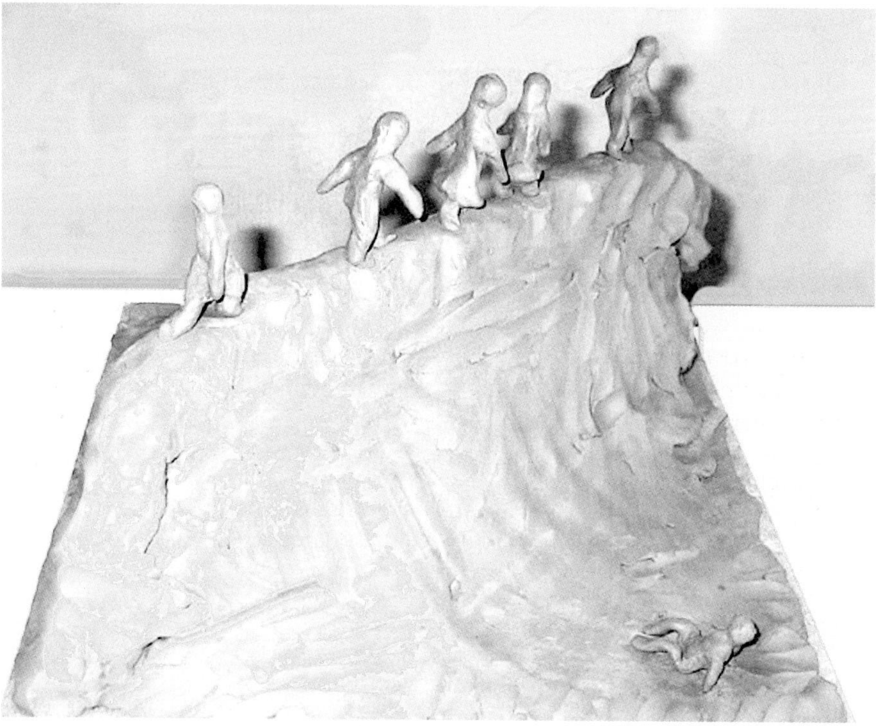

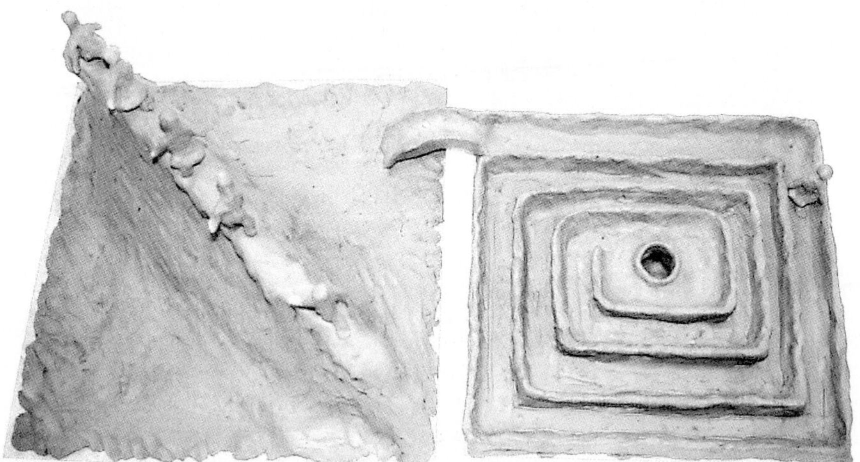

Abbildungen 7-6: Die Gestalterin stürzt auf der Gratwanderung mit einer Gruppe ab. Die Situation ist schwierig, sie gehört nicht mehr dazu. Trotzdem gibt sie nicht auf. Sie betritt Neuland und findet auf einem geheimnisvollen Spiralweg, den sie über eine Brücke erreicht, zu sich selbst, in ihre Mitte.

In dieser Gestaltung zeigt sich, dass unvorhergesehene Umwege einen Sinn und eine tiefere Bedeutung haben können.

7.1.1 Das Tier als Wegbegleiter

Tiere sind wichtige und hilfreiche Begleiter auf dem Weg. Sie erscheinen oft unerwartet und bieten ihre Hilfe an. Immer wieder handelt es sich dabei um elementare, naturhafte, instinkthafte Aspekte, die, wenn man sie im eigenen, oft zu rational orientierten Leben mehr beachtet, Ausgleich und Ergänzung bringen. Diese Begegnungen können als märchenhaft, sagenhaft oder zauberhaft erlebt werden. Das Tier übernimmt in schwierigen Momenten die Führung. Es bietet sich als Reittier an, um die Gestaltenden über eine bestimmte Wegstrecke zu tragen. Es gibt Momente in ausweglos erscheinenden Lebenssituationen, in denen Gestaltende am liebsten die Verantwortung abgeben und über Hindernisse getragen werden möchten. Das Tier wird in diesem Prozess zum Stellvertreter für die innere Kraft der Gestaltenden, die sie in dem Moment in sich nicht mehr spüren können. Darauf richten wir in der Nachwirkung unsere Aufmerksamkeit. Das Tier führt die Gestaltenden auf dem Weg weiter und gleichzeitig zu sich selbst zurück.

Die hilfreichen Tiere erscheinen in Gestaltungsprozessen überraschend aus formenden Bewegungen heraus. Die Tonerde nimmt durch Druck und Bewegung der Hände tierähnliche Form an, die dann im Gestaltungsprozess differenziert wird (s. Abb. 7-7).

Nicht selten löst die erste Begegnung mit dem überraschend entstandenen Tier Erstaunen aus: Warum gerade dieses Tier? Was will es in meiner Gestaltung? Was bedeutet es, was will es mir sagen? Ist es ein wohlgesinntes oder ein eher feindliches, gefährliches Wesen? So findet ein erstes „Beschnuppern" statt.

In der nächsten Sequenz erweist sich der Bär als kraftvoller Helfer. Nach einem innigen, intensiven Gestaltungprozess verbindet sich die Gestalterin mit seiner Kraft. Der Bär wird zu ihrem Begleiter und Reittier (s. Abb. 7-8).

Später entsteht eine Bärenmaske, in der sich die Gestalterin ganz mit der Tierkraft verbindet, indem sie ihr Körper und Bewegung leiht. Als Bär zeigt sie sich auf der geschützten Bühne, ähnlich dem Spielraum. Sie fühlt sich im Alltag oft antriebs- und kraftlos. Über den vertieften Gestaltungs- und Maskenprozess kann sie Kraft tanken (s. Abb. 7-9).

Die Sehnsucht des Menschen, der Erdenschwere und der Erdanziehung zu entrinnen, existiert seit Menschengedenken. Frühe Felsbilder zeigen Menschenwesen mit Vogelmasken (Lascaux). Schamanische Überlieferungen und Aufzeichnungen von Schamanenreisen in Trance bezeugen die Kraft der geistigen Höhenflüge. Bekannt ist der Mythos von Ikarus. Leonardo da Vinci baute Flügel und Flugmaschinen.

Die Tiere in den abgebildeten Gestaltungen, unter anderem die Vögel, erscheinen als helfende und den Menschen unterstützende Wesen. Sie symbolisieren

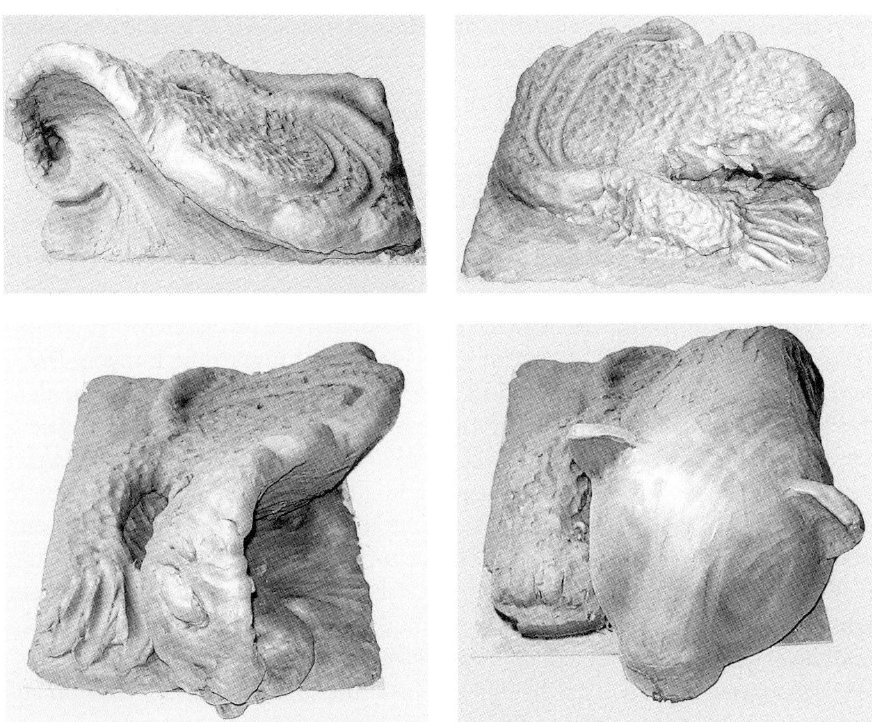

Abbildungen 7-7: Aus der kraftvollen, wellenartigen Bewegung wächst ein Tier, das immer deutlicher die Züge eines Bären annimmt.

eigene elementare Kräfte und Fähigkeiten der Gestaltenden, von denen sie oft nichts wissen oder die sie verloren glauben. Ergänzend zur Ratio, zum Verstand, können Hinweise auf ein instinktsicheres Handeln ausgleichend wirken. Gestaltete Tierkraft wirkt kräftigend.

Die von modernen Menschen gestalteten Tiere oder Mischwesen erinnern interessanterweise an frühe Darstellungen von Tiergottheiten oder Tiermenschen. Die Erfahrung zeigt, dass die Erlebnisse rund um Tiergestaltungen den Inhalten von Mythen der Urvölker ähneln können. So begegnen wir als moderne Menschen dem alten Wissen, um es gestaltend neu zu begreifen, es in unsere Zeit zu übersetzen und so zu integrieren. Urbilder und Sinnbilder, in denen sich diese grundlegenden Kräfte zeigen, sind zeitlos. Ursprüngliches wird gegenwärtig (s. Abb. 7-10 u. Abb. 7-11).

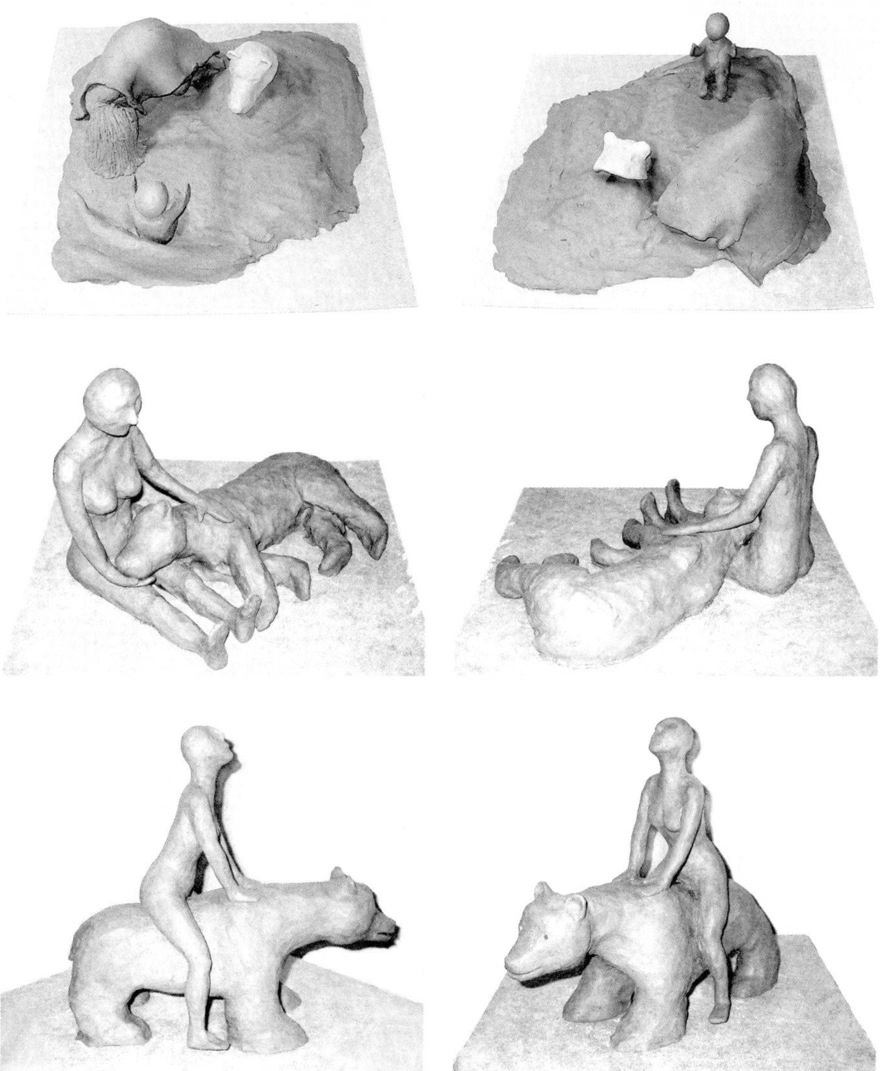

Abbildungen 7-8: Nach einem innigen, intensiven Gestaltungprozess, in den sie eine bereits gestaltete kleine Bärenmaske integriert, verbindet sich die Gestalterin mit der Kraft des Bären. Der Bär wird zu ihrem Begleiter und Reittier.

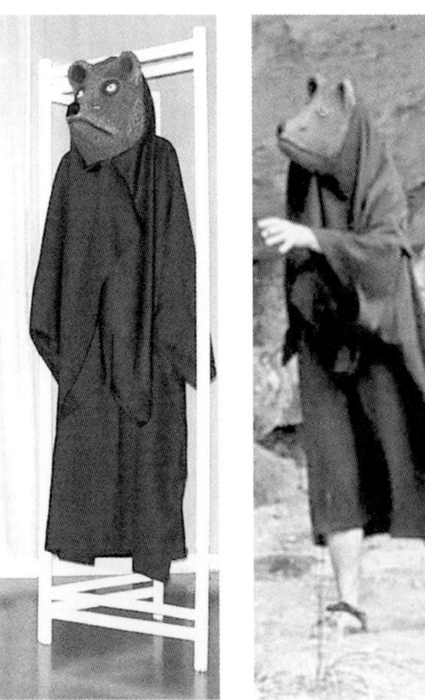
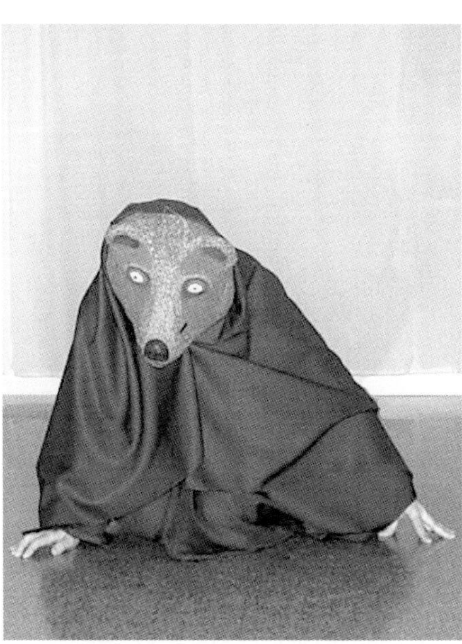

Abbildungen 7-9: Nun entsteht eine Bärenmaske, in der sich die Gestalterin ganz mit der Tierkraft verbindet, indem sie ihr Körper und Bewegung leiht. Sie spielt die Maske in der Natur und auf der geschützten Bühne.

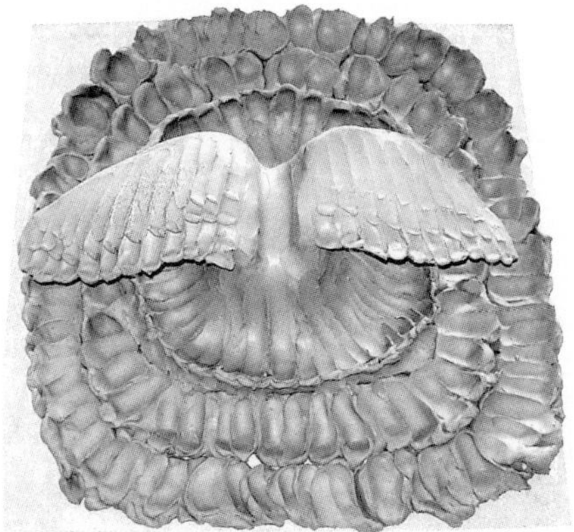
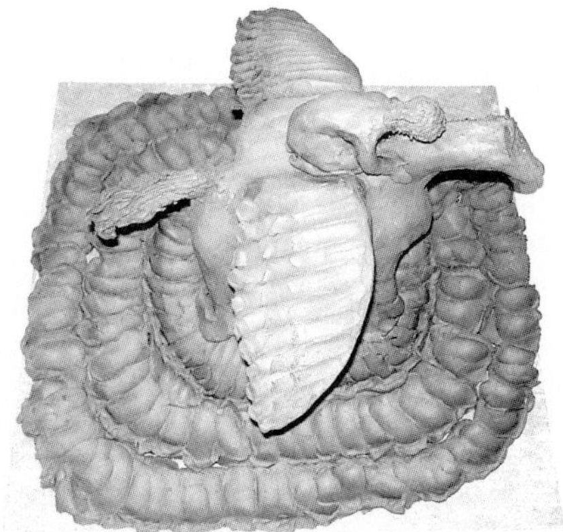

Abbildungen 7-10: Aus den Bewegungen der Hände heraus entstehen Flügel und im weiteren Verlauf das geflügelte Pferd, auf dem die Gestalterin reiten und mit dem sie fliegen kann.

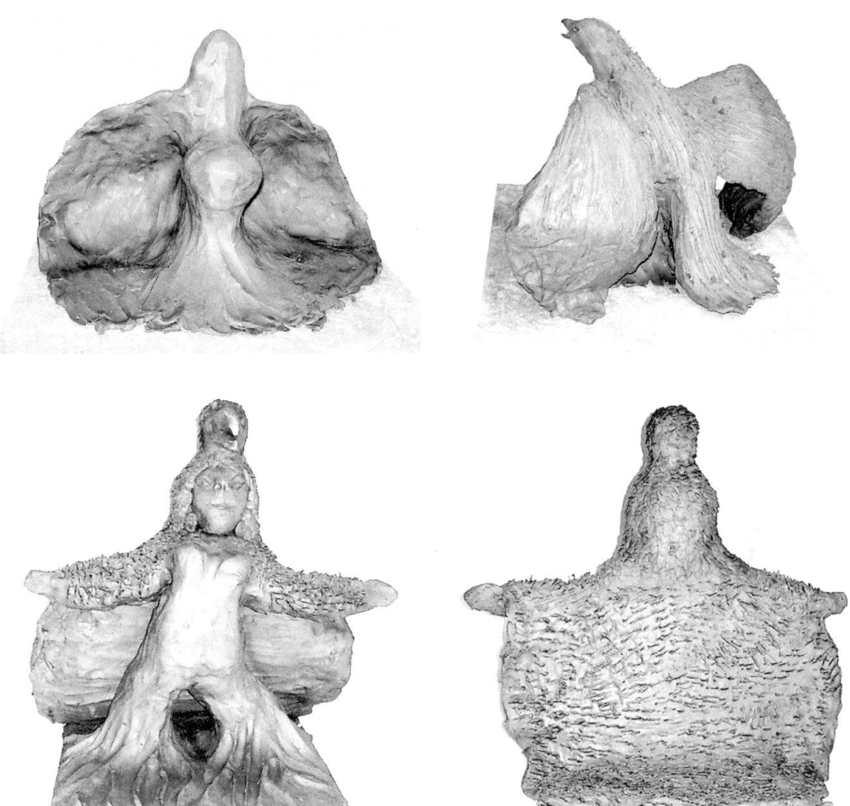

Abbildungen 7-11: Ein Vogelwesen erscheint überraschend aus den formenden Händen. Die Gestalterin verbindet sich mit dem Vogel und schlüpft in sein Federkleid wie in einen Schutzmantel. Auf den Scheitel setzt sie sich den Vogelkopf, ihre Beine wurzeln fest in der Erde.

7.2 Kindheitserinnerungen

Ein selbst gestaltetes Kind in den Händen zu halten, wenn der Ton noch feucht und beweglich ist, kann in seiner lebensnahen Wirkung tief berührend sein. Besonders dann, wenn dieses Kind die Gestaltende selbst, ihr inneres Kind oder ein Wunschkind ist, werden Gefühle von Zuneigung oder Sehnsucht bis hin zu Trauer geweckt. Um sich diesem Moment hingeben zu können, braucht es einen besonders geschützten Raum, in dem die ausgelösten Gefühle wahrgenommen und angenommen werden können. Das Kind birgt in sich individual- und menschheitsgeschichtlich den Ursprung unseres Lebens. So kann durch sein Erscheinen in Gestaltungen konkrete Kindheitsgeschichte berührt und erinnert werden (s. Abb. 7-12).

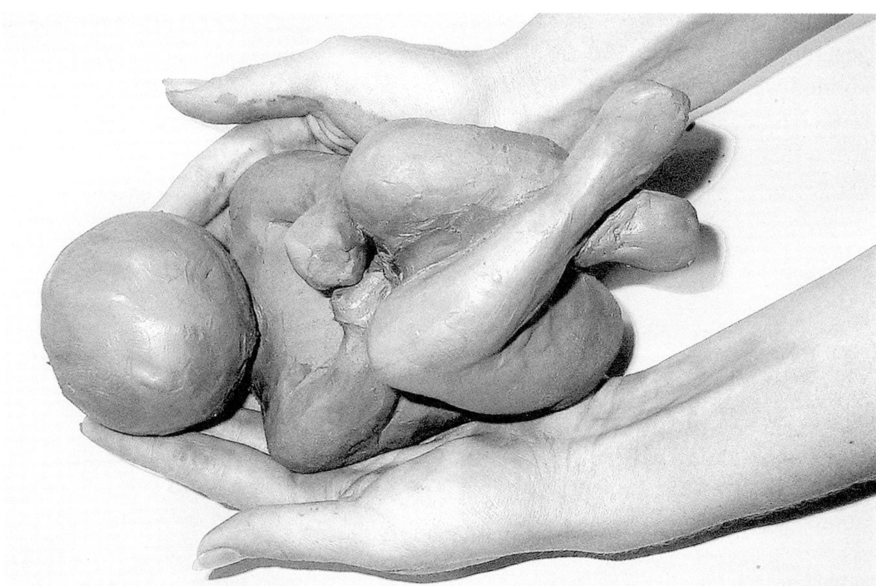

Abbildung 7-12: Das selbst gestaltete Kind wirkt lebendig und lebensnah, wenn die Tonerde noch feucht ist und die Wärme der Hände aufnimmt. In diesen Momenten sind Gestaltende oft tief berührt.

Die Wirkungsbereiche des Kindes als Archetyp und archetypisches Bild sind überaus vielfältig:

> *Der Kindarchetyp kann also eine Urform der ursprünglichen wie der sich entfaltenden und zukünftigen Ganzheit darstellen. Es konfrontiert mit der Vergangenheit, d.h. mit den ursprünglichen, ureigenen Möglichkeiten des Einzelnen wie des Menschlichen und deren Entwicklungsschicksal. Es kann eine gegenwärtige Bewusstseinssituation kompensieren und korrigieren und es weist in die Zukunft, auf die zukünftige Persönlichkeit, die sich im Individuationsprozess entwickeln kann.* (Seifert, 2003, S. 220)

In der gestalterischen Begegnung mit dem Raum der Kindheit und der „Erinnerung" an die eigene Kindheit finden wir lebenswichtige Kräfte geborgen, aber auch frühe Störungen und Verletzungen. Gestaltende beginnen sich nun erneut in diesem Feld der magischen und mythischen Bewusstseinsstruktur zu bewegen. Ihre Gestaltungen sind Form gewordene Erinnerungsarbeit, ein Durchbruch zu Wesentlichem, zum Fundament ihres Daseins. Fehlende oder zutiefst erschütterte Grundsteine können gestaltend Schritt für Schritt wieder aufgebaut werden. Wenn wir davon ausgehen, dass Gestaltende nicht nur etwas Äußeres, von sich Getrenntes gestalten, sondern gestaltend zu dem werden, was sich durch ihre Hände formt, können wir nachvollziehen, dass solche konstituierenden Prozesse selbstregulierend, ausgleichend und aufbauend wirken. Dieses Zusammenspiel, der Dialog zwischen Gestalterin und Gestaltung, legt Energien frei, die wegweisend sein können. Dazu Gedanken von Ursula Stenger:

> *Diese vergessene Tiefendimension möchte ich zur Frage machen. Wie kommt ein Mensch dazu, sich in diesem Bild zu symbolisieren? Diese Konstitutionsprozesse zeigen den Menschen in seiner Arbeit, sich selbst eine Identität zu schaffen, indem er die Welt, in der er lebt, nicht einfach hinnimmt, sondern mitgestaltet.* (Stenger, 2002, S. 126)

Die folgenden Ausschnitte aus Selbsterfahrungs- und Therapieprozessen geben Einblick in die gestalterische Auseinandersetzung mit aktuellen Themen und Herausforderungen des Lebens, welche die Kindheit betreffen. Die Gestaltenden schaffen sich formend Zugang zu verschlossenen Bereichen ihres Lebens. Diese Arbeit macht sie aufmerksam auf Entwicklungsmöglichkeiten und grundlegende Potenziale, die aus Verletzung und Mangel befreit werden möchten.

Auf seinem Lebensweg wird das Kind von seiner Mitwelt und Umwelt geprägt. Meine Kollegin Marianne Götze lässt unsere Studierenden in ihrem Vortrag über Gestaltpädagogik und Gestalttherapie eine Kugel aus Ton formen. Sie vergleicht die Kugel mit unserem Ursprungszustand und der ursprünglichen Ganzheit des Kindes, dem Einssein und Ganzsein. Nun hinterlässt das Leben Spuren, Eindrücke, Kratzer, Verletzungen, durch die sich die perfekte Form der Kugel verändert. Dieser Moment der Deformation, die gestaltend nachvollzogen wird, ruft Erinnerungen und Gefühle wach, die immer wieder beeindrucken und erschüttern. So beginnt mit dieser Kugel ein Prozess des Wahrnehmens und Annehmens und dadurch auch der Zuwendung und Wandlung. Zu erleben und zu erfahren, dass wir den Eindrücken nicht einfach ausgeliefert bleiben müssen, sondern durch gestaltendes Wirken an dem, was war, heute, in der Gegenwart, die Möglichkeit haben, manche Beulen oder Kratzer in der Lebenskugel „auszubeulen“, kann erstarrte Schmerzmuster ganz leise in Bewegung bringen. Mit der gestaltenden Übung wächst das Vertrauen in die Möglichkeiten von Veränderung und Wandlung.

In diesem Zusammenhang gibt uns Monika Renz (1999 und 2009) wichtige Anregungen: Ihr Vortrag „Frühe Prägung – frühe Störung – Ressourcen“ zeigt uns, dass frühgeschädigte Menschen immer auch besondere, im Sinne des Wortes außergewöhnliche Menschen mit ihren ganz eigenen Ressourcen sind. In Gestaltungsprozessen zeigt sich manchmal etwas, das aus frühen Störungen und Verletzungen immer noch in die Gegenwart hineinwirkt und hier weiter zu „geistern“ scheint. Dieses „Etwas“ treibt um und schmerzt immer wieder. Monika Renz beschreibt frühe Prägung und Störung folgendermaßen:

> *Was charakterisiert frühe Prägung und Störung? Allgemein formuliert bedeutet Frühstörung, dass ein Mensch in seiner frühesten Entwicklung irritiert, gestört, übermäßig verängstigt wurde. Dass er in irgendeiner Form ein Zuwenig oder Zuviel, Mangel oder – im weitesten Sinn des Wortes – Gewalt erfuhr. Im Thema seines Leidens ist der betroffene Mensch an die eigene Frühzeit fixiert. Es ist, als würde etwas von damals weiter „geistern".* (Renz, 1999, S. 244)

Auch in der späteren Kindheit können sich existentiell bedrohliche Traumata ereignet haben – etwa Verlassenheit, Überbehütung, sexuelle Misshandlung, Kriegserlebnisse –, die ein natürlicherweise vorhandenes Vertrauen im Menschen erschüttern und überdecken. All diese Erfahrungen von Störung und Verletzung manifestieren sich nach Renz (1999, S. 245) im Laufe des Lebens auf verschiedene Weise. Unter anderem folgende Störungen nehmen wir bei gestaltenden Jugendlichen und Erwachsenen wahr:

- Störungen im Realitätsbezug;
- unscharfe Ich-Du-Grenze, gestörtes Gefühl für sich selber ebenso wie für das Gegenüber;
- gestörte Körperempfindungen (z. B. gefühllos, Kälte/Wärme);
- Störungen im Gefühl, verbunden oder getrennt zu sein, Beziehungsstörungen, Unerreichbarkeit;
- Allmacht – Ohnmacht – Maßprobleme;
- das Grundgefühl, verboten, verflucht, beschämend nichtig zu sein, Stimmungsanfälligkeit;
- immense unbewusst wirksame Ängste, Urangst;
- unbewusstes Bestimmtsein durch das verinnerlichte Böse;
- permanenter Mangel, Sucht;
- Flucht in Gefühlsarmut, Rationalität, Haben, Leisten und Schein statt Sein.

Der nächste Gestaltungsprozess hat mit dem Thema Urangst zu tun. Die Gestalterin findet sich am Ort ihrer Kindheit wieder, wo ihre oft unbewusst wirksamen Ängste wurzeln. Begleitet wagt sie es, der damaligen Misshandlung durch ältere Kinder Form zu geben. Diese verliert für sie überraschend an Bedrohlichkeit. Sie gestaltet die Hütte, in die sie verschleppt wurde. Noch einmal – dieses Mal bewusst – setzt sie sich dem Geschehen und der großen Angst aus.

Was dabei deutlich wird, ist ihre große Verlassenheit. Zu Hause wurde der Vorfall nicht ernst genommen. Alleingelassen bleibt sie dem traumatischen Erlebnis ausgeliefert. In der Gestaltung nun kommt ihr der Vater zu Hilfe. Er nimmt sie in die Arme und beschützt sie. Aus der Distanz dreht er sich um, und sie schauen beide zurück. Die Hütte ist leer, wieder in Ordnung.

So ist auch der Gestaltungsprozess wie eine Reinigung, ein In-die-Ordnung-Bringen, um in der Ordnung zu sein. Die Gestalterin spürt mit der Zeit, dass sie einen „inneren Vater“ zur Verfügung hat, der ihr beisteht. Sie selber tritt gestaltend an die Stelle des abwesenden Vaters. Nachwirkung und Reflexion dieses Gestaltungsprozesses vermitteln der Gestalterin Einsicht in die Wirkung ihrer Handlung und in die Möglichkeit, sich selbst schützender Vater zu sein. Dieser Vorgang bedeutet einen großen Schritt in Richtung Selbstständigkeit. Die Gestalterin fühlt sich danach gereinigt und befreit. Das Bild des Geschütztseins ist innerlich abrufbar. Der „innere Vater“ ist nun für sie da, er verlässt sie nicht. Das heißt, sie selbst verlässt sich nicht mehr in Momenten der Angst (s. Abb. 7-13).

In einem weiteren Prozess der Gestalterin erscheint das archetypische Bild des „heilen Kindes“. Es erhält Insignien der Kraft: eine Krone und Flügel. Im Verlauf des Prozesses entsteht aus dem rechteckigen Platz des Kindes ein Gesicht, der Raum wird vergrößert. Die Gestalterin übergibt das Kind dem Schutz des „Größeren“ (s. Abb. 7-14).

Aus eigener Kraft gibt die als Kind missbrauchte und misshandelte Gestaltende dem verletzten und einsamen Kind in sich seine Würde zurück. Die liebevolle Zuwendung, die sie dem Kind gibt, wirkt auf sie selber zurück. Der Gestaltung geht ein intensiver Stirb-und-Werde-Prozess voran, in dem das verletzte Kind stirbt und als „heiles Kind“ wiedergeboren wird – eine bedeutende Wandlung findet statt. Dieser Prozess braucht viel Schutz und Geborgenheit und die bedingungslose Annahme der verletzten Frau.

Solche intensiven Wandlungsprozesse erinnern mich an Berichte von Schamanen, in denen sie symbolisch zerstückelt und wieder neu zusammengesetzt werden. Es ist ein Wagnis, sich einer so tiefgreifenden Wandlung hinzugeben. Aus dem Indianischen kenne ich den Ausdruck „Ich bin einen kleinen Tod gestorben“. Die Tonerde eignet sich gut für die Gestaltgebung von Wandlungs- und Konstitutionsprozessen, sie nimmt auf, was schmerzvoll ist, wandelt und bricht um, „kompos-

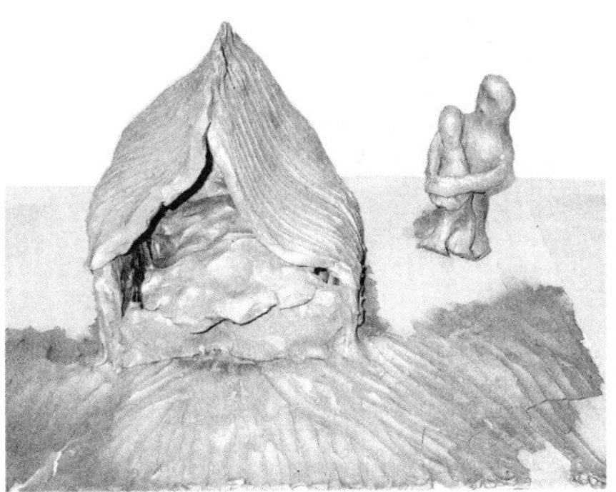

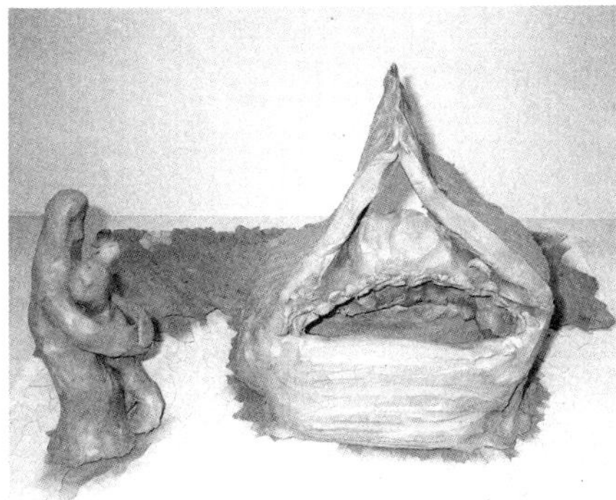

Abbildungen 7-13: Die Gestalterin wagt es, sich gestaltend an den Ort einer frühen traumatischen Misshandlung zu erinnern. Überraschend erscheint im Moment großer Angst und Verlassenheit ihr Vater. Er nimmt sie in die Arme und beschützt sie. Dieser Moment wirkt befreiend. Später kann sie den Gestaltungsprozess reflektieren: Sie hat den Vater selbst gestaltet, also nimmt sie ihr Schicksal selbst in die Hand. Der „innere Vater“, also sie selbst, verlässt sie nicht mehr in Momenten der Angst.

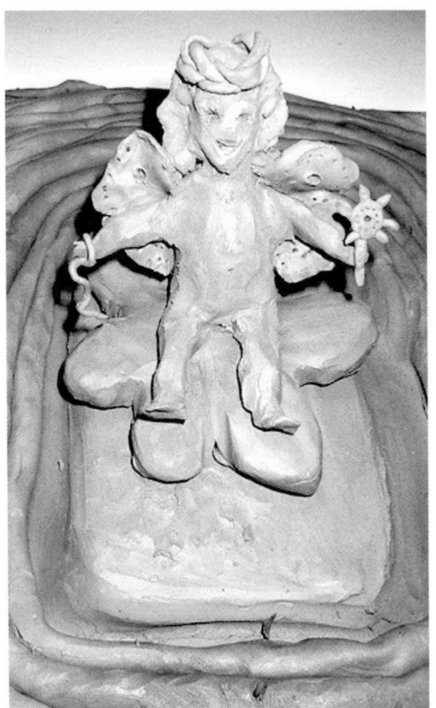

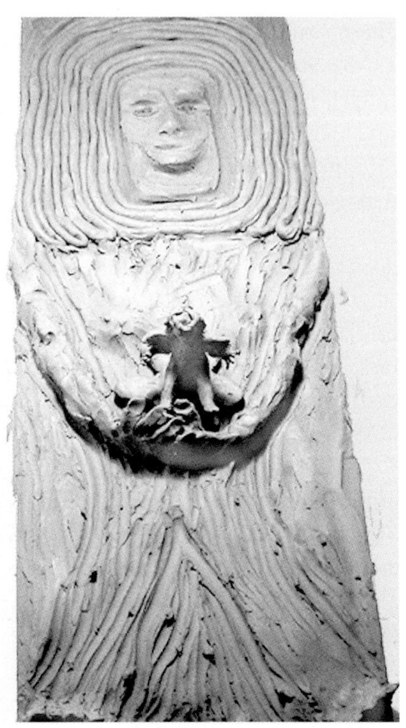

Abbildungen 7-14: Das „heile Kind“ erhält in einem weiteren Prozess der Gestalterin Insignien der Kraft, eine Krone und Flügel, und wird dem „Größeren“ übergeben, das aus dem Sitz des Kindes entstanden ist.

tiert“ und wird so zum Boden, in dem Neues wachsen kann. Tränen werden zum Wasser des Lebens. Im Boden des Schmerzes können Ressourcen „ent-deckt“ und ausgegraben werden (s. Abb. 7-15).

In diesen Prozessen gilt es, die Zeit des Umbruchs und der Auflösung auszuhalten, dranzubleiben, sich durchzuarbeiten, um sich gestaltend neuen Wert und Würde zu geben. Dazu sagt Monika Renz in ihrem Vortrag:

> *Das hier vorgestellte Therapieverständnis setzt auf Erlösung im Hindurch. Es ist sowohl dem künftig Möglichen verpflichtet wie auch dem inneren verletzten Kind zugewendet. Vision und Empathie! Selbst die Verletzung will als Ressource erkannt werden. Wunden sind Orte, wo der Mensch offen ist auf die Tiefe hin. Und sie sind größtmögliche Motivation zum Prozess, zur Bewusstwerdung, zu heroischen Leistungen. Verletzt zu sein bedeutet, im höchsten Ausmaß motiviert zu sein.* (Renz, 1999, S. 250 f.).

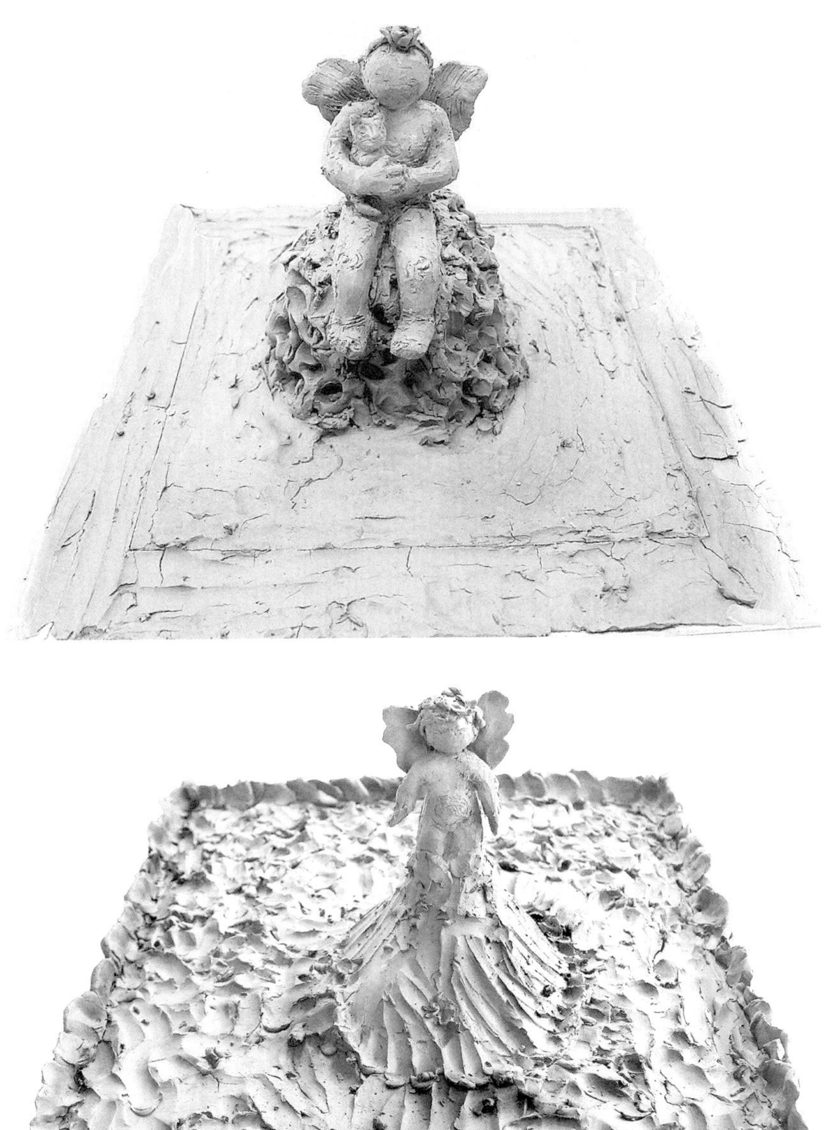

Abbildungen 7-15: Dem verletzten, einsamen Kind wird die Würde zurückgegeben. Das Kind oben hält eine Katze in den Armen. Es wird mit einer Blume auf dem Kopf geschmückt. Beide Kinder erhalten Flügel.

Dies bestätigen diese Gestaltungsprozesse. Begleiten im „Hindurch“, im Aushalten und Dranbleiben, ist ein Anliegen der Integralen Gestaltungsarbeit.

Im nächsten intensiven Prozess setzt sich die Gestaltende mit dem missbrauchten, verlassenen Kind auseinander. Sie stellt sich dem Thema mit großer Offenheit. Schmerz, Erschütterung und Potenzial begegnen sich und erzeugen eine große Spannung, aus der die Gestaltungen entstehen. Durch die innige Zuwendung kann Schritt für Schritt Wandlung geschehen. Die Gestalterin sieht ihre Wandlungsprozesse als „Recycling“, als Wiederverwertung durch Umwandlung! (s. Abb. 7-16)

Der Gestaltungsprozess beginnt mit einer Eizelle: mit dem eigenen Weiblichen und dem nicht erfüllten Kinderwunsch zum einen, mit dem Kind, das die Gestalterin nicht austragen konnte; zum anderen mit ihrem eigenen Ursprung als noch ungeborenes Kind. Über die Kugel sagt die Gestalterin: „Ein weiterer Abschnitt Weg zur Vollendung meiner Geburt.“ An der Kugel arbeitet sie intensiv und innig, bis sie zu glänzen beginnt. In der nächsten Gestaltungssequenz entstehen zwei Embryos: die Gestalterin selbst und das eigene nicht geborene Kind. Die beiden Embryos legt sie in der nächsten Gestaltungssequenz nahe zusammen in ein Boot:

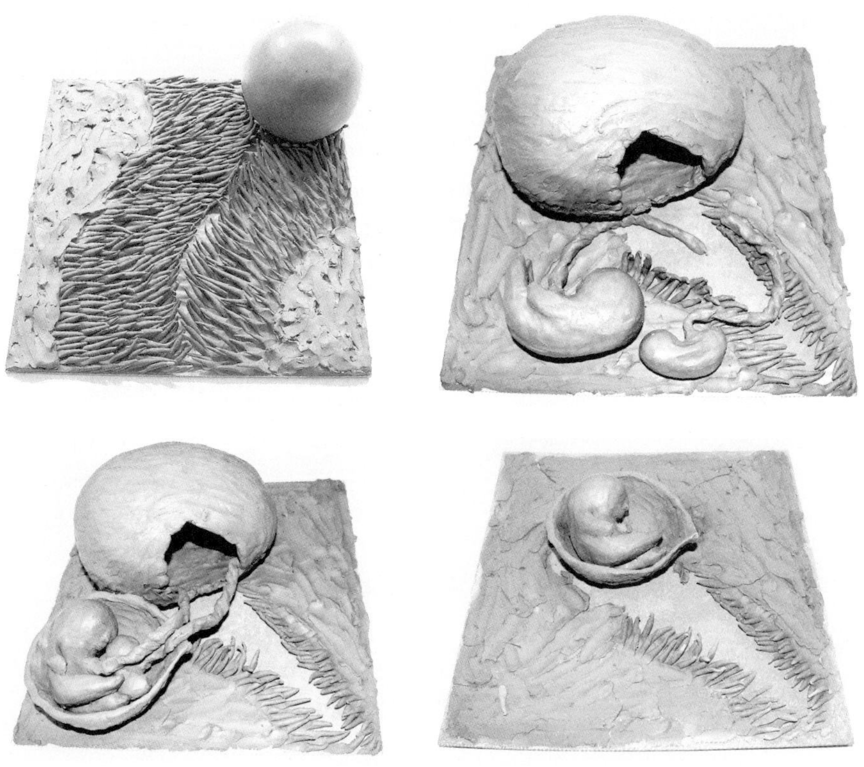

Abbildungen 7-16: Der Gestaltungsprozess beginnt mit einer „Eizelle“ und entwickelt sich daraus weiter.

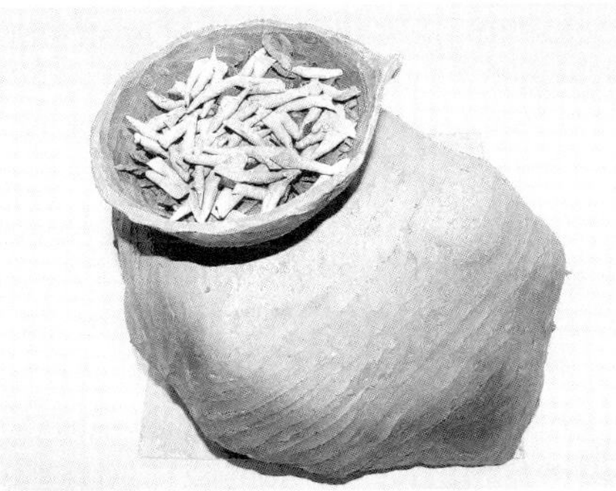
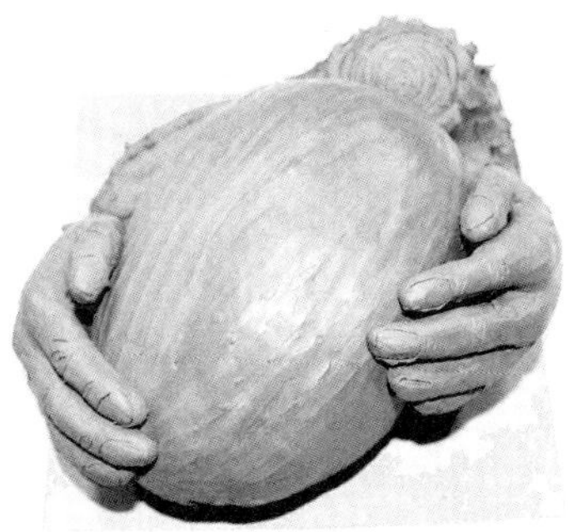

Abbildung 7-16: Fortsetzung. Der Wandlungsprozess geht weiter: Die Eizelle wird mit einem großen Kernraum umhüllt und darin geschützt. Es entstehen lebensgroße Hände, die den Raum halten.

„endlich zusammen vor mir, von mir gehalten“. Die Nabelschnur der beiden Embryos ist verbunden mit dem „Gebärmutterraum“, der entstandenen Höhle. Es braucht nun Zeit, bis die Gestalterin am Prozess weiterarbeiten kann. In der Zwischenzeit entsteht die Schneckenfrau (siehe weiter unten Abbildung 7-18). Im Anschluss daran erst lässt die Gestalterin den einen Embryo, das Kind, das sie nicht austragen durfte, los. Sie legt es in die Eizelle zurück und verschließt diese. So erhält das Kind, das nicht ausgetragen werden konnte, einen Platz, und der Embryo, der ihren eigenen Ursprung darstellt, ist allein im Boot.

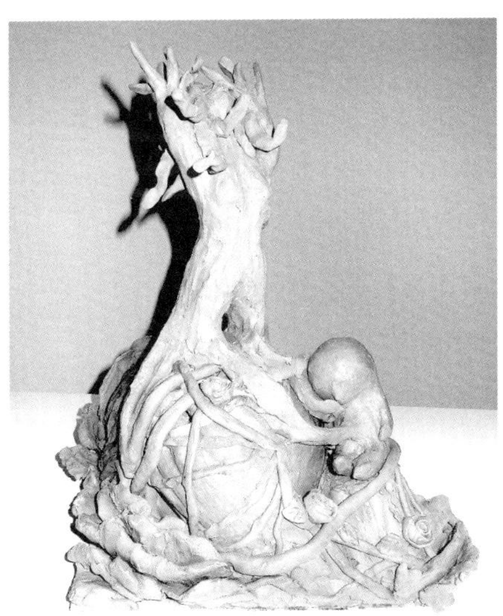
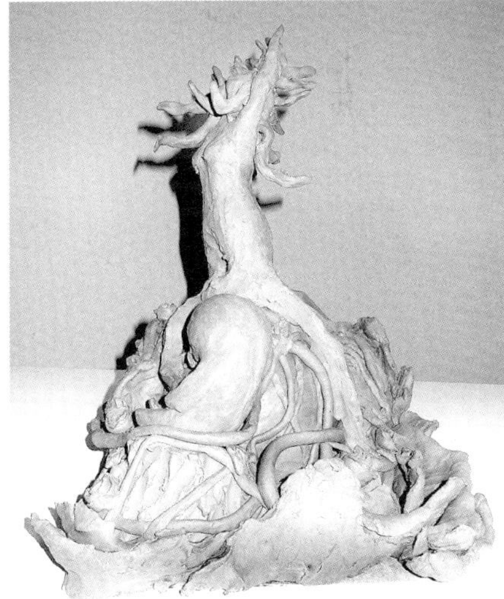

Abbildungen 7-16: Fortsetzung. Die Höhle wird abgebaut, das Kind zu den Wurzeln der Baum-Frau gelegt, mit denen sich seine Nabelschnur verbindet.

Der Wandlungsprozess geht weiter: Ein großer Kernraum entsteht, der die Eizelle umgibt und schützt. Trockene Teilchen, die den Weg zum ersten Raum gesäumt haben, werden im Gefäß, in dem der Embryo lag, oben auf den entstandenen Hügel gestellt. Lebensgroße Hände entstehen, die den Raum halten.

Der Hügel wird nach längerer Zeit wieder abgebaut, das Kind aus der Höhle geholt und zu den Wurzeln der Baum-Frau gelegt. Der Baumstrunk steht für die Großmutter der Gestalterin, die hilfreich und schützend anwesend ist. Eine der Wurzeln bildet die Nabelschnur. Verbindung und Integration werden möglich. Die Frau erhebt sich, verwurzelt und ausgerichtet. Wenn die Verbindung zum inneren Kind wieder spürbar wird, öffnet sich auch der Zugang zu einer erneuernden Kraft.

Dazu Dürckheim:

> *Findet der Mensch wieder hin zur Wurzelkraft seines Wesens, so wird er in seinem Selbst-Kraft-Bewusstsein und in seinem Selbst-Wert-Bewusstsein wieder unabhängig von der Welt und bleibt doch auch ihr zugleich im Wesen verbunden […].* (Dürckheim, 2001, S. 112) (s. Abb. 7-17 bis Abb. 7-21)

In der Zeit schwieriger Auseinandersetzung erscheint die Großmutter der Gestalterin als schutzgebender Engel. Dieser Moment ist für sie ein berührendes Geschenk. Sie spürt die positiven, tragenden Wurzeln der Familie. Im weiteren Verlauf erscheint die Großmutter immer wieder. Die Gestalterin bewegt sich im Spannungsfeld von Ausgesetztsein und Geborgenheit. Immer wieder gelingt es ihr, sich gestaltend zu geben, was ihr als Kind gefehlt hat. Ihr Selbstbild beginnt sich zu verändern, in dem Mass, in dem sie sich gestaltend Wert und Daseinsberechtigung zu geben vermag.

Zum Abschluss des Prozesses, in der Nachwirkung, sagt sie: „Es scheint, als komme ich aus der Höhle. Kraftvoll entsteht eine Baumfrau. Wurzeln wie eine Bergkiefer, die jedem Sturm trotzt und anmutig auf dem Berg steht. Erhaben, kraftvoll –

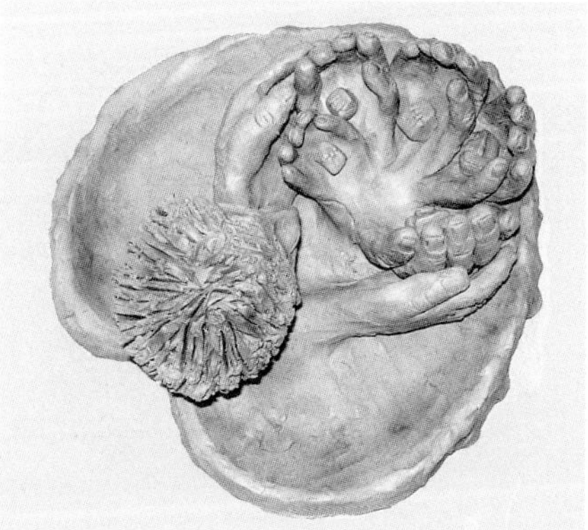

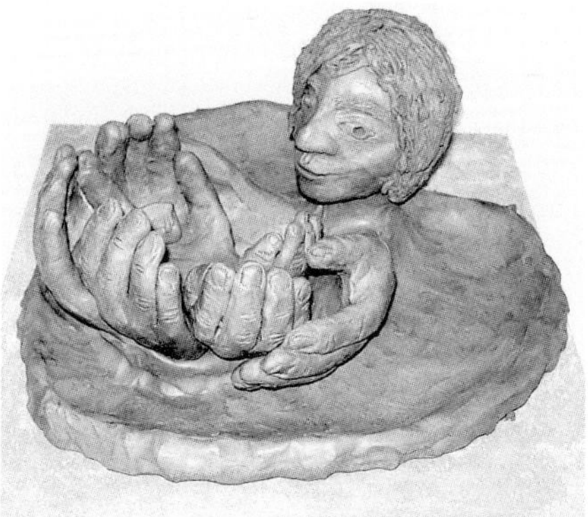

Abbildungen 7-17: Die großen Hände schützen die kleinen, blütenartig angeordneten Hände. Die Gestaltung ist geborgen in einem herzförmigen Raum.

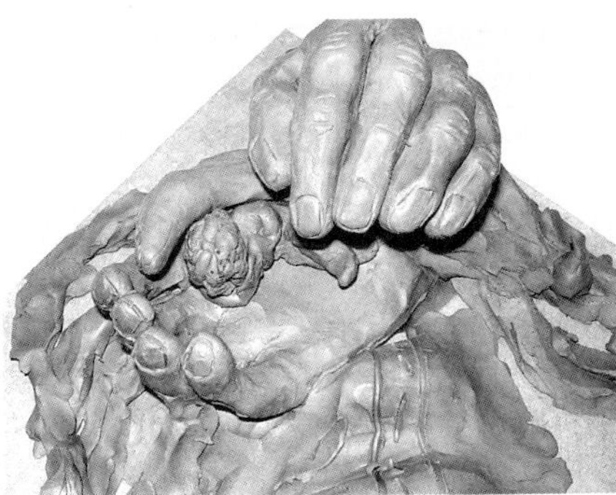

Abbildung 7-18: Die großen Hände schützen das kleine Kind.

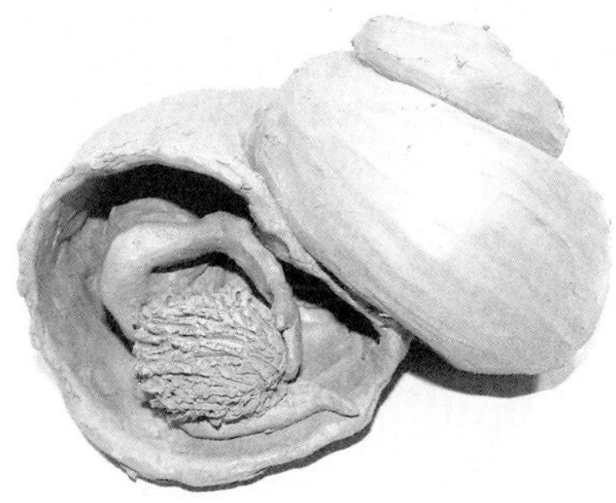

Abbildung 7-19: Rückzugsmöglichkeit und Schutz im Schneckenhaus. Die Gestalterin hat jetzt die Wahl zwischen Geborgenheit und Öffnung.

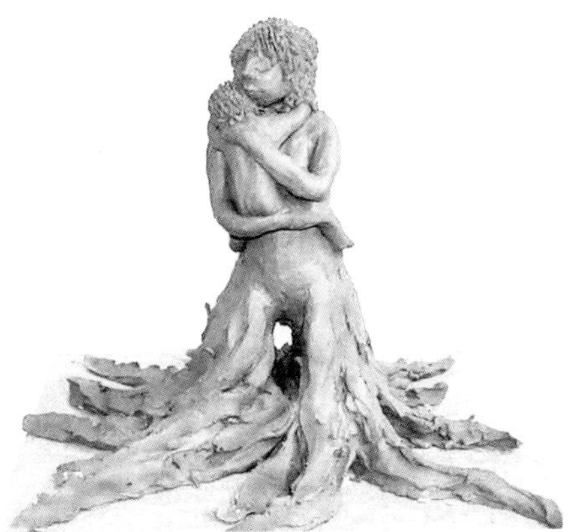

Abbildung 7-20: Die verwurzelte Frau hält und schützt das Kind.

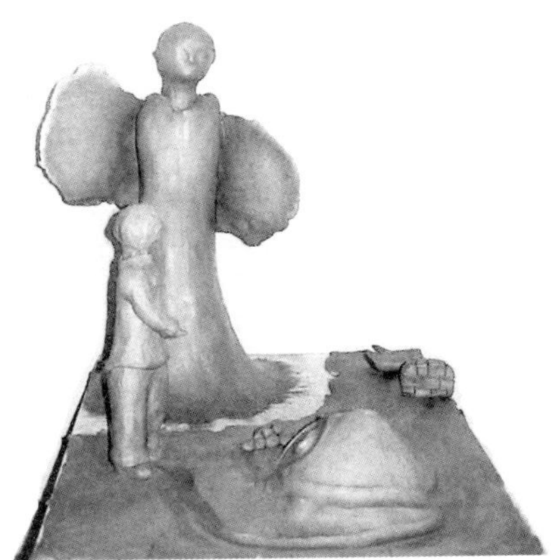

Abbildung 7-21: Die Großmutter der Gestalterin erscheint dem nun etwas älteren Kind als beschützender Engel.

eine Schönheit, die weiß, was sie will. Der Embryo gibt ihr Saft zum Leben, Lebenssaft, verbunden mit der Nabelschnur, die Kleine und die Große."

Diese Gestaltungen verschaffen uns Einblick in einen tiefgreifenden Weg, auf dem sich die Gestalterin noch einmal von ihrem nicht erfüllten Kinderwunsch verabschiedet. Was nicht sein durfte, wird dieses Mal ins Sterben losgelassen und damit einem Neuwerdungsprozess anvertraut. Auch Trauer und Schmerz übergibt sie der Tonerde. Die Wandlung braucht ihre ganz eigene Zeit, ihren eigenen Rhythmus und immer wieder ein Innehalten. Das Kind, der Archetyp des Kindes, hat mit Erneuerung und Neuem zu tun.

Heute begleitet die Gestalterin selbst als Kunsttherapeutin Menschen in ihren Gestaltungsprozessen. Sie hat ihre Tiefendimensionen ausgelotet und weiß um die

Kraft, die zurückgewonnen werden kann, wenn wir es wagen, dem Dunklen, Schweren und Bedrückenden Form zu geben, um es der Wandlung zugänglich zu machen.

Durchlebte und durchgestaltete Wandlungs- und Erneuerungsprozesse können mit ihrer Kraft das Selbstbild der Gestaltenden verändern. Weil die Veränderung real und mit den eigenen Händen vollzogen, das heißt gestaltet, berührt und wahrgenommen wird, ist sie sichtbar. Sie wird durch die Begleiterin des Prozesses bezeugt und bleibt nicht in der Fantasie oder in den Gedanken hängen. Dies bestätigt uns Ursula Stenger:

> *Das Durchbrechen von festgefahrenen Vorstellungen und Selbstbildern wird in einem künstlerischen Prozess, der sich auf das Wirklichkeitserleben im Ganzen bezieht, als beglückend, befreiend und sinnstiftend erfahren.* (Stenger, 2002, S. 127)

Der Durchbruch führt die Gestaltenden durch Momente des Nichts, des Sterbens: Die alte Form löst sich auf oder wird zerstört. Das Neue ist noch nicht da, sondern befindet sich im Zustand des Werdens. Bevor ein Wandlungsprozess in Gang kommt, gibt es oft lang andauernde Phasen von Stillstand bis hin zu Erstarrung oder Lähmung, in denen vermeintlich nichts geschieht. Ich sehe diese Phasen als „Austragungszeit", als noch unsichtbares Werden, die es mit den Gestaltenden zusammen auszuhalten gilt.

Die symbolische Geburt des Neuen führt oft über den Schmerz und über die Herausforderung des „Stirb und werde". So betont Erich Neumann, dass der schöpferische Prozess „Zeugung und Geburt" ebenso wie „Wandlung und Wiedergeburt" ist (Neumann, 1995, S. 57). Versuche, Veränderung zu provozieren oder sie durch Lösungsvorschläge herzustellen, fruchten nicht. Sie bleiben im „Tun-als-ob" aufgesetzt und nicht verbunden mit den Gestaltenden. Veränderungsprozesse wurzeln in den Tiefendimensionen unseres Lebens.

7.3 Ent-Wicklung, Ent-Faltung, Metamorphose

In Gestaltungsprozessen wird Entwicklung und Entfaltung sichtbar. Neues entwickelt sich, Altes wird wieder in den Spielraum, in die Gegenwart, geholt, sozusagen in der Tonerde ausgegraben, „ent-deckt". Es gibt Prozesse, in denen im Sinne des Wortes „Ent-wicklung" geschieht, in denen sich etwas, meistens ein Mensch, auswickelt. Diese Prozesse erinnern an Metamorphosen, an die Verpuppung von Raupen, an die Wandlung und das Ausschlüpfen des Schmetterlings. Sie erinnern an ein Erwachen aus einem schlafähnlichen Zustand, an ein Aufstehen und Sichdem-Leben-Öffnen. Die Verpuppung, das Eingewickelt- und Enthaltensein sind Raumempfindungen zwischen Geborgenheit und Gefangensein. Es sind Zustände, in denen sich im Verborgenen, im Rückzug „etwas tut". Damit sich in einer Gestaltung etwas entwickeln kann, muss zuvor etwas eingewickelt werden.

Der folgende Prozess eines „Ent-wickelns" zeigt die dabei erlebten Raumqualitäten von Enthalten- und Eingeschlossensein, über die Öffnung hin zum offenen Raum (s. Abb. 7-22).

Die Verpuppungs- oder Einwicklungsmomente mit der darauf folgenden „Ent-wicklung" sind verwandt mit dem Thema Geborgenheit und Öffnung. Was hier deutlich wird, ist das Erleben, Erfahren und Erforschen des Wandlungsgeschehens während des stillen Momentes im Verpuppungsstadium. Die Gestaltenden berichten dabei auch von einer besonderen Körperwahrnehmung, von einer innerlich bewegten Ruhestellung.

Der nächste Prozess zeigt ein Nacherleben von Verpuppung und Metamorphose. Dem Bedürfnis, in einer Phase großer persönlicher Veränderungen selbst real eingewickelt zu werden, gehen wir nach. Die Gestalterin wird mit Gipsbinden wie

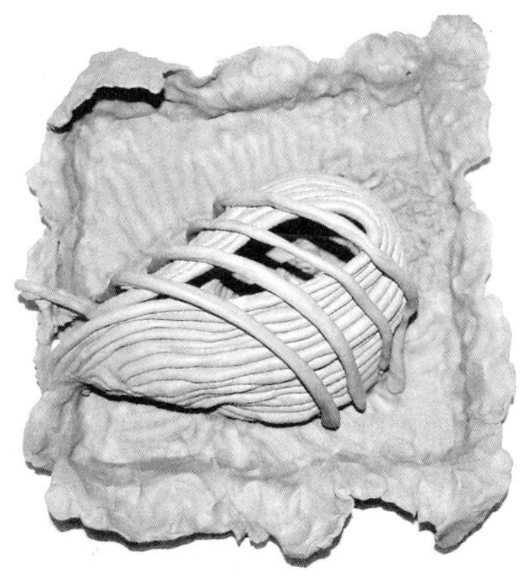

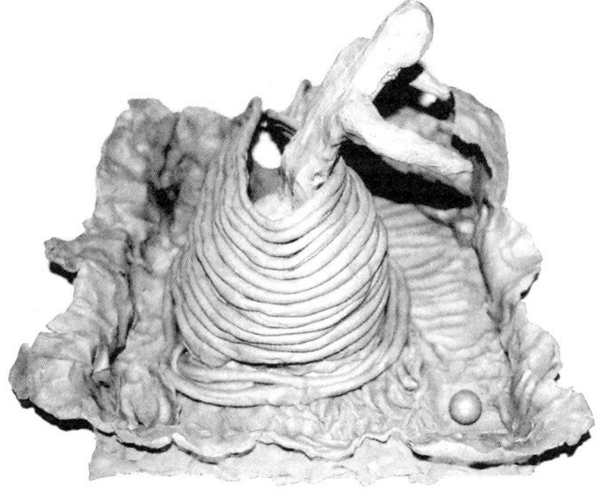

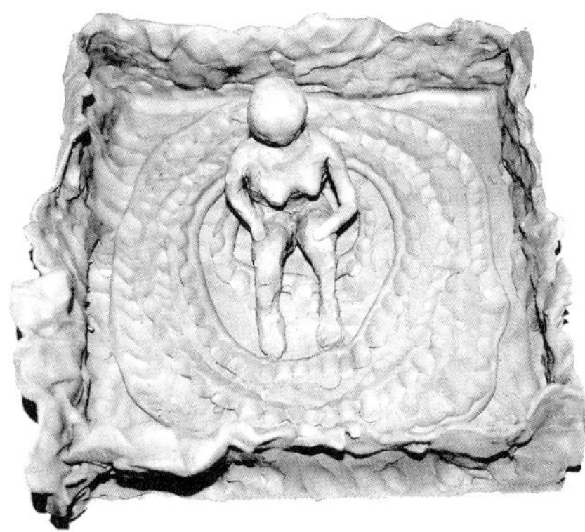

Abbildungen 7-22:
Diese Gestaltung zeigt einen Verpuppungsprozess und die Stadien der Öffnung.

eine Raupe umhüllt. Sie verpuppt sich. Es entsteht ein „Inne-Sein", ein Raum großer Ruhe des Innehaltens und des Gehaltenseins. Während der Gips fest zu werden beginnt, wird der Körper fester gehalten, ein besonderes Körpergefühl beeindruckt die Gestalterin. Nach dem Herauskommen, dem Öffnen des Kokons, bleiben zwei Körperschalen zurück, die sie gestalterisch weiterverwenden wird (s. Abb. 7-23).

Die nächsten Prozesse zeigen Zustände der Ent-wicklung und Ent-faltung aus der Verpuppung oder Einwicklung. Dabei klingt immer wieder das Thema Sterben und Neuwerden an. Schritt für Schritt wird der Körper ausgewickelt und freigelegt. Gewandelt öffnet sich der Mensch der Welt (s. Abb. 7-24 u. Abb. 7-25).

Bänder aus Ton, Farbe oder aus Stoff bilden eine Membran zwischen Innen und Außen. Es entsteht ein Raum, in dem Verdichtung geschieht. Oft erleben die Gestaltenden diesen Zustand als Heilungsprozess. Wenn der Raum geöffnet wird, erscheint gewandelt und erneuert, was ihm übergeben wurde. Eine Gestalterin hat dieses Geschehen in die Worte gefasst: „Ich mache Umschläge – das hilft!" Hier geht es weniger darum, Neues zu finden; vielmehr wird Bestehendes durch Zuwendung versorgt, gewandelt, umgeformt, erneuert.

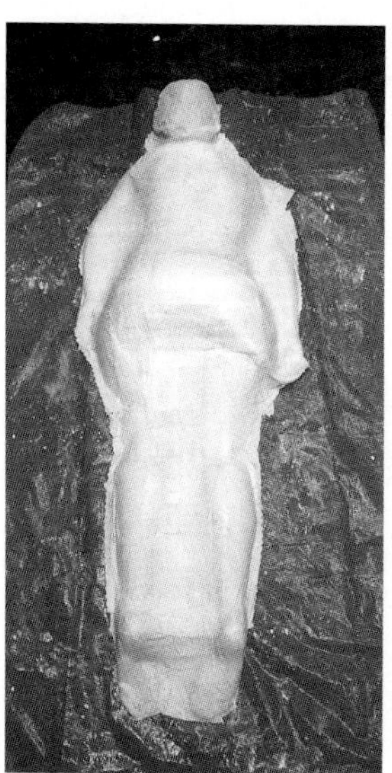

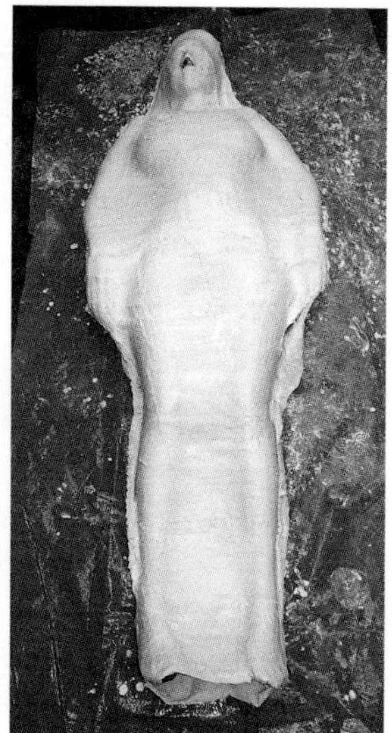

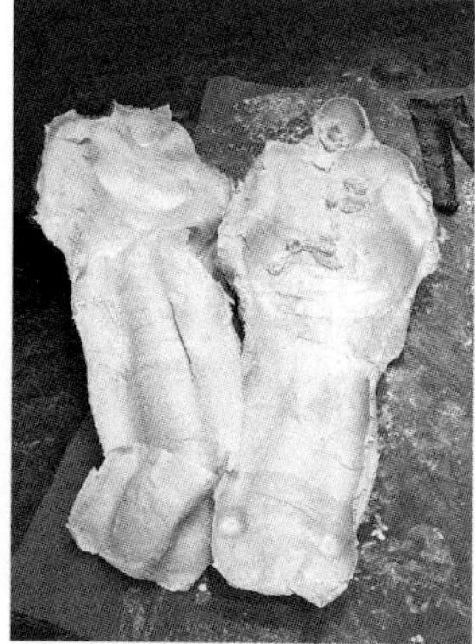

Abbildungen 7-23: Die Gestalterin wird mit Gipsbinden eingewickelt, ein lange währender Prozess, in dem die Gestalterin ihren Körper in besonderer Weise wahrnimmt. Ein Raum großer Ruhe entsteht.

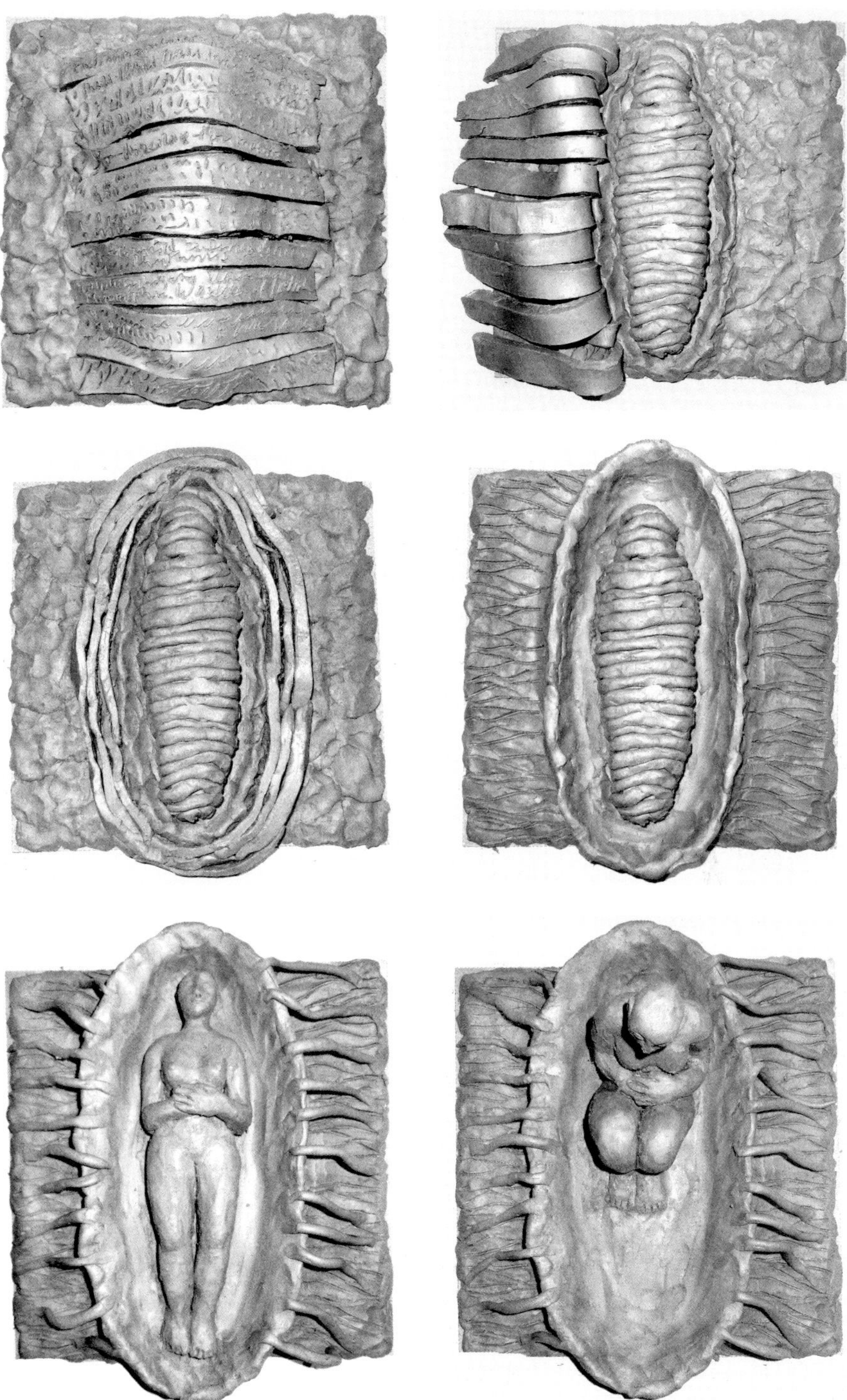

Abbildungen 7-24: Metamorphose, Phasen der „Ent-wicklung" aus der Verpuppung und die schrittweise Öffnung und Freilegung der Frau.

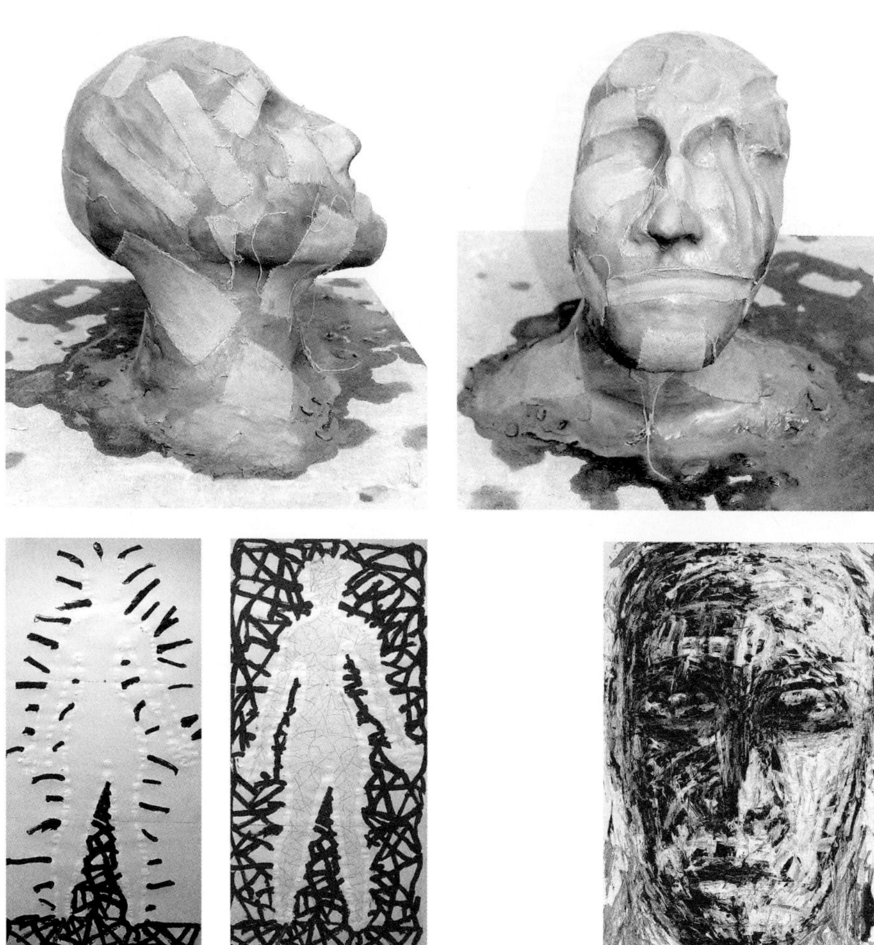

Abbildungen 7-25: Die Gestalterin deckt den Tonkopf mit dünnen, befeuchteten Stoffstreifen ab. Es geht um Schutz, Zuwendung und Heilung der Verletzungen. Die Bilder derselben Gestalterin zeigen das Freilegen und „Ent-wickeln" des Körpers. Auch das Gesicht wird aus den rhythmischen Bewegungen heraus freigelegt und „ent-wickelt".

7.4 In der Ordnung sein

„Anstelle des mechanistischen Ordnens, der Organisation tritt das ‚In-der-Ordnung-sein'." Diese Worte Jean Gebsers (1986, GA 5/1, S. 221) sind mir immer wieder Anregung, wenn es in irgendeiner Weise um Ordnen und Aufräumen geht. Die Hektik unseres Alltags, die beruflichen Herausforderungen, familiäre Probleme und der Stress – all das in möglichst kurzer Zeit bewältigen, beherrschen zu müssen und in den Griff zu bekommen, kann ein Gefühl der Ohnmacht hinterlassen. Das Gefühl, vor einem riesigen unordentlichen Haufen oder Berg zu stehen, mitten im Durcheinander und Chaos unterzugehen, ist erdrückend. Was nun? Fliehen oder dableiben? Schon die Verben „bewältigen", „beherrschen" „in den Griff bekommen" machen aufmerksam und werfen Fragen auf: Wie gehen wir mit Überforderungen um? Worauf achten wir beim Begleiten von Gestaltenden, die vor solchen Herausforderungen stehen?

„Gewinne an Weltbeherrschung bringen Verluste an Weltberührung." Diese Sentenz von Horst Rumpf (1999, S. 4) verweist auf das Berühren. Wie, wenn wir nun, anstatt etwas möglichst schnell zu erledigen und hinter uns zu bringen, die herausfordernde Situation berühren? Wenn wir anwesend bleiben und in die Hand nehmen, was wir meinen, in den Griff bekommen zu müssen? Horst Rumpf erwähnt den Gedanken aus einem Gedicht von Jean Gebser: „Alle schnellen Dinge sind Verrat." Verraten werden, wie Horst Rumpf betont, die umwegreichen Annäherungen. Wie kann Ordnen zu einer Annäherung an das In-der-Ordnung-sein werden? Wir erleben, dass bereits der leere Spielraum zum Innehalten, zum Dableiben einlädt. Die Tonerde zu berühren und zu kneten, zieht das Drehen aus dem Kopf in die Hände. Die folgenden Gestaltungen zeigen ein erstes, oft erleichterndes „Abladen" von innerem Stress. Das Chaos wird in den Spielraum gestellt, und nun kann es betrachtet werden (s. Abb. 7-26).

Die Tonerde hilft der Gestalterin, sich über die Berührung und die Bewegungen der Hände im Hiersein, in der Gegenwart zu verankern, bei sich zu bleiben und sich langsam zu beruhigen. Der ganze Frust wird nun ausgedrückt, die Tonerde mit etwas Wasser vermischt, gedrückt und lange umgestülpt. Der innere Druck lässt dadurch etwas nach. Die Bewegungen werden ruhiger, und mit dem intensiven Glätten der Eindrücke stellt sich langsam ein Gefühl des Vertrauens ein. Ganz überraschend wird aus dem berührten, „be-griffenen" Tonklumpen die schwierige Situation begriffen. Die Gestalterin kann nun besser verstehen, was in ihr vorgeht.

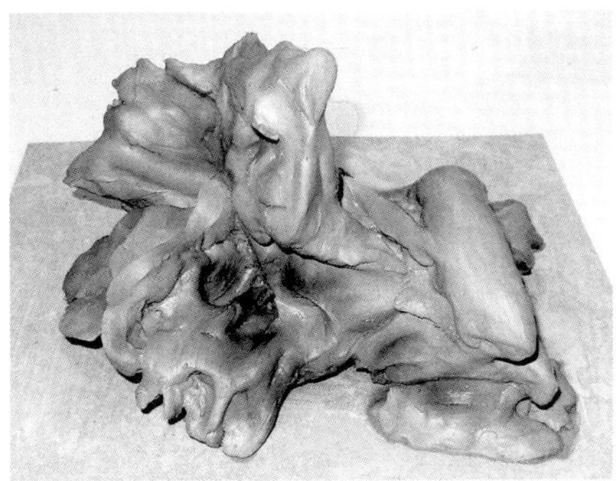

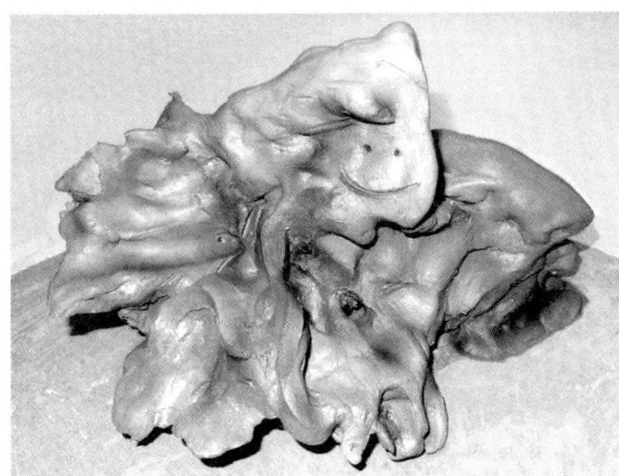

Abbildungen 7-26: Die Gestalterin fühlt sich aufgewühlt, gestresst und überfordert. Die Tonerde nimmt ihre Bewegungen auf. Der ganze Frust wird nun ausgedrückt, ein Gefühl von Erleichterung stellt sich ein.Überraschend lächelt ihr aus dem geglätteten Tonhaufen ein Gesicht entgegen.

Unverhofft lächelt die aus dem Tonhaufen erscheinende Gestalt sie an. Hier findet kein Erledigen und Hinter-sich-bringen statt; vielmehr wird es möglich, in der Situation anwesend zu bleiben.

Wenn ein Zuviel an Eindrücken von außen und innen, wenn Druck und Stress über die Hände ausgedrückt werden, können wir beobachten, dass die Kräfte, die von außen auf die Gestaltenden einwirken, nun umgekehrt von ihnen ausgehend die Tonerde formen. Druck erzeugt Gegendruck – Ausdruck. Am Widerstand wird der Kontakt zur eigenen Kraft wiederhergestellt. Was sonst bedeutet, etwas in den Griff zu bekommen, wandelt sich über das Berühren und Greifen der Tonerde in eine Annäherung an ein In-Beziehung-setzen der chaotisch im Kopf herum drehenden und überfordernden Fetzen der Unordnung. Werden diese gar zu einem Wesen zusammengefügt, das stellvertretend für die Gestalterin die Zunge herausstreckt (s. Abb. 5-66d), löst sich die Verspannung nicht selten in einem herzhaften Lachen (s. Abb. 7-27).

In chaotischen, aufwühlenden Momenten der Überforderung ist es über das erste Bewegen der Gefühle mit Tonerde erst einmal möglich, innezuhalten. Der ganze Tisch wird als Spielraum definiert. Die Gestalterin beginnt sich nun auf Zettelchen zuzureden. „Ich wähle, jetzt hier zu sein, mit allem, was ist"; „Ich vertraue dem Leben – dem Prozess – alles fügt sich – alles wird sich fügen"; „Ich habe Zeit, ich habe Raum. Ich bin am Überprüfen"; „Ich darf mir Zeit lassen. Ich darf fühlen, wie es sich anfühlt"; „Jetzt – einatmen – ausatmen. Hier sein – in Liebe sein mit mir, sanft und klar"; „Ich nehme mein Herz in die Hände. Was fühle ich? Was brauche ich jetzt?". Es gibt in diesem nach und nach geschaffenen Zusammenhang auch eine „Herzüberprüfungsstation", an der sie Schwieriges abwägen kann. Die Gestalterin hat nun die Wahl und findet Vertrauen. In einer Phase des Umbruchs, wenn sie „vom Leben geschüttelt wird", findet sie eine Möglichkeit, sich auszugleichen. Anstelle der anfänglichen Erstarrung findet sie ein bewegtes Innesein. Am Ende der Stunde sam-

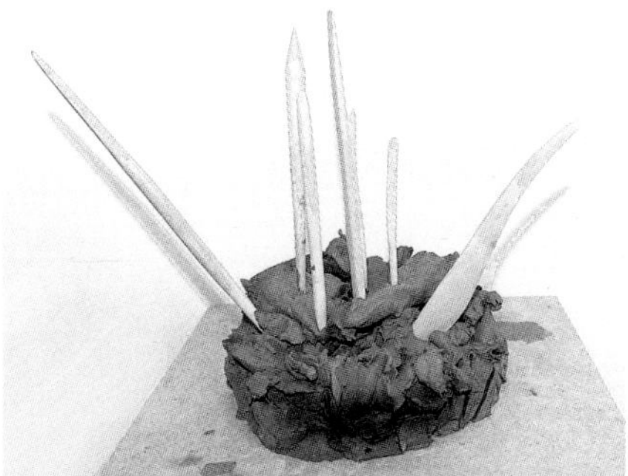

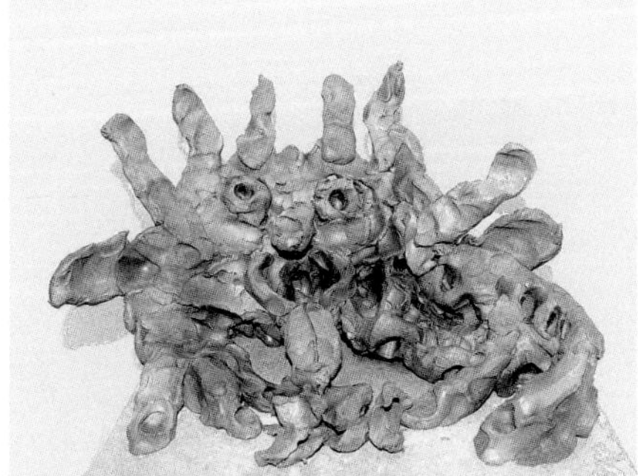

Abbildungen 7-27: Im ersten Moment der Überforderung und Verzweiflung wird der Ton gerissen und zu einem Klumpen zusammengedrückt. Die Gestalterin steckt nun die Modellierhölzchen in den Tonberg – so fühlt sich die Situation an. Jetzt wird es möglich, Bewegung zuzulassen – die Befindlichkeit der Gestalterin drückt sich über ihre Hände in der Tonerde aus und wird zu einer Gestalt gegriffen.

melt sie die Zettelchen ein, nimmt sie mit nach Hause. „Es ist in Ordnung“ – sie ist in der Ordnung. Die gestaltete Situation bleibt in neu gefundener beweglicher Ordnung im Spielraum zurück. In diesem Prozess bewegt sich die Gestalterin immer wieder im Wirkungsfeld der mentalen Bewusstseinsstruktur. Sie findet eine angemessene Distanz zum Geschehen und kann so die Situation betrachten und sichten, was ist und was möglich wird (s. Abb. 7-28, Abb. 7-29 u. Abb. 7-30).

Ordnen heißt also nicht, eine Situation aufzugeben, sie festzulegen, darin zu erstarren oder davor zu fliehen. Vielmehr geht es darum, sie zu balancieren. Wir sehen in den Spuren der Gestaltung oben, wie die Gestalterin den Ton rhythmisch gegriffen und bewegt hat – sie arbeitet mit beiden Händen. Die Gestalten, die aus dem anfangs verzweifelten Kneten der Tonerde entstehen, haben Wächterfunktion. Mit der Zeit balanciert sich die Befindlichkeit der Gestalterin aus. Auf eines der Zettelchen schreibt sie: „Stopp – ja – nein – sowohl als auch“. Das „Stopp“ kann beim Gestalten erst einmal die Einstimmung sein: gut durchzuatmen, die Hände zu spüren. Das Gewicht der Tonerde hilft im zur Verfügung stehenden Spielraum – im „Feld der Erlaubnis“, wie eine Studierende es treffend nannte – anzukommen. Wenn aus dem „Stopp“ die Bewegung wird, öffnet es ein Feld der Balance und des Ausgleichs. Gestaltende wagen es, sich in unwegsames Gebiet vorzutasten, um eigene Wege zu finden. Unebenheiten des Lebens werden zu willkommenen Balan-

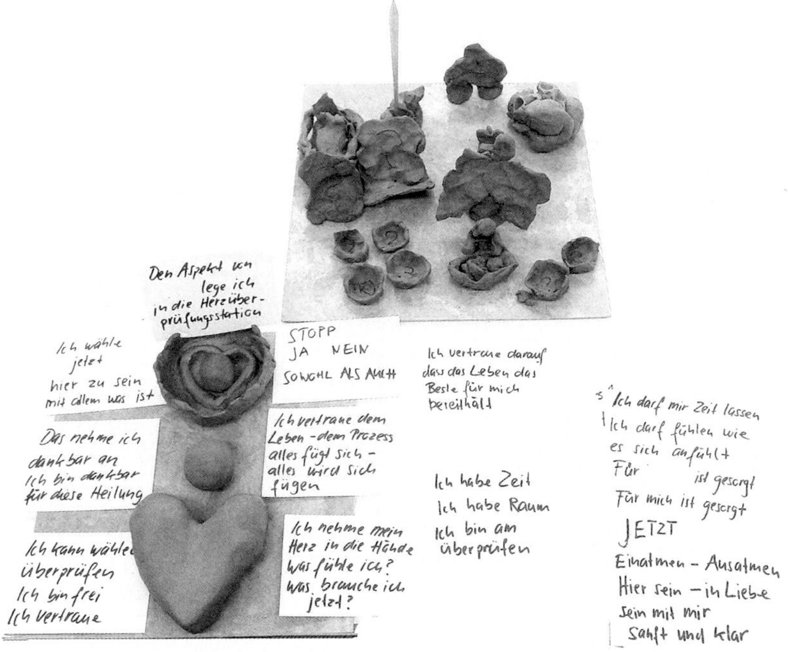

Abbildung 7-28: Der ganze Tisch wird zum Spielraum erklärt. In diesem Ordnungsprozess nimmt die Gestalterin ihre Situation in die Hand. Gestalten und Schreiben werden kombiniert.

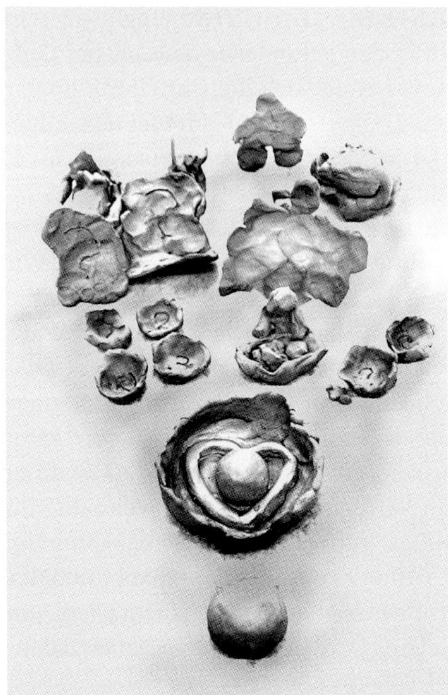

Abbildung 7-29: Nach der klärenden Zuwendung und dem Betrachten dessen, was jetzt ist, lässt die Gestalterin die Situation in der nun hergestellten Ordnung im Spielraum zurück.

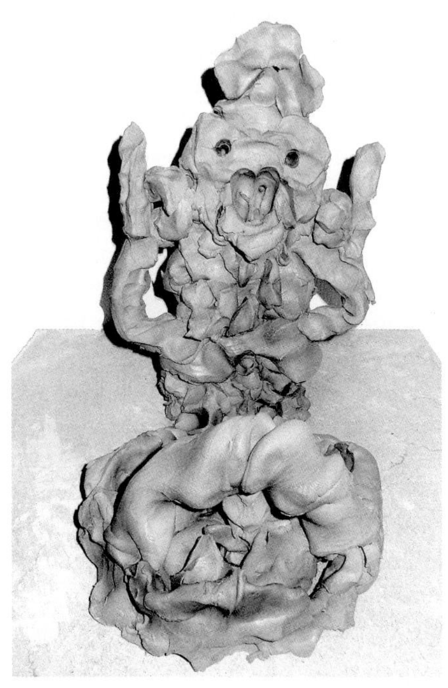

Abbildung 7-30: So findet die Gestalterin ein Werkzeug, mit dem sie ihrem Leben dient. Damit gelingt es ihr, einer Situation die Bewegung zu lassen oder zurückzugeben. Sie findet beweglichen Halt, Gleichgewicht und Vertrauen. Auch wenn es wieder stürmisch wird, hat sie es „in der Hand".

cierübungen und das auf diese Weise Gefundene, Gestaltgewordene zum Werkzeug, zur ganz eigenen „Medizin".

Nun zu einem weiteren Ordnungsprozess: Die Gestalterin ist überfordert, sieht nur noch den Berg, die Last vor sich, unüberwindlich – einfach zu viel! „Anstatt den ganzen Bettel hinzuwerfen", beschließt sie, dazubleiben und die Situation gestaltend anzugehen. Zuerst entsteht ein großer Mülleimer, dann beginnt sie den Berg vor sich Stück für Stück abzutragen. Sie spielt die Situation mit einer menschlichen Gestalt, die sie wie eine Spielfigur formt und einsetzt. Nun wählt sie aus, welche der Stücke sie behalten und welche sie dem Mülleimer übergeben will. Sie schichtet die bleibenden Stücke aufeinander. Mit viel Zeit und Geduld nimmt sie Stück für Stück in die Hand, berührt es und bringt es in eine neue Form: Kugeln entstehen, runde und eckige „Bauelemente" (s. Abb. 7-31).

Wir sehen, wie die Gestalterin an jedem einzelnen Stück, stellvertretend für einen Aspekt der überfordernden, belastenden Situation, umgestaltend wirkt. Damit stellt sie sich selbst in eine neue, aufbaufähige Ordnung. Sie hat die Wahl,

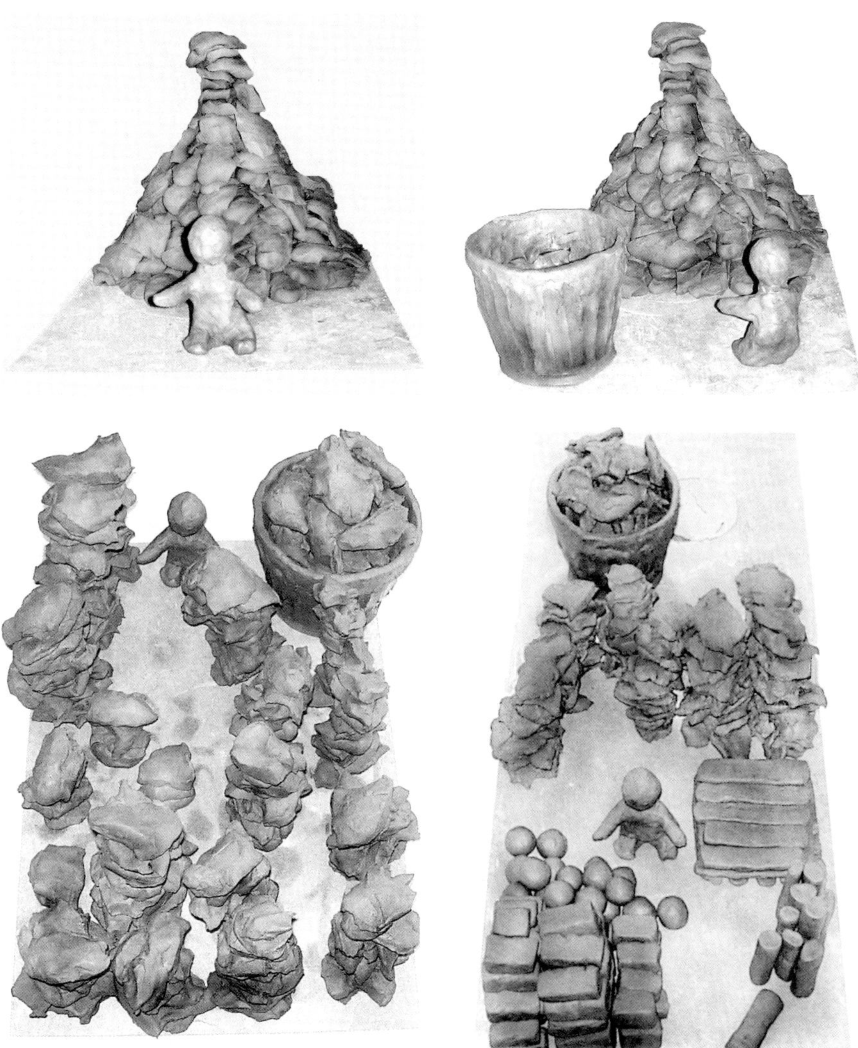

Abbildungen 7-31: In der ersten Sequenz des Ordnungsprozesses trägt die Gestalterin den belastenden Berg ab. Was sie nicht mehr braucht, wird dem Mülleimer übergeben. Aus dem Abgetragenen entstehen erste geordnete Formen. In der nächsten Sequenz setzt die Gestalterin ihre Ordnungsarbeit fort. Zufrieden sitzt sie nun in der neuen Ordnung.

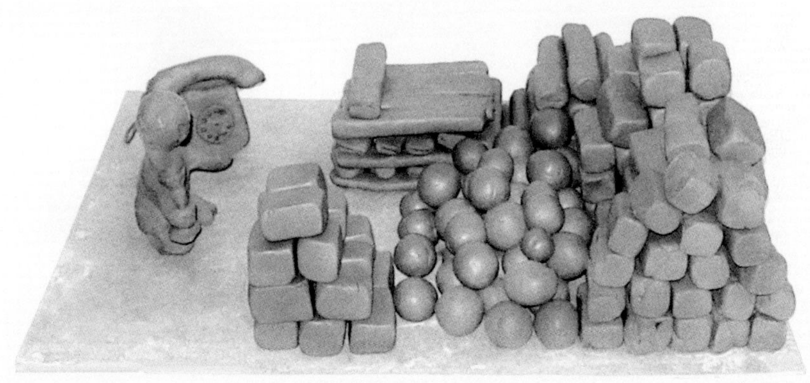

Abbildungen 7-31: Fortsetzung

und auch das ist wichtig, was sie weiterhin mitnimmt und was sie dem Mülleimer übergibt. Auch was sie loslässt, berührt sie vorher noch einmal. So wirft sie etwas nicht einfach weg, sondern verabschiedet sich davon.

In der Ordnung sein kann bedeuten, sich gestaltend in die Ordnung zu bringen, und zwar in eine solche Ordnung, die dem Leben dient. Zum Prozess des Ordnens gehört auch das Thema „Reinigen". In einem weiteren Gestaltungsverlauf derselben Gestalterin wird eine belastende, schon lange negativ wirksame Situation sichtbar. Wir sehen, dass der Warnfinger ihrer „inneren Kritikerin" die Gestalterin zu einer verhindernden, behindernden und zerstörenden Ordnung zwingt, die ihr nicht entspricht. Sie beginnt zu schlucken und verschwinden zu lassen, was belastet und stört.

Die Gestalterin fühlt sich zum Platzen voll und verstopft von all den negativen, ermüdenden und belastenden Situationen in ihrem Leben. Der Warnfinger der „inneren und äußeren Kritikerin" droht. Den Mund verschlossen, füllt sich der Bauch mit all dem Belastenden und Negativen. Nichts kann mehr geäußert werden. Es entsteht eine bedrohliche Ausdruckshemmung, der Körper reagiert mit Symptomen. Nun wird die Binde, die den Mund verschließt, entfernt und zur Seite gelegt. Sorgfältig öffnet die Gestalterin den Bauch. All das, was Beschwerden verursacht, wird herausgeholt. Auch der Mund öffnet sich und lässt heraus, was beschwert und verstopft. Der Körper wird wieder verschlossen, das Gesicht entspannt sich. Die Gestalterin übergibt das Herausgenommene einer Hand, die es aufnimmt. Der Warnfinger wird wie ein Baum gefällt. Entspannung stellt sich ein.

Mit einer Gestaltung lässt sich Angestautes in Bewegung bringen, anstatt ein Eigenleben zu entwickeln. Der überfüllte Bauch wird geöffnet, das Störende herausgehoben und einer Hand übergeben. Es geht also nicht darum, Störendes wegzuwerfen, sonst geistert es immer wieder im Leben herum. Gestaltend kann daran gewirkt werden. In diesem Prozess wird Belastendes einem „Größeren" übergeben, es wird neben den eigenen auch den „größeren Händen" anvertraut (s. Abb. 7-32).

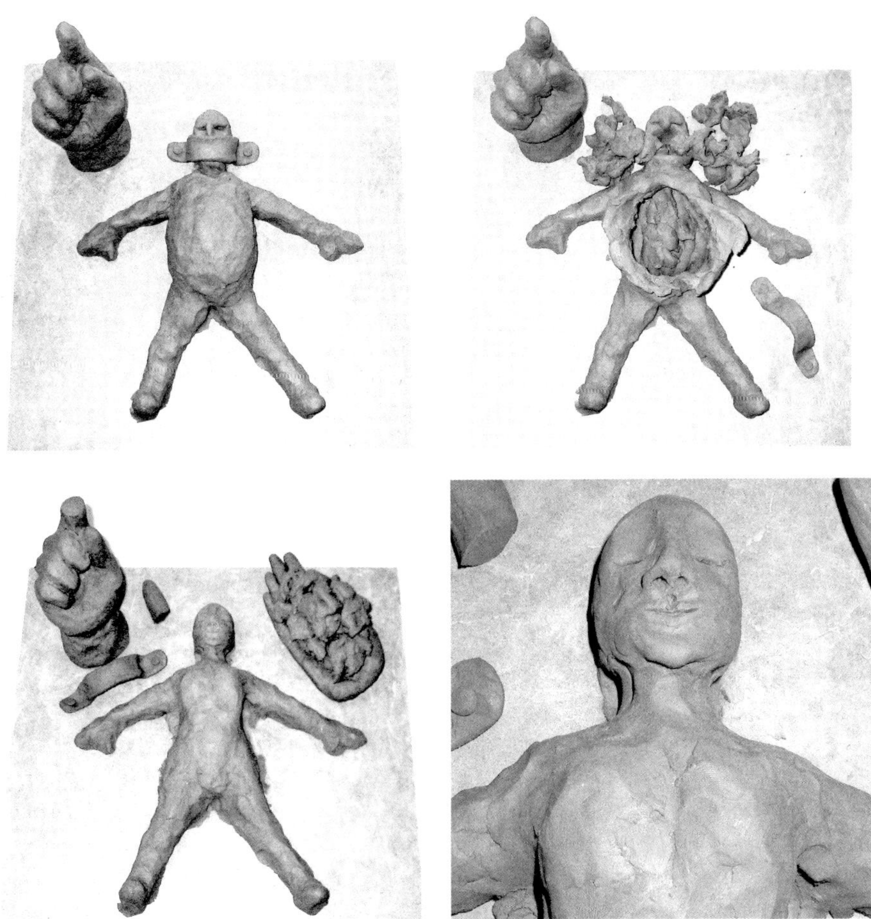

Abbildungen 7-32: Die Gestalterin fühlt sich zum Platzen voll und verstopft von all den negativen, ermüdenden und belastenden Situationen in ihrem Leben. Der Reinigungsprozess bringt Erleichterung.

7.5 Das Leben bewegen oder Die Kraft der Aufrichtung

Die Geschichten, in denen Werke entstehen, sowie die Geschichten, in denen sie wirken, gehören beide in zwei Reiche: in das Reich der Formen und in das Reich des Übens. Im Werk gerinnen die Vorgänge zur Form. Auch wenn mancher Vorgang von den möglichen Formen seinen Ausgang nimmt, in der Betrachtung werden die Formen wieder verflüssigt zur Wirkung. (zur Lippe, 2011, S. 170)

Gestaltende arbeiten in einem Spielraum. Spielen ist Bewegen. Ihre Hände bewegen die Tonerde. Aus den gestaltenden Gesten wird Form, die, wenn der Ton trocknet, ihre Beweglichkeit verliert. Was sich in den Gestaltenden weiterbewegt, ist ihre Wirkkraft, ihre Energie. Ausgleichende Bewegung fließt hin und her: durch die Hände in die Tonerde und über ihre sichtbar gewordene Spur wieder zurück. Was Gestaltende wahrnehmen, bewegt sie innerlich. Im Spielraum drückt sich ihr Leben aus, spielend bewegen sie es. Bewegung ist Wandlung.

Der folgende Ausschnitt aus einem zwei Jahre dauernden Gestaltungsprozess zeigt, wie sich die Gestalterin über ihre Gestaltungen innerlich und äußerlich aufrichtet. Gestalten wird zum Balance-Akt, in dem sie Ausgleich findet.

„Das Integrale Gestalten mit Tonerde wurde für mich zu einer Art Neugeburt. Gestaltend erschuf ich mich neu, indem ich meinen Sehnsüchten und Wachstumsimpulsen Raum und Gestalt geben durfte“, sagt die Gestalterin beim Betrachten ihres Prozesses. Durch eine Burnout-Erfahrung fühlte sie sich „am Boden liegend, kraftlos, ohne Ausrichtung und ohne Impuls, mich in eine Richtung zu bewegen. Ich empfand mich wie einen Klumpen formloser Substanz, reduziert auf die Tatsache, dass ich bin. Ich musste nichts leisten, nichts beweisen und nichts darstellen.“ So wurde ihr Sein zum Ausgangspunkt einer neuen Ausrichtung im Leben. „Ich trat in einen Raum, frei von Depressionen und Ängsten, welcher mich wohlwollend aufnahm und mir die Freiheit ermöglichte, dem, was ich wirklich bin, nachzuspüren.“

Die Tonerde entspricht der formlosen Substanz, als die sich die Gestalterin erlebt. Mit der Tonerde nimmt sie sich selbst in die Hand, beginnt an sich zu formen und zu wirken. Der zu Beginn formlose Klumpen Ton, den sie in den Händen hält, wird zum Ausgangspunkt ihres inneren und äußeren Wachstums. Dieses Wachstum wird nicht mehr durch Forderungen ihrer Umwelt bestimmt, sondern durch ihre „ureigenen Impulse“, dadurch, dass sie „nach Leben und Werden“ strebt. Mit der Sehnsucht nach Entfaltung und Lebendigkeit lässt sich die Gestalterin ein auf die Begegnung mit sich selbst. Dass sie am Thema Aufrichtung arbeitet, wird ihr erst beim späteren Betrachten des Gestaltungsverlaufs deutlich. Die Aufrichtung geschieht spontan aus den Bewegungen der Hände heraus (s. Abb. 7-33, Abb. 7-34 u. Abb. 7-35).

7.6 Von der Handlung zur Haltung

Integrales Gestalten ist zuerst einmal elementares Handeln: berühren, greifen, tasten, anfassen, schöpfen, bilden, verkörpern. Dieses Handhaben trägt Fragen in sich und Antworten ebenfalls. Gestaltende fragen nach Sinn und Bedeutung ihres Daseins, ihres Gefordertseins, ihrer Leiden und Freuden. Gestaltend „befassen“ sie sich mit ihrem Leben. Gestaltend formen sie in die Antwort hinein, beginnen zu „er-fassen“, zu „be-greifen“. In der gestalterischen Handlung liegt der Keim, aus dem sich ihre schöpferische Haltung zu entfalten beginnt.

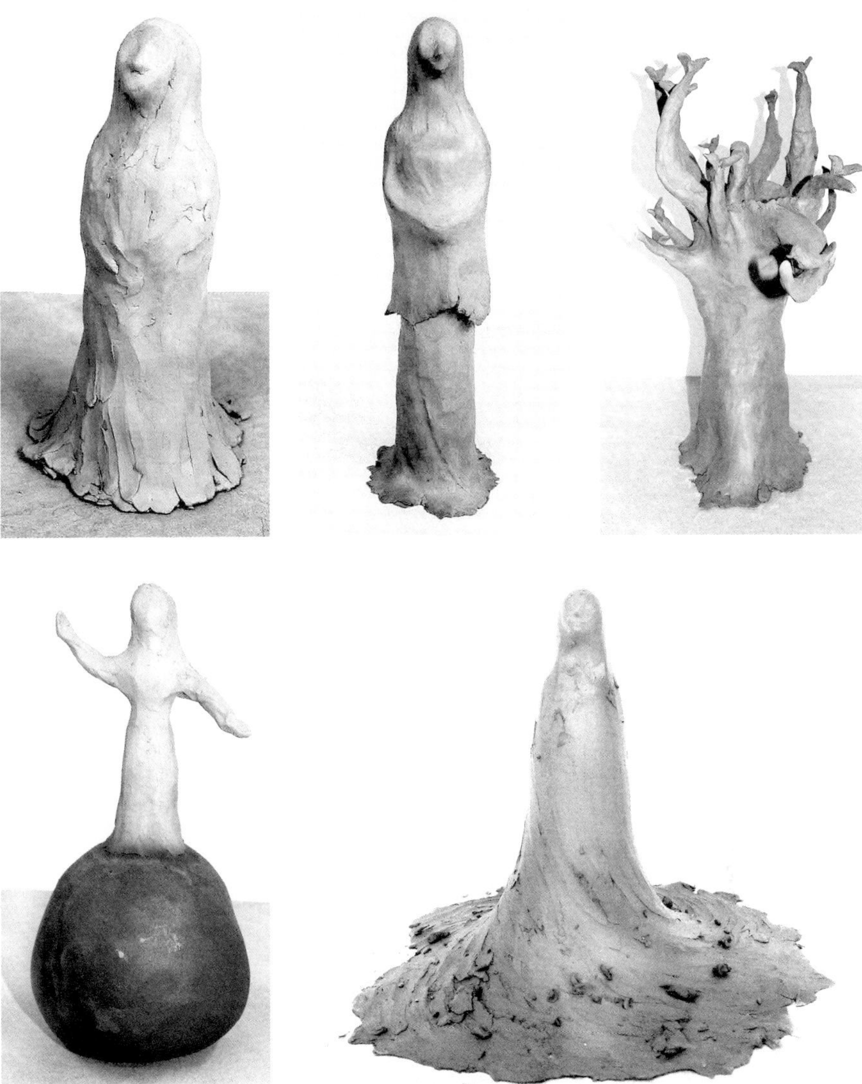

Abbildungen 7-33: Gestaltend das Leben bewegen. In diesem Gestaltungsprozess richtet sich die Gestalterin auf, balanciert sich aus und findet zum Ausgleich. Die Gestalten zieht sie aus einem Tonklumpen hoch und streicht sie dann auch wieder nach unten aus. Energie, die sich in den anfänglichen Bewegungen sammelt und konzentriert, strebt in die Höhe. Die Spuren der hochziehenden und ausstreichenden Hände bleiben sichtbar. Die Gestalterin äußert den Gedanken: „Das Sein sucht nach Ausdruck."

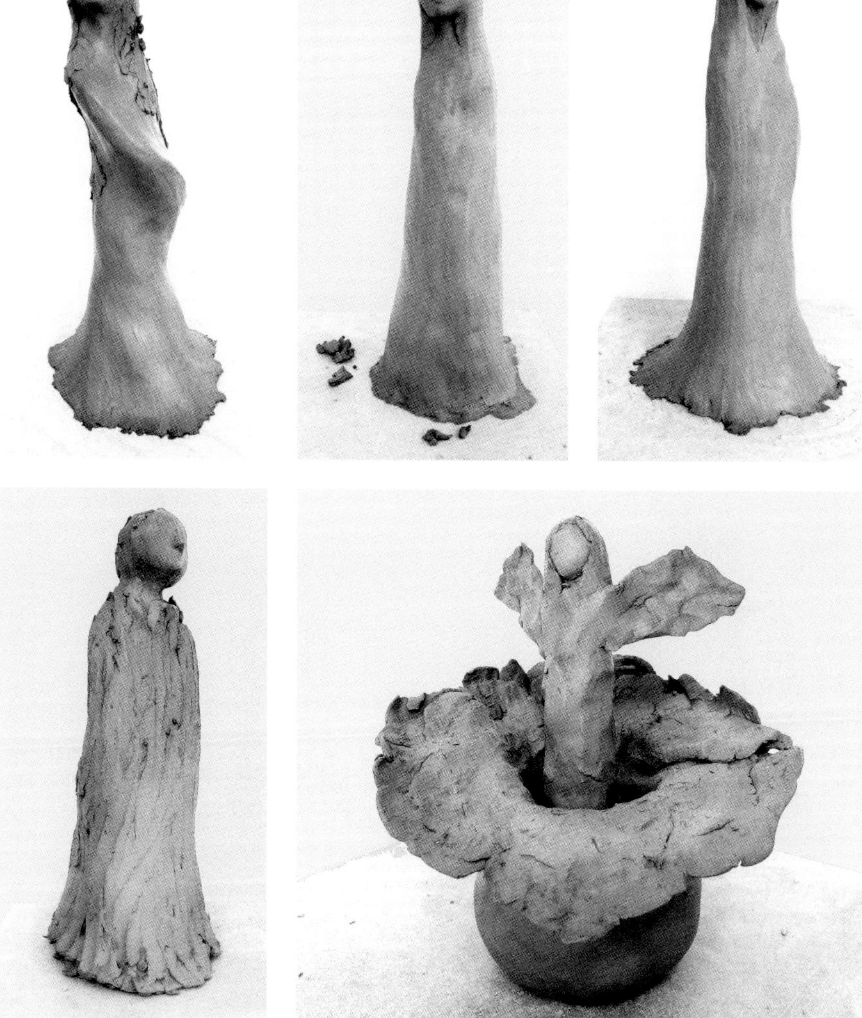

Abbildungen 7-34: Weitere Formen der Aufrichtung. Spiralförmiges Wachsen. Die hohen Gestalten erhalten Gesichter. Ihre Gedanken in diesem Prozess formuliert die Gestaltende so: „Die Erde bricht auf, beginnt zu blühen. Aus ihr steigt die Seele empor, schwingt sich in die Höhe, öffnet sich der Welt und dem Himmel. Die tiefe Sehnsucht zu leben, lebendig zu sein, bricht auf." Und: „Die Erfahrung des Fallens und Wiederaufstehens gehört zu den fundamentalsten Erfahrungen im Leben. Je öfter wir fallen und je öfter wir wieder aufstehen, desto stärker wird in uns das Wissen darum, dass beides unabdingbar zum Leben gehört."

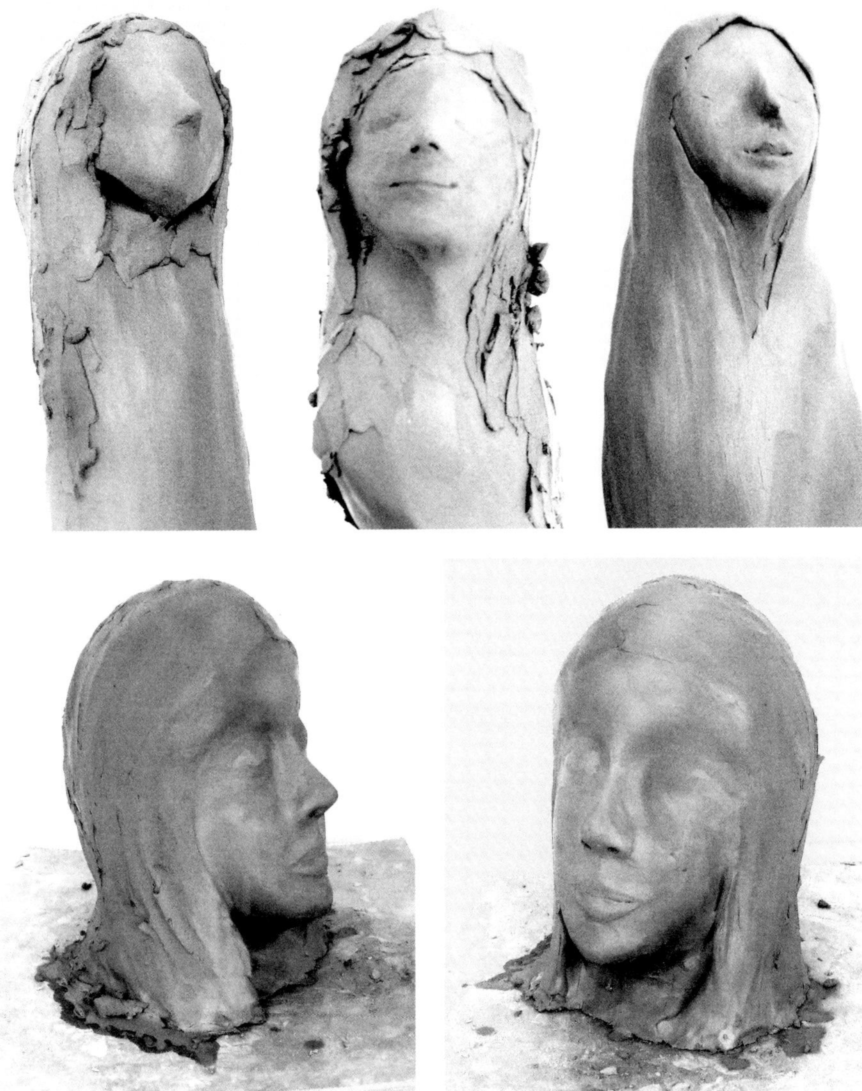

Abbildungen 7-35: Mit der Aufrichtung werden die Gesichter differenzierter. Sind sie anfangs noch mundlos, wird nun der Mund ausgeprägt. Am Kopf arbeitet die Gestalterin mehrere Gestaltungssequenzen lang. Die Augen schauen nach innen. Die Gestalterin ist ganz bei sich angekommen.

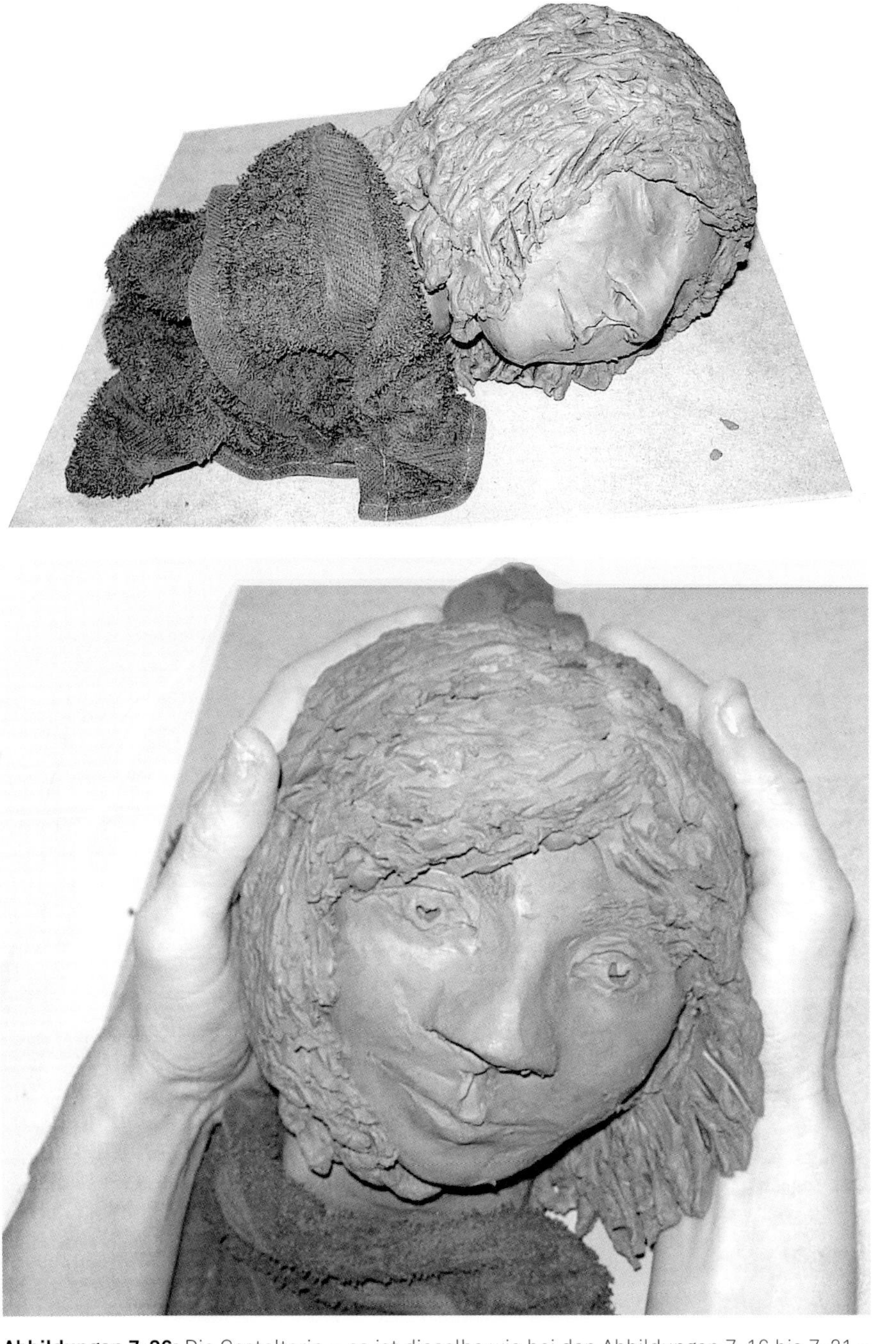

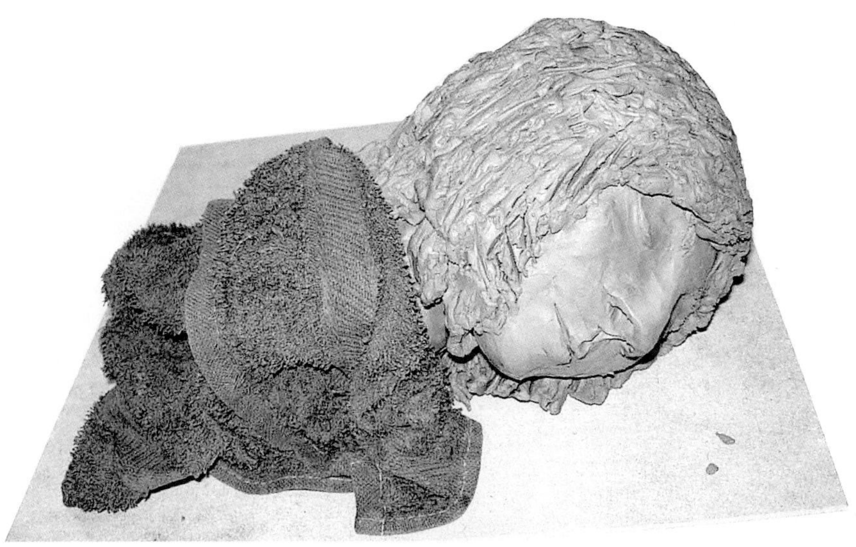

Abbildungen 7-36: Die Gestalterin – es ist dieselbe wie bei den Abbildungen 7-16 bis 7-21 – nimmt ihr Gesicht in die Hände, nimmt sich an mit dem, was war, was ist und was werden mag. Gestaltend findet sie zu sich selbst.

Die Gestaltung als das Geschöpfte, das Herausgestellte, ist erst einmal Gegenüber oder Spiegel, um betrachtet zu werden. In der umfassenden Nachwirkung kann Integration geschehen – ein integraler Prozess. Die Gestaltung ist Bewirktes und gleichzeitig Bewirkendes. Ihre äußere Form kann transparent werden und Einblick geben in das, was hinter dem Offensichtlichen liegt. Inbilder drücken sich aus, um – sichtbar, berührbar und bewusst geworden – wieder verinnerlicht zu werden, um ihrerseits zu berühren. Gestaltungen sind letztlich Ausdruck des Selbst, gesucht und gefunden, gezeugt und geboren, gewandelt und wiedergeboren. Nicht das einzelne Ergebnis zählt, sondern der zu gehende Weg, der Gestaltungsprozess, dessen Wirkkraft an der Haltung der Gestaltenden schleift und formt.

Wenn dieses Anliegen meiner Arbeit bewirkt, dass Gestaltende ihr Leben in und an die Hand nehmen, um an ihrer Wirklichkeit zu wirken, wenn das Integrale Gestalten mit Tonerde als Weg der Selbst- und Lebensgestaltung bis dorthin führt, dann erfüllt sich meine Aufgabe als Begleiterin (s. Abb. 7-36).

Dank

Mein herzlicher Dank geht an:

die Gestalterinnen und Gestalter für die Einwilligung, als wesentliche Grundlage meiner Ausführungen Bildmaterial aus ihren Prozessen verwenden zu dürfen;

Esther Hofmann und Bettina Egger für die Einführung und Begleitung – damals vor vielen Jahren – in das weite Feld der gestalterischen Ausdrucksarbeit: für die beruflichen Grundlagen und die Teilhabe an ihrer Forschungsarbeit; Esther Hofmann besonders auch für die vielen Jahre der freundschaftlichen Zusammenarbeit;

Marianne Götze für ihre unterstützende, bezeugende und anregende kollegiale und freundschaftliche Begleitung während des Schreibprozesses und für die gemeinsame intensive Forschungsarbeit als Grundlage unserer integralen Ausbildungsarbeit und Institutsführung;

Esther Scheidegger und Veronika Glaser für die intensiven Stunden der gegenseitigen freundschaftlichen Wegbegleitung und Teilhabe an unseren Lebensbewegungen, für die gemeinsam entwickelten Forschungs- und Spielräume;

Ulrike Pircher für die vielen unterstützenden Karten, Briefe und Anregungen während des Schreibprozesses, für ihre weiterführende Arbeit mit dem Integralen Gestalten in Südtirol und für die sich intensivierende Zusammenarbeit;

Barbara Riedl für das Vorwort, den beruflichen Austausch und die Zusammenarbeit;

Philipp Bürge mit seinem Atelier für Inhalt und Gestalt „Hülle und Fülle“ für die großzügige, freundschaftliche Unterstützung in (buch-)gestalterischen Fragen und für die Wertschätzung der großen inhaltlichen Fülle an Material, die sich nun zu einer Gestalt in Form dieses Buches verdichtet hat;

die vielen Menschen, die sich mir in pädagogischer und kunsttherapeutischer Arbeit anvertraut haben und anvertrauen, von denen ich immer wieder Wesentliches lernen darf;

die Studierenden der Integralen Kunsttherapie an unserem Institut für ihre zu Vertiefung und Reflexion sowie zur Verdichtung führenden Fragen, für ihre Mitarbeit und ihre Forschungsbeiträge;

meine noch nicht lange verstorbenen Eltern Silvia und Hans Straub-Roth, die mein Schaffen seit meiner Kindheit stets mit Interesse und Wohlwollen begleitet und unterstützt haben, für ihre Großzügigkeit und Liebe;

Frau Dr. Susanne Lauri vom Hogrefe Verlag für die interessante, kreative und unterstützende Zusammenarbeit;

Frau Edeltraud Schönfeldt für die präzise und einfühlsame Lektoratsarbeit.

Literaturverzeichnis

Achterberg, J. (1990). *Gedanken heilen: Die Kraft der Imagination: Grundlagen einer neuen Medizin.* Reinbek bei Hamburg: Rowohlt Taschenbuch Verlag.

Baker, R. (2002). Verkörperung von Raum. In G. L. Baxa, Ch. Essen & A. H. Kreszmeier (Hrsg.), *Verkörperung, systemische Aufstellung, Körperarbeit und Ritual* (S. 25–38). Heidelberg: Carl-Auer-Systeme Verlag.

Bauer, J. (2005). *Warum ich fühle, was du fühlst* (7. Aufl.). Hamburg: Hoffmann und Campe.

Bollnow, O. F. (1997). *Mensch und Raum* (8. Aufl.). Stuttgart, Berlin, Köln: Kohlhammer.

Buber, M. (1994). *Ich und Du* (12. Aufl.). Gerlingen: Lambert Schneider.

Campbell, J. (1996). *Die Masken Gottes.* München: Deutscher Taschenbuch-Verlag.

Dörner, K., Plog, U., Teller, Ch. & Wendt, F. (2012). *Irren ist menschlich: Lehrbuch der Psychiatrie* (21. Aufl.). Bonn: Psychiatrie-Verlag.

Dürckheim, K. Graf von (1956). *Erlebnis und Wandlung.* Zürich: Max Niehmanns.

Dürckheim, K. Graf von (2001). *Der Alltag als Übung* (10. Aufl.). Bern: Hans Huber.

Dürckheim, K. Graf von (2005). *Untersuchungen zum gelebten Raum.* Hrsg. Von Jürgen Hasse. Frankfurt am Main: Institut für Didaktik der Geographie.

Fahr, P. & Spring, M. (1990). *Nächte, licht wie Tage.* Bern: Benteli.

Faulstich, J. (2010). *Das Geheimnis der Heilung: Wie altes Wissen die Medizin verändert.* München: Knaur MensSana.

Gebser, J. (1986). *Gesamtausgabe:* In 8 Bänden (+ Registerband). Hrsg. von Rudolf Hämmerli. (Neuausgabe der 1. Aufl. von 1975–1981; 2. Aufl. 1999, 3. Aufl. 2011.) Schaffhausen: Novalis-Verlag.

Girg, R. (2007). *Die integrale Schule des Menschen.* Regensburg: S. Roderer.

Hämmerli, R. (1998). Bewusstsein ist Wandlung. *Schulpraxis, 3* (38), 8–12.

Hämmerli, R. (2005). Auf dem Weg zu einem neuen Bewusstsein: Zum hundertsten Geburtstag von Jean Gebser. *Libernensis, 3* (1), 7–9. Verfügbar unter http://biblio.unibe.ch/digibern/ub_jahresberichte/libernensis_2005_1.pdf. Zugriff am 6. Dezember 2017.

Hellbusch, K. (2005). Jean Gebser: Das Integrale Bewusstsein. *Integral Review, 1*, 22–34. Verfügbar unter http://integralreview.org/jean-gebser-das-integrale-bewusstsein/. Zugriff am 6. Dezember 2017.

Hillman, J. (1986). *Die Heilung erfinden. Eine psychotherapeutische Studie.* Zürich: Schweizer Spiegel-Verlag.

Hofmann, A. (1982). *Ton: Finden – Formen – Brennen.* Köln: Dumont.

Jung, C. G. (1962). *Erinnerungen, Träume und Gedanken von C. G. Jung.* Aufgezeichnet und herausgegeben von Aniela Jaffé. Zürich und Stuttgart: Rascher.

Kast, V. (2007). *Die Tiefenpsychologie nach C. G. Jung.* Stuttgart: Kreuz-Verlag.

Knott, M.L. (2017). *Verlernen. Denkwege bei Hannah Arendt* (erweiterte Neuaufl.). Berlin: Matthes & Seitz.

König, M.E.P. (1996). *Am Anfang der Kultur. Die Zeichensprache des frühen Menschen.* Berlin: Mann Verlag.

Marcus, H. (1998). *Spiritualität und Körper: Gestaltfinden durch Ursymbole.* Leipzig: St.-Benno-Verlag.

Marti, T. (1998). Der Mensch ist immer zu sich selbst unterwegs. Anthropologische Grundlagen einer allgemeinen Methodik. *Schulpraxis, 3* (98), 26–31.

Müller, L. (2003a). Selbst. In L. Müller & A. Müller (Hrsg.), *Wörterbuch der Analytischen Psychologie* (S. 376–378). Düsseldorf & Zürich: Walter.

Müller, L. (2003b). Heldenmythos. In L. Müller & A. Müller (Hrsg.), *Wörterbuch der Analytischen Psychologie* (S. 161–162). Düsseldorf & Zürich: Walter.

Neumann, E. (1995). *Der schöpferische Mensch.* Frankfurt am Main: Fischer Taschenbuch-Verlag.

Nichols, S. (1984). *Die Psychologie des Tarot als Weg der Selbsterkenntnis nach der Archetypenlehre von C. G. Jung.* Interlaken: Ansata-Verlag.

Petersen, P. (2000). *Der Therapeut als Künstler.* Stuttgart & Berlin: Mayer.

Purner, J. (1998). Aspekte und Möglichkeiten einer integralen Naturwahrnehmung. Vortrag beim Jean-Gebser-Symposium 1997. In *Beiträge zur Integralen Weltsicht. Vol. XIII.* S. 61–86. Schaffhausen: Novalis-Verlag.

Renz, M. (1999). Frühe Prägung – frühe Störung – Ressourcen. In L. Vogel (Hrsg.), *Wahnsinn und Normalität* (S. 243–262). Basler Psychotherapietage, perspectiva. Riehen: Media-Verlag.

Renz, M. (2009). *Zwischen Urangst und Urvertrauen: Aller Anfang ist Übergang: Musik, Symbol und Spiritualität in der therapeutischen Arbeit.* Paderborn: Junfermann.

Riedel, I. (1985). *Formen.* Stuttgart: Kreuz-Verlag.

Riemann, F. (1991). *Grundformen der Angst: Eine tiefenpsychologische Studie.* München, Basel: Ernst-Reinhardt.

Rilke, R.M. (1929). *Briefe an einen jungen Dichter.* Leipzig: Insel-Bücherei.

Rumpf, H. (1999). Vom Bewältigen zum Gewärtigen: Über Lernkultur. *Schulpraxis, 89,* 4/95, 4–10.

Schellenbaum, P. (1996). *Die Spur des verborgenen Kindes: Heilung aus dem Ursprung.* Hamburg: Hoffmann & Campe.

Seifert, T. (2003). Archetyp. In L. Müller & A. Müller (Hrsg.), *Wörterbuch der Analytischen Psychologie* (S. 220). Düsseldorf & Zürich: Walter.

Stenger, U. (2002). *Schöpferische Prozesse.* Weinheim, München: Juventa-Verlag.

Straub, U. (2010). Integrales Gestalten mit Tonerde: Ein Weg der Selbst- und Lebensgestaltung. In Verband Bildungsinstitute Kunsttherapie (VBK/AIFA) (Hrsg.), *Methoden der Kunsttherapie. Méthode d'art thérapie* (S. 92–101). Bern: Zytglogge.

Yontef, G.M. (1999). Gestalttherapie als dialogische Methode. In E. Doubrawa & F.M. Staemmler (Hrsg.), *Heilende Beziehung: Dialogische Gestalttherapie* (S. 24–52). Wuppertal: Hammer.

Zimmer, R. (1995). *Handbuch der Sinneswahrnehmung.* Freiburg: Herder.

zur Lippe, R. (1998/2000). *Sinnenbewusstsein: Grundlegung einer anthropologischen Ästhetik.* Bd. I und II. Hohengehren: Schneider.

zur Lippe, R. (2011). *Das Denken zum Tanzen bringen* (2. Aufl.). Freiburg & München: Karl Alber.

Weiterführende Literatur zur therapeutischen Maskenarbeit

Winkler, R. (1992). *Rituelle Maskenarbeit: Annäherungen an das uralte Thema der Grenze.* Frankfurt am Main: Puppen & Masken.
Klemm, H. & Winkler, R. (1995). *Masken: Gesichter hinter dem Gesicht.* Bern: Zytglogge.
Sheleen, L. (1987). *Maske und Individuation.* Paderborn: Junfermann.

Bildernachweis

Gestaltungsfotos: Ursula Straub, Institut für Integrale Pädagogik und Persönlichkeitsentwicklung, Freiburgstrasse 384, 3018 Bern. Mit der Genehmigung der Gestalterinnen und Gestalter.
Abbildung 2-1: Lehmskulptur eines Bisonpaares, Höhle Tuc D'Audoubert, Foto: Robert Bégouën. Mit der Genehmigung von Robert Bégouën, Association Louis Bégouën, Pujol, France.

Die Autorin

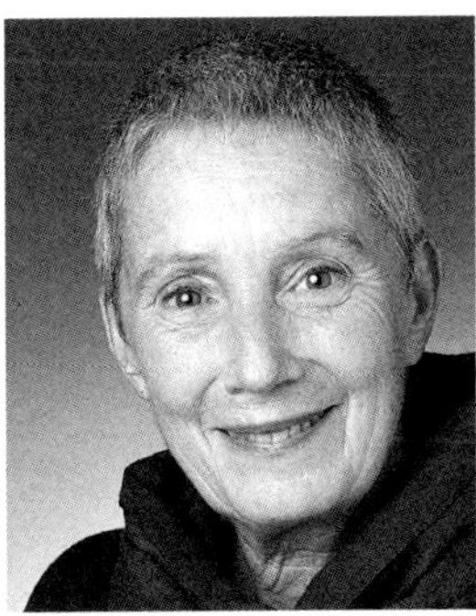

Ursula Straub lebt und arbeitet in Bern und La Fresneda, Spanien. Sie ist Gestaltungspädagogin, Kunsttherapeutin mit Eidgenössischem Diplom, Ausbilderin FA und Malerin (visarte), Mitgründerin und Mitleiterin des Instituts für Integrale Pädagogik und Persönlichkeitsentwicklung in Bern.

Durch ihre langjährige Tätigkeit gehört Ursula Straub zu den Pionierinnen der Kunsttherapie in der Schweiz. Aus dieser Berufspraxis heraus entwickelte sie die Methode des INTEGRALEN GESTALTENS MIT TONERDE, der dieses Buch gewidmet ist.

Im Werk des Kulturphilosophen und Bewusstseinsforschers Jean Gebser findet Ursula Straub wichtige grundlegende Anregungen. Sie erforscht Zusammenhänge zwischen den Bewusstseinsstrukturen, wie sie Gebser beschreibt, ihrer Manifestation in gestalterischen Prozessen und der Entwicklung des Bildnerischen und Gestalterischen Ausdrucks des Menschen.

Die eigene schöpferische Tätigkeit als Malerin ist für Ursula Straub Nahrung und Kraftquelle für ihre tiefe Widmung an die kunsttherapeutische Arbeit und ihre Tätigkeit als Dozentin in der Aus- und Weiterbildung von Kunsttherapeutinnen.

Register